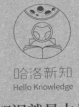

哈洛新知
Hello Knowledge

知识就是力量

武汉协和医学科普书系

协和专家大医说

医说就懂

名誉主编　张　玉　胡　豫
主　　审　孙　晖　王继亮
主　　编　聂文闻
副 主 编　张　玮　彭锦弦
　　　　　陈有为　熊婉婷

华中科技大学出版社
http://press.hust.edu.cn
中国·武汉

图书在版编目（CIP）数据

协和专家大医说：医说就懂 / 聂文闻主编 .—武汉：华中科技大学出版社，2023.8
（武汉协和医学科普书系）
ISBN 978-7-5680-9469-6

Ⅰ.①协… Ⅱ.①聂… Ⅲ.①保健－普及读物 Ⅳ.① R161-49

中国国家版本馆 CIP 数据核字 (2023) 第 138070 号

协和专家大医说：医说就懂   聂文闻　主编
Xiehe Zhuanjia Da Yi Shuo：Yi Shuo Jiu Dong

策划编辑：杨玉斌
责任编辑：陈　露   装帧设计：陈　露
责任校对：曾　婷   责任监印：朱　玢

出版发行：华中科技大学出版社（中国·武汉）　　电话：（027）81321913
　　　　　武汉市东湖新技术开发区华工科技园　　邮编：430223

印　　刷：湖北金港彩印有限公司
开　　本：710mm×1000mm　1/16
印　　张：23.5
字　　数：448 千字
版　　次：2023 年 8 月第 1 版第 1 次印刷
定　　价：108.00 元

名誉主编

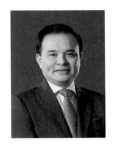

张　玉

现任华中科技大学同济医学院附属协和医院党委书记，药学教研室主任、临床药学研究室主任和湖北省重大疾病精准用药临床医学研究中心负责人。二级教授，主任药师，博士生导师，湖北省第二届医学领军人才，国务院政府特殊津贴获得者，吴阶平医药创新奖获得者。担任中国药学会医院药学专业委员会主任委员，中华医学会临床药学分会候任主任委员，中国临床实践指南联盟药学组专业委员会主任委员，中国现代医院管理制度智库医院药事管理专家委员会主任委员，《中国医院药学杂志》主编，湖北省医学会临床药学分会主任委员，湖北省药学会医院药学专业委员会主任委员，湖北省药品临床综合评价专家委员会主任委员。

张玉教授团队长期致力于精准用药和天然多糖的研究，原创性地发现一系列与临床合理用药相关的生物标志物，自主研发的多项个体化用药决策系统已广泛推广应用并深受同行认可；突破性地开发了多种多糖体内示踪技术，填补了多糖体内代谢相关研究的空白。带领团队承担省部级以上课题50余项，开展新药 I 期临床试验200多项，发表论文200余篇，获批发明专利8项，相关成果获湖北省科技进步一等奖2项及二等奖2项。

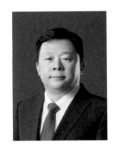

胡　豫

现任华中科技大学同济医学院附属协和医院院长，华中科技大学血液病学研究所所长。第十三届全国政协委员、国家重点学科带头人、教育部长江学者特聘教授、教育部新世纪百千万人才、国家杰出青年科学基金获得者、国家科技进步二等奖获得者、何梁何利科技进步奖获得者、全国创新争先奖章获得者、全国教书育人楷模称号获得者、卫生部有突出贡献中青年专家、国务院政务特殊津贴获得者。担任中华医学会血液学分会候任主委、中华医学会血液学分会血栓与止血学组组长、中国医师协会血液学分会副会长、中国病理生理学会实验血液学会副主任委员、中华医学会内科学分会常委，国际血栓与止血学会教育委员会委员、亚太血栓与止血协会常委、中国研究型医院学会生物治疗学会常委、湖北省医学会血液病分会主任委员等。

从事血液病医疗工作30余年，主持临床一线工作。在各种疑难血液病的临床诊治方面具有丰富经验，特别是对出、凝血疾病如难治特发性血小板减少性紫癜（ITP）、易栓症等，恶性血液疾病如多发性骨髓瘤等的治疗具有较深造诣。

主审

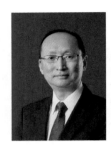

孙 晖

　　现任华中科技大学同济医学院附属协和医院党委副书记。内分泌科教授、主任医师、博士生导师。担任中国医院协会医疗质量与患者安全专业委员会副主任委员，中国医师协会医学科学普及分会常务委员，湖北省医院协会医疗质量与安全管理专业委员会主任委员，湖北省医学会内分泌学分会副主任委员。

　　从事内分泌及代谢疾病的临床医疗、教学和科研工作30年，致力于甲状腺专业领域的临床诊疗和研究工作，对糖尿病血管神经病变和糖尿病足等相关并发症的治疗、内分泌及代谢领域疑难疾病的诊疗有着丰富的临床实践经验。在SCI和核心期刊发表学术论文100余篇，主持国家自然科学基金面上项目等各级科研课题10余项，主持项目和研究获第四届中国质量奖提名奖、中国医院协会医院科技创新奖二等奖、湖北省科学技术进步奖一等奖。

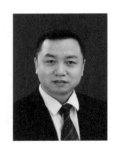

王继亮

　　现任华中科技大学同济医学院附属协和医院党委宣传部部长，胃肠外科、微创外科教授、主任医师，德国海德堡大学博士后。中国医师协会微创外科医师分会青年委员会副主任委员，湖北省医学会腹腔镜外科分会内镜外科学组委员。中国医学装备协会转化医学分会第一届委员会委员。主要致力于胃肠癌等消化道恶性肿瘤的规范化诊治。主持国家自然科学基金面上项目2项，参与的临床研究荣获湖北省科学技术进步奖一等奖及湖北省科学技术成果推广奖一等奖。

　　近年来聚焦医院科普传播与文化品牌建设，坚持党旗引领，守正创新，构建"医媒融合传播"的新模式，推进"兴文化 融媒体 大宣传"的宣传思想文化新格局，赋能医院高质量发展。先后推出了以"国家需要 协和使命"为代表的使命文化，以"护心跑男"为代表的青年奋斗者文化，以"爱心学校"为代表的志愿者文化，以"健康中国 科普有我"为理念的"协和微信科普大赛"等科普传播文化。

编委会

序言

　　"**上医治未病**"，《黄帝内经》寥寥数语，道尽医之真谛，更诠释了中国古代医学家的思想精髓。上医治未病，防患于未然，现代医学的开拓者们也提出预防疾病胜于治疗疾病，我们要从源头入手，以预防为主，把疾病控制在萌芽阶段，这既是健康科普传播的初衷，更是本书结集出版的意义所在。

　　创立于 1866 年的协和医院，在百年前的建院章程中就明确记载了"预防疾病"与临床治疗工作并重的思路。当时的创立者杨格非博士、纪立生医生已开始对鸦片及疾病危害的知识普及，这些都代表着协和医院早期医学科普传播工作的萌芽。

　　一代代协和人在油灯下，在电脑前，在手机端，在繁忙医疗工作之余，撰写科普文章，编写科普书籍，开展科普宣讲，培养科普达人，让"上医治未病"的先贤理想成为新时代健康中国的最强音——"健康中国 科普有我"！

　　健康中国，科普有我。作为一所百年名院，协和医院汇聚了最优质的医疗资源和最顶级的医学专家，开展健康科普传播活动具有天然优势与优良传统。157年前，医院创始人杨格非就创办了揭示鸦片危害的刊物，是湖北地区最早的健康科普刊物。新中国成立以来，管汉屏、于光元、朱通伯、童萼塘、王新房等一批医学大家躬耕于此，在治病救人的同时，还积极传播健康知识。

　　健康中国，科普先行。党的二十大报告明确指出，人民健康是民族昌盛和国家强盛的重要标志，将保障人民健康放在优先发展的战略位置。作为扎根湖北武汉、华中地区历史最悠久的委属委管医院，长期以来，协和医院积极履行公立医院社会责任，始终把普及健康知识作为重要使命，充分发挥医院及医务人员科普"主阵地""主力军"作用，使健康知识普及行动成为推进医院高质量发展、护佑人民健康的重要举措。

　　健康中国，科普赋能。近年来，协和医院积极实施"科普 +"战略，拥有全院四院区共 50 余个学科的大宣传科普传播队伍，共主办七届微信科普大赛，科普活动推陈出新，科普人才辈出，先后荣获省级、国家级卫健委科普大赛奖项近 60 项，位居全省医疗机构之首。如今，在全国各大媒体的推介和传播下，"协和微信科普大赛"已成为全国医疗机构中最具影响力的文化品牌之一，让健康科普飞入平常百姓家。

　　"**每个人是自己健康第一责任人**"。作为行业翘楚，协和医院充分发挥行业专家资源优势，注重权威科学与传播效果相结合，使群众掌握必备的核心健康知识与技能，这是百年名院"服务人群"的职责与使命所在。一篇又一篇广泛传播的科普作品，一次又一次高关注度的科普大赛，健康科普传播的种子在协和医院这片沃土生根、发芽并茁壮成长。为此，我们将极具传播力、影响力、公信力的全媒体健康传播作品，集结成册、付梓出版。

武汉协和医学科普书系之《协和专家大医说：医说就懂》，共设立 6 个章节收录 60 篇科普文章，让枯燥、晦涩、深奥的医学知识生动、活泼、立体起来，真正让老百姓"医"说就懂，更加了解自己的身体。经过 3 年的策划与编撰，本书的正式面世必将成为全面提升全民健康素养的助燃剂，促进群众对健康理念的"知信行"，把健康科普与医疗救治、疾病预防有机结合，守护百姓生命健康。

行远自迩，笃行不怠。此书的面世只是开端，健康科普传播永远在路上。由于篇幅有限，我们还有许许多多优秀的科普作品未能一一收录到《协和专家大医说：医说就懂》。好在来日方长、未来可期，相信假以时日，我们会读到武汉协和医学科普书系的续篇。

是为序。

华中科技大学同济医学院
附属协和医院党委书记

华中科技大学同济医学院
附属协和医院院长

2023 年 8 月大暑于汉口

目录

三　运动健康篇　生命不息，运动不止

六　预防肿瘤篇　关爱生命，科学防癌

协和专家大医说
医说就懂

一

日常生活与健康篇
健康人生从日常生活开始

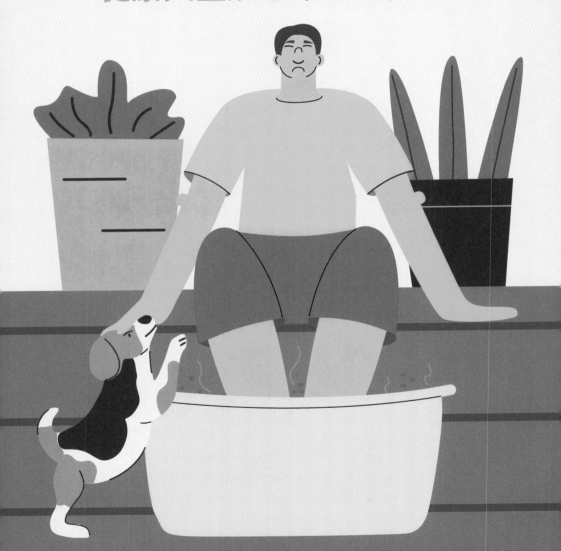

好好的血管怎么就堵了？

这些"通血管"陷阱，一定要谨慎

心血管内科　苏冠华、吴琼峰

　　每到冬天，一些注重养生的中老年人就惦记上了一件事——输液"通血管"。按照他们的说法，"输液通血管可以预防心梗、脑梗"。

　　血管里面有垃圾，需要定期清理？好好的血管怎么就堵了？秋冬输液真的能通血管？食疗通血管到底靠不靠谱？协和心血管内科专家为大家揭开"通血管"的真相！

1. 血管里面有垃圾，需要定期排？

有很多"江湖偏方"宣称血管中存在垃圾、毒素，需要定期清理，这些偏方尤其受中老年人的青睐。事实上，我们的血管中并没有大家所想象的那些有形垃圾和毒素。

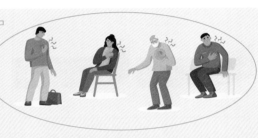

一些患者口中所谓的血管"垃圾"，主要是指血液中一些导致动脉粥样硬化斑块形成的脂类。血脂指标异常升高会导致血管发生粥样硬化，血管堵塞，从而引起各种心血管疾病。通过每年1次或2次的输液并不能将血脂"冲走"，只有健康的生活方式干预和有效的药物治疗才能控制或逆转斑块进展。

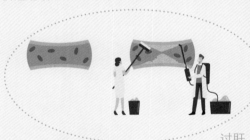

所谓的"毒素"是指血液中的代谢废物，主要包括无机盐、二氧化碳、尿素、肌酐等物质，会随着血液运输到特定器官，最终通过肝、肾和肠道等排出体外。

只要机体正常运转，就不用担心毒素对我们的伤害，也不需要以任何额外的方式定期"排毒"。一般情况下，只有肝肾功能不良的患者才需要在医生的指导下通过药物或透析来"排毒"。

2. 好好的血管怎么就堵了？

既然血管中没有所谓的"垃圾"，那么血管为什么会被堵塞，还导致各种致命的心血管疾病？

其实，人在刚出生时动脉内壁光滑而富有弹性，随着时间的推移，我们身体里的脂质、胆固醇开始在血管内沉积，形成粥样斑块，血管壁也随之增厚、变硬

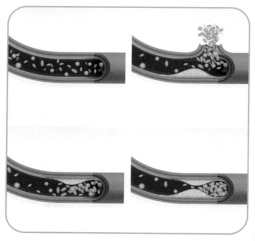

甚至钙化,这个过程就是"粥样硬化",也就是我们常说的血管堵了。

当粥样斑块不稳定,发生破裂出血或脱落,进而形成血栓时,就会造成血管堵塞。如果心脏血管(冠状动脉)堵塞,就会诱发急性心肌缺血,导致心绞痛、急性心梗甚至猝死。如果脑部动脉堵塞,还会导致脑卒中(脑中风),出现头昏头痛、偏瘫、失语等症状;如果肾脏血管堵塞,会导致肾动脉狭窄,引起顽固性高血压、肾萎缩等症状,甚至出现肾衰、尿毒症

等并发症;如果下肢血管堵塞,会导致外周血管疾病,出现下肢疼痛、间歇性跛行等症状,严重者甚至需要截肢。

3. 秋冬输液真的能通血管吗?

静脉输液是有一定风险的给药方式,除非病情需要,一般不建议定期进行静脉输液。而且对于病情稳定的心血管疾病患者来说,输液也不具有"通血管"的作用。

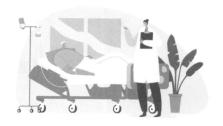

输液输得最多的是生理盐水或者葡萄糖注射液,功能是补充体液、电解质和能量,并无疏通血管的作用。另外,短期使用具有活血化瘀作用的药物(例如丹参注射液、川芎嗪注射液等)对病情稳定的心血管疾病患者来说,也并无明显益处。

盲目输液还可能增加感染、过敏、静脉炎、渗漏性损伤等风险。一些老年人短时间内过多、过快地输液还可能诱发急性心衰。所以,千万不要动不动就想着输液。

4. 血管堵了,按摩一下就通了?

目前,对于按摩能否帮助疏通血管,不同专家持不同的观点,尚有争议。

有的专家认为适当按摩能促进人体血液循环，放松肌肉，改善神经对血管的支配，使血管舒张，改善气血运行，间接疏通血管。

有的专家则认为，按摩只能使肌肉放松，并无疏通血管的作用，而且患有静脉血栓的人反而可能会因为拍打按摩出现血栓脱落，引起肺栓塞等严重并发症，因此不推荐单纯通过按摩或者推拿来疏通血管。

5. 食疗通血管靠不靠谱？

在通血管保健品流行的同时，一些民间偏方也悄悄在老年人之间传播。例如，通过食用某些可以软化血管的食物来预防心血管疾病。像黑木耳、洋葱、醋、红酒等号称可以清除血管垃圾的食物，更是受老年人欢迎。那么，黑木耳、洋葱、醋和红酒真的能软化血管吗？

（1）黑木耳

黑木耳含有丰富的膳食纤维。膳食纤维可以加速肠道蠕动，促进排便，还可以降低身体对胆固醇的吸收。但是，目前尚未证实黑木耳有疏通血管的作用。

（2）洋葱

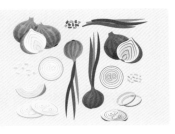

洋葱营养价值高，富含蛋白质、碳水化合物、多种维生素和氨基酸，还含有前列腺素 A，能够扩张血管，促进血液循环，降低血液黏稠度，对血脂健康有好处。但是，单靠日常饮食中食用的洋葱达到降血脂的目的并不科学。

（3）醋

醋在人体内通过代谢生成二氧化碳和水，且体内环境不会轻易地受到食物来源的酸和碱的影响，因此不可能通过多喝醋或苹果醋之类的饮料软化血管，相反，摄入过量可能导致胃部不适。

（4）红酒

饮少量红酒可能会降低患冠心病的风险，但是受体质、年龄、性别和饮酒方式等因素影响较大，而且饮酒过量（日均酒精摄入量达到或超过 24 克）会增加患心血管疾病的风险。因此，饮酒需适量，不宜过量。

所以，别相信什么通血管食物了，它们可能并不能起作用。

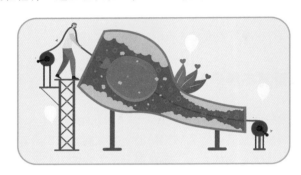

6. 血管真的能被疏通吗？

堵塞的血管是有机会被疏通的，方法包括静脉溶栓、动脉溶栓、血管内介入治疗（如球囊扩张、支架植入）、外科搭桥治疗等。溶栓治疗主要用于血管急性堵塞，只在血栓发生的几小时内进行手术有效，时间长了就没有效果。血管内支架植入能扩张血管，恢复血管的直径，缓解缺血等症状，但不能逆转患者本身血管的粥样硬化进程。外科搭桥治疗则适用于血管堵塞严重但又不适合支架植入治疗的患者。

所以，当出现血管急性堵塞时，最紧要的是第一时间去医院接受规范的治疗。

7. 冬季如何保护心血管健康？

（1）注意保暖

天气渐冷，寒冷的刺激常常使血管收缩、心跳加快，更易患心梗、心衰等心脏疾病。尤其是本身有心血管疾病的人，更要注意保暖，减少心血管疾病的发生。一旦出现胸痛、心悸、晕厥、呼吸困难等状况，要尽快就医或拨打 120 急救电话。

（2）低盐低脂饮食

低盐是指每天摄入的盐不超过 6 克，低脂是指每天摄入的脂肪控制在 30 克以内，减少动物脂肪的摄入，多吃新鲜蔬菜水果，适量吃一些杂粮、豆类、坚果、奶制品、瘦肉等。

（3）坚持有氧运动

　　每周进行 3 ~ 5 次、每次 30 分钟以上中等强度的有氧运动，如快走、慢跑、做广播体操、打太极拳、爬楼梯、骑自行车、游泳、跳健美操和交谊舞等。

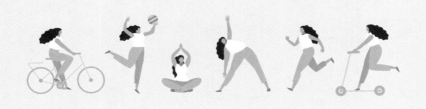

（4）良好的生活习惯

　　戒烟戒酒，不熬夜，保证充足的睡眠，保持心情愉悦，对心血管健康都是非常有益的。

（5）控制已患慢性疾病

　　在医生的指导下控制糖尿病、高血压、高血脂等慢性疾病，尽可能将各项指标保持在理想的水平。

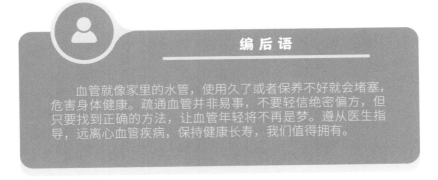

编后语

　　血管就像家里的水管，使用久了或者保养不好就会堵塞，危害身体健康。疏通血管并非易事，不要轻信绝密偏方，但只要找到正确的方法，让血管年轻将不再是梦。遵从医生指导，远离心血管疾病，保持健康长寿，我们值得拥有。

熟悉的"血液三剑客"有何功能？

血液科专家详细解读血常规基本知识

血液科　吴秋玲

我们去医院看病，血常规检查往往是最基本的一项检查。

许多患者拿到血常规检查报告单，往往很疑惑：十几种不同的数值，到底该看哪个数值？有的数值后面有"↑""↓"，这代表着什么？难道身体真的出现了毛病？血常规检查有什么用？红细胞、白细胞、血小板各有哪些功能？它们的数值高低分别代表着什么？协和血液科专家为大家详细讲解血常规的基本知识。

1. 血常规检查有什么用?

血常规检查是很重要的检查。顾名思义,血常规检查就是对血液的一项检查。血液不断在全身循环,流经身体重要器官,一个人的健康状况自然会反映到血液的健康程度上,因此许多种疾病可以通过血常规检查发现。

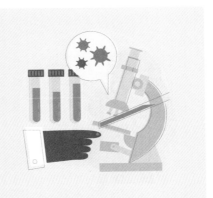

拿到血常规检查报告单,我们首先要关注的就是红细胞、白细胞、血小板这三项指标的数值结果。

为什么这三项指标如此重要?因为我们人体血液主要是由血浆和血细胞两部分组成的,其中血浆 91% 是水,因此血常规检查的重点就是血细胞。血细胞包含红细胞、白细胞和血小板三种不同功能的细胞,因此通过这三种细胞的检查结果,就能大致判定血液的健康状况,进而判定身体的健康状况。

2. 关于红细胞

(1)红细胞的主要功能

红细胞最主要的功能就是运输氧气和二氧化碳,把肺部的氧气运送到全身各个角落,同时将组织中新陈代谢产生的一部分二氧化碳运到肺部,并通过肺泡同体外的氧气进行气体交换,从而将二氧化碳排出体外,可以说是我们身体的"快递员"。

(2)红细胞数量偏低会提示贫血

红细胞最主要的成分是血红蛋白。血红蛋白是使血液呈红色的蛋白质,在氧含量高的地方容易与氧结合,在氧含量低的地方又容易与氧分离。血红蛋白的这一特性使红细胞具有运输氧气的功能。一旦红细胞数量偏低,就相当于血红蛋白变少了，此时血液质量就会受到影响，红细胞运输氧气的能力也会变弱，容易出现贫血的症状，使人看上去面色苍白。如果长时间贫血，就可能导致心脏病，甚至影响神经系统以及大脑的正常功能。

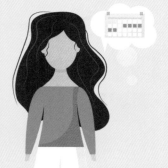

贫血的第一大因素是红细胞生成减少。红细胞生成减少，一方面是因为正常的骨髓造血能力出现了问题，相关疾病包括白血病、再生障碍性贫血、骨髓增生异常综合征等；另一方面，红细胞的生成还需要铁、叶酸、维生素 B12 等营养物质，当这些营养物质的摄入偏少时，没有生成红细胞的原料，那么红细胞的生成数量就会相应减少。

贫血的第二大因素是红细胞流失过多。如果红细胞的生成是正常的，那么红细胞流失过多也容易造成红细胞减少。一些疾病（例如痔疮、血尿、消化道出血、胃肠道疾病等）会造成红细胞流失；对于女性，常见的红细胞流失是经量过多引起的失血过多，进而导致红细胞减少，引发贫血。

贫血的第三大因素是红细胞被破坏得多。有的人对消炎药、解热镇痛药等药物比较敏感，服用这些药物会导致自身血液组织遭受破坏。此外，自身免疫病也可能导致红细胞被破坏，也就是人体本身的免疫系统出现功能紊乱，它把自己的红细胞当敌人破坏掉、"杀死"了。

（3）红细胞数量偏高的原因

一部分是病理性原因，最常见的是骨髓增殖性肿瘤，例如真性红细胞增多症，会引起骨髓过度生成红细胞。

红细胞增多也可以继发于心肺疾病，例如先心病、肺心病等。此外，红细胞的生成需要红细胞生成素，后者主要由肾脏合成。如果患有肾脏疾病，红细胞生成素的合成可能受到影响，患肿瘤的时候红细胞生成素会异常增多，刺激骨髓合成更多红细胞。

3. 关于白细胞

（1）白细胞的主要功能

白细胞实际上是 5 种细胞的总称，它们分别是中性粒细胞、嗜酸粒细胞、嗜碱粒细胞、淋巴细胞、单核细胞，它们共同的作用就是杀灭细菌和病毒并监视身体的稳定状况，就像身体里的"警察"，保护我们的安全。我们的身体必须有足够数量的白细胞，这样才会有正常的抵抗细菌和病毒攻击的能力。

（2）白细胞数量偏低会提示免疫力低下

如果白细胞数量低于正常范围，尤其是中性粒细胞低于 1000，那么免疫力很可能低了，此时人体很容易感染，例如细菌感染、病毒感染。如果白细胞数量严重偏低，那么发生感染的概率显著偏大，而且人体非常容易感染耐药的细菌，同时感染极易迅速扩散，甚至进入血液引发败血症，严重者会威胁到我们的生命。

（3）白细胞数量偏低的原因

排除遗传因素，常见的导致白细胞数量偏低的原因有四类：

第一类，骨髓疾病导致白细胞生成减少和成熟障碍，例如再生障碍性贫血、骨髓增生异常综合征等；

第二类，服用药物，例如解热镇痛药、磺胺类药、抗结核药、甲亢药等；

第三类，病毒感染，如流行性感冒、乙肝病毒感染等；

第四类，患有免疫性疾病，如类风湿性关节炎、系统性红斑狼疮等。

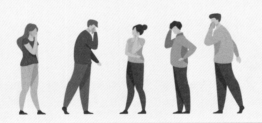

此外，有的人是假性白细胞减少，这是由于白细胞滞留在血管壁上而没有进入血液循环中，实际上体内的白细胞总数并不低。

4. 关于血小板

（1）血小板的主要功能

血小板最主要的功能就是止血、凝血。如果血管破裂了，血小板会聚集到破裂处，还有一些凝血因子也会在局部增加，最终将这个破口堵上。血小板就像城市中那些专门修补漏洞的维修工。

（2）血小板数量偏低不一定要治疗

首先，我们要看一看血小板数量偏低是什么原因引起的。恶性血液病（例如白血病）引起的血小板减少是需要治疗的。其次，看看血小板数量偏低的程度，如果是良性疾病伴血小板数量偏低但是不严重，同时患者也没有出血症状，就不一定需要治疗。

血小板数量的正常范围是 10 万 / 毫升 ~ 30 万 / 毫升。在这个范围内或者是稍微低一点都是不用治疗的。只有血小板数量低到 3 万 / 毫升以下，才建议治疗，因为一般情况下，血小板数量低于 3 万 / 毫升，人才有自发出血的可能性，就是说即使没有外伤也会出血，最严重的是脑出血。如果是老年人或患有糖尿病、高血压、动脉硬化等基础疾病的人，出血风险更高，当血小板数量低于 5 万 / 毫升的时候，可能就需要治疗了。

（3）血小板数量偏高易造成血栓

血小板数量偏高也不好，因为血小板数量偏高会引起血流速度变缓，就容易出现血栓，进而引发心梗、脑梗，危及生命。而且骨髓增殖性肿瘤引起的血小板数量增多还会伴有血小板功能异常，患者有可能出现自发出血，所以血小板数量偏高的患者也需要对此予以重视。

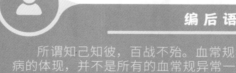

编后语

所谓知己知彼，百战不殆。血常规异常是全身疾病的体现，并不是所有的血常规异常一定指向恶性血液病。发现血常规异常时，不要过于紧张和焦虑，要保持健康的生活方式、健康的心态，定期体检，及时就医，进一步检查以帮助诊断和治疗，这样才能拥有健康的人生。

腿上长"小蚯蚓"，要少运动、多泡脚？

这些方法可以缓解静脉曲张

血管外科　王剑

　　下肢静脉曲张俗称"蚯蚓腿"，患者在患病早期大多没什么感觉，只是腿部不太美观，因此很多患者没有及时诊治。但是如果任由下肢静脉曲张发展，形成经久不愈的顽固性溃疡，就会给患者造成很大的伤害，严重影响患者的生活质量，因此及早治疗十分必要。

　　患有下肢静脉曲张要少活动？热水泡脚可以缓解下肢静脉曲张？下肢静脉曲张会导致截肢？协和血管外科专家为大家解答心中的疑惑！

1. 关于下肢静脉曲张的流言

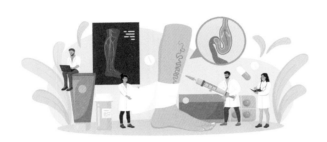

（1）患有下肢静脉曲张要少活动？

当然不是！锻炼（例如跑步）会让小腿肌肉输送更多的血液，也就有更多的血液得以返回心脏，促进血液循环。研究表明，小腿肌肉缺乏活动是引起下肢静脉曲张的重要因素，所以在办公室久坐的人要时不时起来活动，充分调动小腿肌肉泵，促进静脉回流。

（2）热水泡脚可以缓解下肢静脉曲张？

当然不是！到了冬天，热水泡脚是一种享受，但是对于下肢静脉曲张患者却并不合适。热水泡脚时，下肢的温度升高，会促进动脉血管扩张，这样一来，静脉回流的负担会加大。下肢静脉曲张患者热水泡脚或泡温泉可能导致病情加重，出现血管破裂出血、皮肤溃烂、形成血栓等症状。

对于下肢静脉曲张患者而言，热水泡脚时应该做到以下三点：

①泡脚后卧床并抬高下肢（足部位置高于心脏位置 20～30 厘米），促进静脉回流。

②注意保护有色素沉着或瘙痒的皮肤，避免热水刺激，泡完脚后可涂抹不含激素的保湿乳膏。

③擦洗时尽可能使用柔软的毛巾，以免擦破皮肤导致出血。

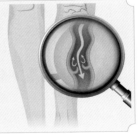

（3）下肢静脉曲张会导致截肢？

绝大多数非继发于动静脉畸形的下肢静脉曲张的主要影响是造成静脉回流障碍，其可能导致皮肤营养障碍，造成皮肤色素沉着、变黑、破溃经久不愈，也就是常说的"老烂腿"。但是，下肢静脉曲张的病变仅局限于皮肤及皮下组织，除非破溃造成深部组织严重感染，一般情况下不影响下肢肌肉骨骼的生机，自然更谈不上截肢了。

2. 什么是静脉曲张？

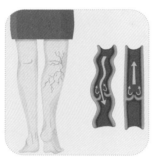

静脉曲张是指由于血液淤滞、静脉管壁变薄等因素，静脉迂曲扩张。静脉曲张可以发生在身体各个部位，例如静脉曲张性痔疮、食管－胃底静脉曲张以及腹壁静脉曲张等，但最常发生的部位在下肢。导致下肢静脉曲张的原因有很多，表现为血管像蚯蚓一样明显凸出皮肤表面，呈结节状。

下肢静脉曲张有以下常见症状：

①患肢常感酸、沉、胀痛、易疲劳、乏力。

②患肢浅静脉隆起、扩张、变曲，甚至迂曲或呈团块状，站立时更明显。

③患肢肿胀，在踝部、足背可出现轻度水肿，严重者小腿下段亦可出现轻度水肿。

此外，下肢静脉曲张可能会有以下并发症：

①皮肤营养障碍：皮肤变薄，脱屑、瘙痒，色素沉着，出现皮炎和溃疡。

②血栓性浅静脉炎：曲张静脉处疼痛，呈现红肿硬结节和条索状物，有压痛感。

③出血：外伤或者曲张静脉、小静脉自发性破裂，引起急性出血。

④继发感染：患者由于抵抗力减弱，容易发生继发感染，常见的有血栓性浅静脉炎、丹毒、急性蜂窝织炎、象皮肿等。

3. 哪些人易患下肢静脉曲张？

第一类，长时间站立者，例如教师、厨师、售货员、医护人员；

第二类，久坐者，例如 IT 从业人员、行政人员；

第三类，孕妇；

第四类，肥胖者或长期从事负重工作的人员。

4. 下肢静脉曲张除了下肢的症状外，还有什么危害？

下肢静脉曲张除了下肢局部症状外，一种比较危险的并发症就是曲张静脉内形成血栓，其一旦进入深静脉，可能导致肺栓塞，有致命风险。研究显示，下肢静脉曲张患者发生下肢深静脉血栓的概率是普通人的 5 倍。另外一种比较危急的并发症是曲张静脉破裂出血，因为静脉压力高、出血量大，可能发生出血性休克。

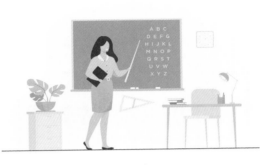

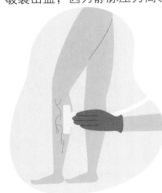

有些人患下肢静脉曲张 10 多年了，本来一直没什么变化，但是后来突然开始加重，是怎么回事呢？

下肢静脉曲张一旦出现，不进行有效治疗将持续存在，进行性加重，也有部分患者的静脉曲张会持续很长时间不进展，也不表现出症状，但静脉曲张的病因并没有根除，当机体不能代偿时病情就会突然加重并伴有酸胀、疼痛等症状，其特点是久站后加重、平躺休息或者抬高下肢可减轻。此时，应引起重视，最好到医院就诊，接受检查、治疗。

5. 下肢静脉曲张防治的注意事项

①避免久坐、久站。久坐办公，多起身活动，例如去接点水、上个厕所、站起来看看窗外，防止下肢长时间负重。长时间站立的人，一旦出现下肢静脉曲张，最好尽早更换职业，以免加重病情并导致出现并发症。轻度下肢静脉曲张、临床症状不明显的患者，可以长期使用弹性绷带或医用弹力袜裹住小腿，以防止病情继续发展。长期站立的人亦可使用医用弹力袜预防下肢静脉曲张。

②保持合适的体位。卧床时抬高患肢，使其位置高于心脏位置 20 ～ 30 厘米，

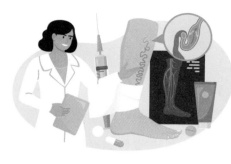

坐时保持良好的姿势，双膝勿交叉过久，以免压迫静脉，影响静脉回流。

③避免引起腹内压和静脉压增高的因素，例如保持大便通畅，避免长时间站立。

④加强下肢皮肤薄弱处的保护，避免破损。

⑤下肢静脉曲张患者出现下肢深静脉血栓，表现为肢体突发疼痛、肿胀、皮温升高等症状，应及时就医。

6. 医用弹力袜使用注意事项

治疗下肢静脉曲张有一个"神器"——医用弹力袜。它看上去就像一双女士丝袜，不过功能可不简单。使用医用弹力袜需注意以下几点。

（1）在早上起床腿部还没肿胀时穿

一只手伸进袜筒，捏住袜头内 2 寸（1 寸 ≈ 3.33 厘米）的部位，另一只手把袜筒翻至袜跟，两手拇指撑在袜内侧，四指抓住袜身，把脚伸入袜内，两手拇指向外撑紧袜子。

（2）不可以用日常弹力袜代替

医用弹力袜是有治疗压力的，且不同部位压力不同，故日常弹力袜并不能替代之。

（3）睡觉时需要脱掉

睡觉时脱掉医用弹力袜是因为其压力较高，因此建议睡觉休息前脱掉。

（4）防止刮坏

预防脚后跟皮肤皲裂，避免刮坏医用弹力袜。此外，还要经常检查鞋内是否平整，防止杂物对医用弹力袜

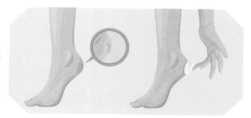

造成不必要的磨损，延长医用弹力袜的使用寿命。

（5）定期清洗

医用弹力袜要用中性洗涤剂在温水中水洗，不要拧干，用手挤或用干毛巾吸除多余的水分，于阴凉处晾干，勿置于阳光下或人工热源下晾晒、烘烤，这样才能延长其使用寿命，达到最佳的使用效果。

7. 下肢静脉曲张微创治疗

下肢静脉曲张微创治疗在局部麻醉下完成，具有创伤小、治疗时间短、美观性好、恢复快、对工作和生活影响小等优点，为下肢静脉曲张治疗带来了革命性的进步，适应现代社会快节奏的生活和工作模式。

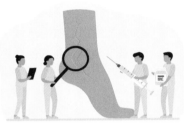

关于下肢静脉曲张微创治疗有如下常见问题。

（1）下肢静脉曲张多年不痛不痒，有什么危害？

下肢静脉曲张在初期 10 ～ 15 年的病程期间，外观可见下肢迂曲隆起的静脉团块，呈蚯蚓状，站立或行走后下肢有沉重感，没有其他特殊不适。

随着年龄的增加，在 50 ～ 60 岁，下肢静脉曲张症状明显加重，出现下肢肿胀、皮肤瘙痒、色素沉着、血栓性浅静脉炎、溃疡等并发症。

（2）下肢静脉曲张的治疗措施有哪些？

下肢静脉曲张的治疗措施主要包括：①生活方式调整；②药物治疗；③压力治疗；④微创治疗。

（3）哪个时间段进行下肢静脉曲张微创治疗最佳？

站立位时，肉眼可见下肢静脉血管蚯蚓一样明显蜿蜒曲张，凸出于皮肤表面，呈团块状或结节状，这属于下肢静脉曲张二期以上，需要采取微创手术治疗。

换言之，如果外观可见明确的下肢静脉曲张，站立或行走后下肢肿胀，有沉重感，轻度水肿，那么皮肤并发症（例如色素沉着、瘙痒、溃疡等）出现前是微创治疗的最佳时间段。

（4）口服药物治疗能够治愈下肢静脉曲张吗？

静脉活性药物包括地奥司明、羟苯磺酸钙等，主要药理作用是促进下肢静脉回流，改善下肢肿胀不适等症状，不能从根本上消除导致下肢静脉曲张的结构学解剖异常，因此无法治愈静脉曲张，不能替代微创治疗。

（5）穿医用弹力袜能够治愈下肢静脉曲张吗？

穿医用弹力袜是常见的治疗方式，提供从足踝部向大腿部逐级递减的压力差，促进下肢静脉血液向心脏回流，缓解下肢酸胀、沉重和水肿等症状，但不能从根本上消除导致下肢静脉曲张的结构学解剖异常，因此无法治愈静脉曲张，不能替代微创治疗。

（6）保守治疗，下肢静脉曲张能否治愈？

下肢静脉曲张是人类站立行走后出现的一种特殊疾病。人类站立行走后，重力作用导致下肢静脉压力增高，下肢静脉承受较高静水压力。久而久之，下肢静脉壁退化、扩张，变得薄弱，形成静脉曲张。多数患者的症状会随年龄增长而逐渐加重，难以治愈。

（7）切除下肢曲张静脉会影响下肢血液供应吗？

下肢血液和营养物质的供应主要依赖动脉系统来完成，静脉系统的主要功能是保证静脉血液回流。下肢静脉血液回流有深静脉和浅静脉的多条血管通路。阻

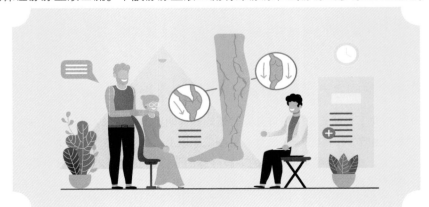

断或切除病理性曲张静脉既不会影响下肢静脉血液回流，更不会影响下肢动脉血液灌注。

（8）下肢静脉曲张微创治疗需要选择季节吗？

当前，下肢静脉曲张微创技术得到了推广和普及，微创切口数量尽可能少、尽可能小，术中不需要缝合，术后不需要拆线，极少发生切口感染。下肢静脉曲张微创治疗不需要考虑季节和气候等因素。

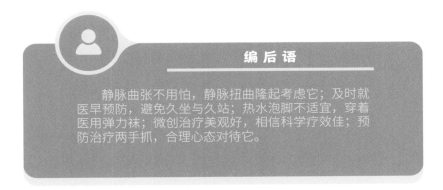

编后语

静脉曲张不用怕，静脉扭曲隆起考虑它；及时就医早预防，避免久坐与久站；热水泡脚不适宜，穿着医用弹力袜；微创治疗美观好，相信科学疗效佳；预防治疗两手抓，合理心态对待它。

指甲上的月牙越大越多，身体就越好吗？

小小月牙不是健康"晴雨表"

手外科　李恭驰、汪成

是否存在健康"晴雨表"，可提示我们身体的各种不良状况呢？坊间传言，指甲上的小月牙就有这个功能。指甲上的月牙真的和健康状况有关吗？月牙越多越好？月牙饱满说明身体棒？协和手外科专家带大家一探究竟。

指甲上的月牙和健康状况之间的关系大概就是"眼镜蛇"和"眼镜"之间的关系吧，也就是基本上没有什么关系。

近年来，越来越多的养生文章里提到了指甲与身体健康状况之间的关系，说指甲可以反映我们的身体健康状况，例如指甲上的月牙与内分泌失调、消化不良等有关。其实，指甲上的月牙每个人都有，只不过有的人露得多，有的人露得少，有些人的月牙可以被看到，有些人的则看不到，这全部取决于指甲的结构。

1. 指甲长什么样子?

要想知道指甲上的月牙和身体健康状况之间到底有没有关系，我们首先来简单了解一下指甲的结构：覆盖在手指尖端背侧的角质板为指甲，它的主体部分为甲板，也就是涂指甲油的部分；覆盖在甲周的皮肤为甲皱襞，包括近甲皱襞和侧甲皱襞；指甲的生发部位为甲母质（也称甲基），大部分位于近端甲皱襞的下方，甲母质的远端部分有时候可以透过甲板看到，呈白色半圆形，称为甲半月，也被称作半月痕，就是人们常说的"月牙"。

健康人的指甲一般呈半透明突出的弧形，颜色略带粉红，表面大致光滑但带有少量楞状纹理。指甲的平均生长速度为每天 0.1 毫米，具体的生长速度因年龄、新陈代谢速度、季节等因素而不同。如果拔除指甲后指甲长到原来的长度则至少需要 4 个月。

2. 月牙是如何形成的?

前文已经提到，月牙（甲半月）其实就是露在甲板下指甲生发层（甲母质）的一部分，它是由人体内分裂最快速的一类细胞组成的，因此月牙可以说是新产生的白白圆圆的甲母质细胞，外侧颜色更淡的指甲就是被新生细胞推到外侧的老化甲母质细胞彻底角化所形成的半透明的多层角质板。

只要有指甲，就一定会有月牙。正常情况下，每个人指甲上的月牙大小和数量是恒定的，只有肉眼能不能看到的区别。月牙的数量和大小，取决于指甲的生长速度，一定程度上也与身体的新陈代谢速度有关。一般来说，使用多的指甲受刺激多，长得也快，月牙也就容易被展示出来为人所见。正因如此，大多数人的拇指有月牙，而小指指甲的生长速度比其他四指要慢，小指的月牙比较少见。所以，用指甲上月牙的数量来判断健康状况并没有科学依据，倒是可以初步判断手指使用的频率。

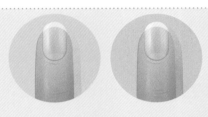

月牙饱满就是身体好，不饱满就是不健康，这也是完全没有科学依据的说法。指甲的生长速度是由中间向两侧递减的，但是所有甲母质细胞角化的速度是一致的，这就导致了中间部分新生的甲母质细胞相对较多，从而形成了白色的半月形甲母质和半透明的甲板交界的状态，可以看到我们所说的月牙。

因此，不是指甲上的月牙越多、越饱满，身体就越健康，指甲上的月牙跟健康状况没有直接关系。

3. 出现以下情况需引起重视

如果发现指甲上的月牙突然发生变化，例如忽然变大或变小，或是消失又出现，那就得留心身体状况了。这和身体新陈代谢的变化有关，可能提示甲亢等疾病。此外，身患重病、严重营养不良或者指甲受到外伤时，负责指甲生成的甲母质得不到充足的营养，细胞分裂速度减慢，月牙也很可能消失，这个时候就该及时就诊了。

4. 关于指甲的冷门小知识

除了指甲上的月牙被误传越多越健康以外，关于指甲，还有几个冷门小知识。

（1）指甲上有白点是缺钙？

指甲长出白点，最常见的原因就是不小心把它磕碰到了。指甲由于局部磨损而长出斑点，与身体缺钙没有任何关系。

（2）指甲上有竖纹，代表心脏有问题？

指甲表面其实一直都是不平整的，竖纹一直都存在，只不过伴随着年龄的增长，竖纹会变得更明显，就像皮肤上的皱纹一样。

（3）指甲周围长倒刺说明缺维生素？

指甲周围长倒刺实际上是由角质层干燥引起的。手部靠近指甲的部分较易缺少油脂和水分，气候干燥时就容易出现长倒刺的情况，平日注意加强对手部的保湿护理就好。

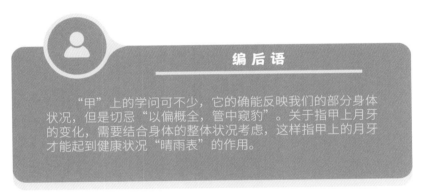

编后语

"甲"上的学问可不少，它的确能反映我们的部分身体状况，但是切忌"以偏概全，管中窥豹"。关于指甲上月牙的变化，需要结合身体的整体状况考虑，这样指甲上的月牙才能起到健康状况"晴雨表"的作用。

眼干眼涩还畏光，怎么办？

专家提醒：切莫随意用眼药水

眼科　张明昌

新时代奋斗的"筑梦人"用眼过度已经成了通病，举头望电脑，低头盘手机，眼睛长期干痒、畏光，已然成为许多人的困扰。

为何眼里常含血丝，难以睁开？因为已被"干眼"盯上！

眼干就是"干眼"？哪些因素会导致"干眼"？哪些方法可预防与缓解"干眼"？协和眼科专家陪大家聊聊"干眼"的那些事儿！

1. 干眼症是什么疾病?

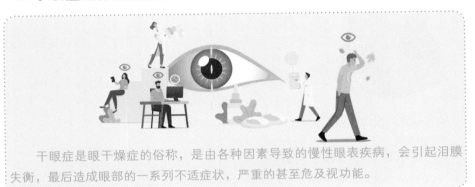

干眼症是眼干燥症的俗称，是由各种因素导致的慢性眼表疾病，会引起泪膜失衡，最后造成眼部的一系列不适症状，严重的甚至危及视功能。

医学上是通过症状表现和临床检查来诊断干眼症的。人们对干眼症最直观的感受就是眼干、易疲劳，此外还可能有畏光、异物感、烧灼感等症状，严重的会造成视力下降，更甚者会在长期累积之下病情加重，出现角膜溃疡、穿孔，最终致盲。

2. 关于干眼症的常见问题

（1）如何自测是否得了干眼症?

如果感觉眼睛发干，无法正常用眼，需要休息片刻才能缓解，那很可能患有干眼症。干眼症症状严重的患者晨起就会感觉眼干，并感觉眼部非常疲劳，即使眼睛休息一段时间后仍会感到不适。

（2）眼干就是得了干眼症?

眼干是一种症状，而干眼症是一种疾病。

干眼症是由于个人没有意识到患病或不重视相关症状、没有注意用眼卫生和习惯、没有及时就医而逐渐形成的疾病，眼干的症状则是可以通过改变环境和调节生活方式来缓解的。

（3）干眼症就是眼睛缺少泪水？

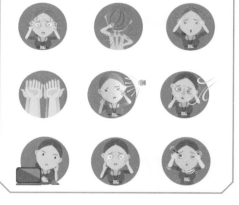

其实干眼症并不简单地等同于眼睛的泪水变少。正常人的眼睛表面有一层光滑的泪膜，这层泪膜是在每次眨眼后形成的，就好比肥皂泡，可以维持数十秒，为眼睛保湿，同时形成一个光滑的平面，让我们看东西能够更加清晰。

如果眨眼后形成的泪膜不稳定，很快破裂，就相当于水很快就从眼表流走，即使泪水不减少，眼睛也仍然会干燥。也就是说，任何导致泪膜破裂太快的因素，都会成为干眼症的诱因。因此，泪膜的不稳定，就是导致干眼症的根本原因。

（4）手机看多了会得干眼症？

长时间注视手机，会导致眨眼的频率下降或眨眼的质量变差，这就使得泪水容易蒸发，进而造成泪膜不稳定，引起眼干。

人在注视手机屏幕时，光线刺激使得泪水更易蒸发，同时眼睛接触到不同的光线，特别是有害蓝光时，会造成眼部一系列的病理变化，产生眼干的症状。

因此，大家在看手机时一定要每隔一段时间就眨眨眼睛，让泪膜保持光滑，眼睛保持湿润，这样可以有效减轻眼干的症状。

3. 干眼症的诱因有哪些？

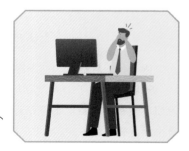

干眼症的诱发因素多且复杂，包括环境因素、用眼因素、手术因素等。

①在受到环境污染、光污染或海拔高、湿度低、风力大的地区，干眼症的发病率更高。

②长期待在干燥的空调房，长时间近距离面对电子屏，都容易引发干眼症。

③在接受眼表手术后会出现泪腺分泌泪水的功能下降及眼部动力学异常的情况，眼表存在疤痕也会导致泪膜不光滑，容易引发干眼症。

4. 预防干眼症有哪些方法？

①控制用眼时间和用眼频率，保证良好的用眼环境。

②提升睡眠时间和质量，让眼睛得到充分的休息。

③提高眨眼频率和眨眼质量。

④如需配戴隐形眼镜，尽量选择日抛或者月抛等短期产品，保持眼睛湿润度。

⑤一旦出现明显的眼部不适或较为严重的眼部问题，应及时到医院就诊治疗。

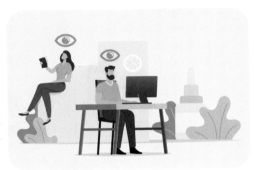

5. 干眼症只通过滴眼药水就可缓解？

部分患者得了干眼症后会自行使用眼药水来缓解病情，但并非所有的症状都可以这样处理。大家一定要在眼科医生的指导下，根据实际病情合理用药治疗。

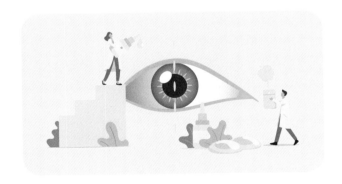

（1）轻症患者

①使用人工泪液。

②注重睡眠，尤其是睡眠的质量。

③长期待在干燥的空调房时，可适当使用加湿器等设备增湿。

④控制使用电子产品的时间。

⑤有意识地经常眨一眨眼睛。

⑥适当摄入富含 ω-3 脂肪酸的食物，例如深海鱼类、亚麻籽油、紫苏油等。

（2）重症患者

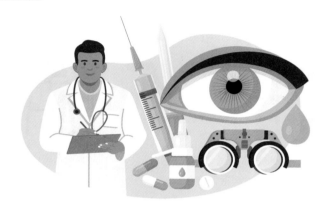

①及时就医，根据病因对症治疗。

②谨遵医嘱，采用药物抗感染治疗。

③采用合理的物理治疗，如热敷、按摩、封堵泪道等。

（3）如何选择人工泪液？

人工泪液有含防腐剂的和不含防腐剂的两类。

①儿童和眼表损害较严重的患者，建议使用不含防腐剂的人工泪液；

②干眼症多为慢性终身疾病，当患者需要长期用药时，建议使用不含防腐剂的人工泪液。

此外，人工泪液只需在感到眼干不适的时候使用，不可使用太过频繁。如果滴后仍然觉得不适，就要及时就医，及时治疗。

编 后 语

　　黑夜给了我们黑色的眼睛，白天要努力让它充满光明！在眼干的时候给眼睛一个休息的机会，眼睛也将还我们一个美丽的世界！

经常掏耳朵会对耳朵造成哪些伤害？

协和专家教授科学的掏耳朵方法

耳鼻咽喉头颈外科 姜洪艳

　　每个人的耳朵里都藏着不少耳屎，很多人喜欢把它们清理干净，不管有事没事，就拿小拇指挠一挠，或用棉签、发卡、挖耳勺等各种小东西掏一掏。

　　常有患者因为过度或不当掏耳屎导致耳痒、耳闷、耳痛而到医院门诊就诊。接下来，协和耳鼻咽喉头颈外科专家就跟大家聊聊：耳屎有必要掏吗？耳朵痒是需要掏了吗？掏耳屎的正确方式是什么呢？

1. 耳屎的作用

耳屎，是来自外耳道皮脂腺和耵聍腺的分泌物，同时还混有灰尘和皮屑，医学上称它为"耵聍"。我国大部分人的耵聍是干性耵聍，这种耵聍在空气中干燥后呈薄片状，可随头位的改变、运动、咀嚼活动而向外脱落；另有部分人的耵聍黏稠如油脂，称油性耵聍，不易脱出。耳屎虽然说是代谢废物，但大有作用，且留且珍惜！

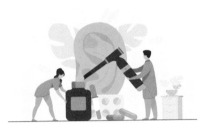

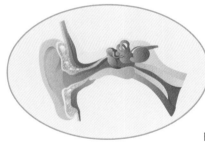

作为耳道里的疏水、保护性覆盖物，它具有保护外耳道皮肤免受水渍、感染、创伤、异物损伤的作用。

（1）润滑保湿

由于耳屎内脂质的存在，油腻的耳屎可以起到润滑保湿的作用，避免外耳道过于干燥引起的耳痒、皮肤烧灼感。

（2）保护耳膜

黏性的耳屎可以黏住不慎进入外耳道的砂砾，也可以防止脏水深入耳道引发感染；耳屎独特的"气味"可以赶走部分误入外耳道的小飞虫；耳屎还可以在一定程度上消减噪声。

（3）抗菌作用

小小的耳屎还有抑菌和杀菌的作用。耳屎中的某些成分，例如溶菌酶、免疫球蛋白等，可抑制外耳道的真菌和细菌滋生。

（4）自洁作用

耳道有自排自洁功能，大部分耳屎在咀嚼和下颌运动的过程中可以自行排出。而且耳屎会越挖越多，新分泌的耳屎可能会由原本的片状变为碎屑，保护耳道的能力随之减弱。

2. 耳朵瘙痒的原因

导致耳朵瘙痒的原因很多，常见的原因有以下几种。

（1）上火

有时，耳朵瘙痒是上火导致的，饮食辛辣或频繁熬夜也会导致耳朵瘙痒。

（2）不良的掏耳习惯

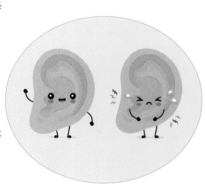

耳屎挖得太干净等不良的掏耳习惯，更易使外界的有害物质进入耳内，同时也可能导致外耳道干燥，从而引发耳朵瘙痒等不适。

（3）外耳道炎或外耳道湿疹

外耳道一旦进水，外耳道皮肤会变得潮湿，再加上不良的掏耳习惯损伤外耳道皮肤，更容易导致外耳道发炎，除了引发耳朵瘙痒，还会导致耳内出现闷胀、疼痛等不适感。

（4）过敏

过敏性疾病发作时，有时也会引起耳朵瘙痒。

（5）螨虫

如果螨虫跑到了我们的耳朵里，我们也会觉得耳朵瘙痒。

3. 什么是耵聍栓塞?

当耵聍分泌过多或排出受阻,在外耳道内堆积,凝结成块,堵塞外耳道时,就会形成耵聍栓塞。出现耵聍栓塞时,根据耵聍栓塞的程度以及所在位置会有不同的症状。

①外耳道没有完全堵塞时,多无症状,偶有局部瘙痒感。

②外耳道完全堵塞时,可出现耳闷胀感、听力下降、耳鸣,甚至眩晕。颞下颌关节活动时或进水膨胀后可有耳痛,伴感染时可能疼痛难忍。

耵聍栓塞,可真不是那么好掏的,一定要到正规医疗机构就诊。

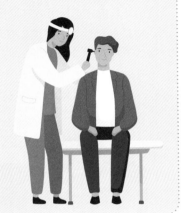

4. 自己掏耳朵有哪些风险?

很多人习惯自己掏耳朵,例如用长指甲、棉签、挖耳勺等工具给自己掏耳朵。其实自己掏耳朵,风险可真不能低估。

①掏得太深或用力过猛,可能会导致耳道出血、鼓膜穿孔、听力下降,甚至中耳炎症。

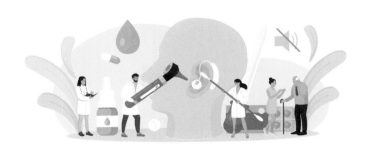

②方法不当,反将耳屎推向外耳道深部,形成耵聍栓塞,导致听力减退,压迫鼓膜,甚至引起耳鸣、眩晕等不适。

③去采耳店或足浴店,使用不干净的挖耳勺或与他人共用挖耳工具等,很容易造成外耳道真菌感染,出现耳部瘙痒、耳闷、耳痛等症状,还易感染传染性疾病。

5. 正确的掏耳方法

如果有耵聍栓塞或经常耳道瘙痒，可以到正规医疗机构采用外耳道冲洗的方法清洁外耳道，或用耵聍钩取出法、内镜辅助下吸引等方法掏耳。

根据耵聍栓塞的程度，可遵医嘱选用滴耳剂（例如甘油、过氧化氢等）软化耳垢后于耳鼻喉门诊清理干净。

平时耳朵轻微瘙痒，可轻按耳道口的软骨缓解。千万不要损伤外耳道皮肤及鼓膜，如不慎损伤外耳道皮肤，一定要采取措施预防感染。

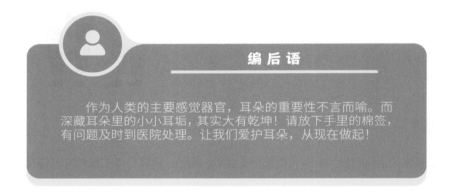

编 后 语

作为人类的主要感觉器官，耳朵的重要性不言而喻。而深藏耳朵里的小小耳垢，其实大有乾坤！请放下手里的棉签，有问题及时到医院处理。让我们爱护耳朵，从现在做起！

嗓子干痒有异物

秋季这个病最常犯，科学防治最关键

耳鼻咽喉头颈外科　朱云

每逢初秋，逐渐干燥的空气和大风让患有慢性咽喉炎的人发愁。喉咙干痒、刷牙恶心干呕、异物卡喉感强烈，治疗效果还不好，简直分分钟能让人炸毛。咽喉炎为什么久治不愈？慢性咽喉炎为什么反复发作？日常生活中如何预防咽喉炎？关于秋冬季让人头疼的咽喉炎，协和耳鼻咽喉头颈外科专家给大家一次讲透。

1. 咽喉炎是什么？

咽喉炎是咽喉黏膜、黏膜下组织及淋巴组织的炎症，分为急性咽喉炎和慢性咽喉炎两种。

（1）急性咽喉炎

急性咽喉炎主要是由病毒、细菌等引起的。

急性咽喉炎起病急，初起时咽部干痒、灼热或轻度疼痛，且可迅速出现声音粗或嘶哑，并常伴有发热、干咳或有少量黏痰咳出。检查可见咽部红肿充血、颈部淋巴结肿大，严重者可出现咽部水肿甚至因此阻塞咽喉导致呼吸困难。

（2）慢性咽喉炎

慢性咽喉炎多由急性咽喉炎反复发作、生活习惯不良、用嗓过度、各种有害的理化因素反复刺激、抵抗力低等因素所致，症状反复发展，不易治愈。

慢性咽喉炎症状因人而异，通常咽部可有各种不适感，如异物感、烧灼感、干燥感、痒感、刺激感和轻微的疼痛等。

2. 咽喉炎为什么反复发作？

很多人认为咽喉炎是小病，过不了几天就能自行痊愈，因此没有足够重视，甚至有人出现咽喉炎症状后依然不改变抽烟、喝酒、熬夜等不良生活习惯，还有些人喜欢自行买药吃，没有接受正规治疗，导致病情反复。这些行为都是错误的。

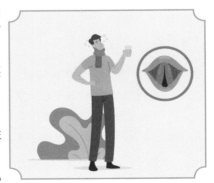

若急性咽喉炎治疗不及时，会变为慢性咽喉炎，导致咽部黏膜呈慢性炎症病理改变，如黏膜充血、肿胀、肥厚、干燥、变薄、萎缩等。

呈慢性炎症病理改变的咽部黏膜，对病菌、物理性和化学性刺激的抵抗力及自我修复能力降低，不规律的生活习惯、不良的饮食习惯等因素，均可导致慢性咽喉炎反复发作。

3. 不同病因的咽喉炎如何治疗？

咽喉炎的发病原因有多种，许多人往往在不清楚发病原因的情况下，就自行用药，这种行为是错误的。俗话说，"对症下药"，要治疗咽喉炎，必须要清楚到底是什么原因引起了咽喉炎。咽喉炎主要有以下几种病因。

（1）慢性感染性因素

在慢性咽喉炎的发生发展过程中，许多慢性感染性因素可导致急性咽喉炎久治不愈并逐渐转为慢性咽喉炎。病毒性咽炎是自限性疾病，通常一周左右就会自愈。细菌可长期寄生在咽后壁黏膜，各菌群处于动态平衡状态，当菌群出现紊乱时可引起咽后壁黏膜持久、轻重不一的炎性反应。

慢性感染性因素引起的咽喉炎患者，应积极接受规范治疗，养成良好的作息习惯，多参加体育锻炼，增强机体防御能力。

（2）咽喉反流

胃食管内容物向上反流至咽喉部后，对黏膜造成物理性和化学性刺激可引起咽部异物感、恶心干呕等一系列慢性咽喉炎症状，咽喉反流患者的典型症状有咽部异物感、慢性咳嗽和频繁清嗓等，常伴有胃灼热、反酸等典型的胃食管反流症状。

积极治疗胃食管反流疾病，养成良好的生活习惯，做到戒烟、戒酒，避免进食生冷、辛辣、酸味的食物。

（3）鼻源性因素

由鼻腔、鼻窦炎症和鼻咽部炎症产生的分泌物可引起上气道咳嗽综合征，分泌物对咽后壁黏膜的刺激可导致慢性咽喉炎。

对于确诊为鼻源性慢性咽喉炎的患者，针对鼻腔、鼻窦原发灶进行恰当的治疗，减少鼻后滴漏，可减轻咽喉炎症状。

（4）阻塞性睡眠呼吸暂停低通气综合征

阻塞性睡眠呼吸暂停低通气综合征（鼾症）与慢性咽喉炎发病呈正相关。鼾症患者多伴有咽部黏膜水肿、干燥和咽壁淋巴滤泡增生，同时鼾症患者睡眠时由于气道反复发生阻塞，造成胸腔负压升高，引起胃食管反流，也是慢性咽喉炎的发病机制之一，因此部分患者表现为反流性食管炎和反流性咽喉炎。

积极治疗阻塞性睡眠呼吸暂停低通气综合征可明显改善咽喉炎症状。

（5）过敏性疾病

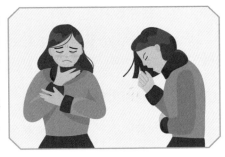

部分慢性咽喉炎与变态反应有关，患者主观症状有咽部异物感、咽喉发痒、咽部肿胀感和干咳等。此类患者经抗过敏治疗，症状可逐渐减轻，但停药后易复发。

常见过敏原：屋尘螨、花粉、霉菌孢子、蟑螂、动物毛发等吸入性过敏原；海虾、牛奶、鸡蛋、花生、药物等食入性过敏原；其他刺激性的化学物、生物制剂，以及昆虫蜇伤等。

（6）生活及饮食习惯

吸烟、饮酒和喜食辛辣食物者，患慢性咽喉炎的概率比其他人大。戒烟、戒酒、清淡饮食可明显减轻慢性咽喉炎症状。

4. 如何预防慢性咽喉炎？

日常生活中有哪些好方法可以预防慢性咽喉炎吗？

慢性咽喉炎的预防主要有六种方法。

（1）良好的生活方式

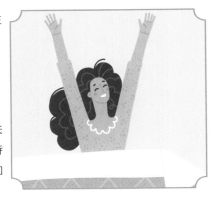

良好的生活方式是预防慢性咽喉炎的关键，养成良好的作息，避免熬夜，每天保持足够的睡眠，保持轻松愉悦的心情，多参加

体育锻炼，增强机体防御能力。

（2）预防感冒

寒冷季节注意防寒保暖，预防感冒。

（3）正确呼吸

纠正张口呼吸的坏习惯，避免用嗓过度，纠正错误的发声方法。

（4）养成良好的饮食习惯

坚决摒弃不良的饮食习惯，做到戒烟、戒酒，避免进食生冷、辛辣、酸味的食物，多吃一些新鲜的水果、蔬菜。

（5）保持口腔清洁

随时保持口腔清洁，做到早晚刷牙、饭后漱口，减少口腔、咽喉感染。

（6）避免接触环境中的过敏原和致病因子

尽量避免接触过敏原和致病因子，在大风雾霾天气外出时，可戴棉质口罩，减少污染空气对呼吸道的刺激，化工厂、面粉厂等特殊工作环境中的工人尤其要做好职业防护。日常居家也要减少接触粉尘等刺激物，厨房应注意通风或装置抽

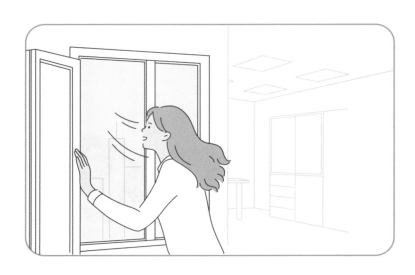

油烟机，以保持室内空气新鲜、温度适宜，并保持一定的湿度；常消毒、打扫，减少粉尘、花粉等，以减少环境中的过敏原。

编后语

　　常言道，防患于未然。慢性咽喉炎是一种常见病、多发病，很多人一开始没把它当回事。但是，每当喉咙干痒、刷牙恶心干呕、异物卡喉感强烈的时候，影响的却是工作、学习、生活的效率和人们的心情。良好的生活方式是防治慢性咽喉炎的关键。比起正规、科学的治疗，慢性咽喉炎的预防更加重要。

腰酸背痛就是肾虚？

年轻人，这些常见行为正在伤害你的肾

肾内科　汤荟

　　肾，是个神奇的器官。有人会说自己肝不好、胃不好，但很少有人会说自己肾不好。在很多人眼里，腰痛乏力、爱出汗、性生活不和谐、尿频尿急、尿色黄等症状，都是肾不好的表现，却难以向外人启齿。有些人崇尚以形补形，想用各种食物和药物来补肾。究竟是不是这样？就让协和肾内科专家为大家一一解析。

1. 关于肾脏的误区

（1）腰痛、性生活不和谐就是肾虚？

很多人出现腰痛、性生活不和谐等症状，马上就联想到肾不好，或者把气色不佳、掉头发、四肢冰凉等都归为肾脏相关的问题，因此到肾内科门诊就诊，想查查自己"肾坏到什么程度了"。这里有一个误区，其实"肾虚"中的"肾"与现代医学的"肾炎""肾衰""肾癌"中的"肾"是完全不同的概念。"肾虚"属于中医的辨证类型，又可分为"肾阳虚"和"肾阴虚"；而现代医学的"肾"指肾脏，是解剖学中实实在在的

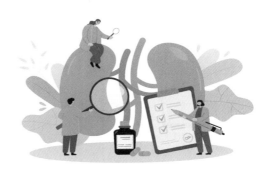

肾器官，属于泌尿系统的重要组成部分。慢性支气管炎患者可以被中医辨证诊断为肾虚，肾病患者却不一定被中医辨证诊断为肾虚。所以，肾虚和肾病是不能画等号的。

肾脏没有痛觉神经，无论是肾炎还是肾衰，甚至尿毒症都不会引起肾脏疼痛，即使肾脏肿瘤长到 7 ~ 10 厘米的时候患者也不会感觉肾脏疼痛，除非肿瘤侵犯了

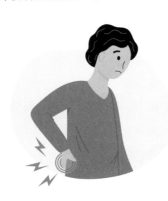

脊柱周围的神经。只有当发生泌尿系统结石或感染时，才会出现腰背痛等症状。

性功能下降也并非与肾脏相关，而是主要与生殖系统病变或心理问题有关。性功能下降者的肾功能可能是正常的，肾功能不全者也可以进行正常的性生活并且生出健康的宝宝。

（2）肾不好要多吃补肾的药？

现在，健康养生越来越受到人们的关注，

各种养生文章、养生广告质量良莠不齐，经常宣传 "十人九虚" 等概念，让补肾成了很多人崇尚的养生理念。其实，我们的肾脏具有强大的调节和储备能力，健康人群并不需要额外 "补肾"，事实上也不存在任何灵丹妙药能保护肾脏免受伤害。所谓 "以形补形" 的说法也没有确切依据，肾病患者过多摄入内脏、坚果等反而可能加重肾损伤。比起 "补肾"，更重要的应该是 "护肾"。我们不去损害肾脏，就是对肾脏最好的保护，乱吃保健品或听信偏方，反而可能 "肾" 不由己，损害肾脏健康。

2. 肾脏在人体的位置及作用

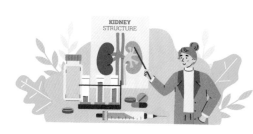

肾脏，就是我们俗称的 "腰子"。正常人有两个肾脏，呈红褐色，弯弯的，形似蚕豆，外缘隆起，内缘中间凹陷。左右肾脏分别位于我们人体腰背部脊柱两侧，紧贴腹后壁。

我们可以用手去触摸背部胸廓下缘，这里大约就是肾脏中部所在的位置，左肾位置略高于右肾。一个人的两个肾脏的重量仅占个人体重的 0.5% 左右，例如，一个体重 60 千克的人，他的两个肾脏加起来只重 0.3 千克左右。

肾脏个头不大，却是我们身体里的 "劳模"。肾脏是 "007" 工作制，一天工作 24 小时，一周工作 7 天，全年无休。即使我们在睡眠时，其他脏器的运行速度变慢了，肾脏也依旧维持正常运转。

（1）净化工厂

肾脏是人体的 "净化工厂"，担负着清除体内毒素、废物及过多水分，回收有用物质的重任，每天过滤和清洁的血液就约有 200 升。

（2）"和事佬""稳压器""造血宝"

肾脏还 "兼职" 协助机体控制血压、造血、调节内环境

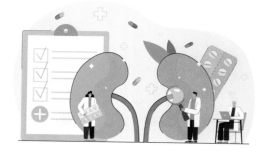

平衡等。这些烦琐的、庞大的、高负荷的工作，被平均分配给两个肾脏里约200万个"工作站"——肾单位。如果一部分肾单位罢工了，其他的可以顶上，保证完成工作量，但如果罢工的肾单位太多，剩下的肾单位不堪重负，就会影响人体垃圾的处理，使得毒素和水分在体内蓄积，内环境发生紊乱，甚至影响心、胃、肠等其他脏器的功能。

3. 这些常见行为正在伤肾

肾脏虽然很"老实"，任劳任怨、轻伤不下火线，却也非常脆弱，很多因素都可能导致肾脏损伤，造成不可逆的损害。肾功能受损的早期表现非常隐匿，患者往往没有任何不适感，或者仅出现轻度浮肿、泡沫尿等，容易让人忽视肾功能问题，而等到出现食欲不振、恶心呕吐、乏力、尿少了再就医时，很可能已经错过了治疗的最佳时机。生活中应该避免哪些伤肾的行为，才能预防肾病呢？

（1）长期憋尿，饮水不足

很多人由于工作繁忙，常常顾不上喝水，有憋尿的习惯。饮水不足会导致尿量减少，尿液浓缩，容易引起肾结石，增加尿路感染的发生概率。而长期憋尿会导致膀胱压力紊乱，逼尿肌功能下降，或者引起膀胱–输尿管反流，使得尿道中的细菌逆行至肾盂，引起炎症，长期迁延不愈甚至可使肾功能受损。因此，工作再忙也不要忘了多饮水，按时如厕。

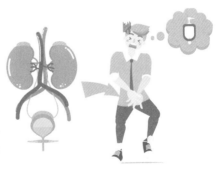

（2）重口味、高蛋白饮食

现代人热爱海鲜、烧烤、小龙虾，还有重盐重油的涮火锅，不知不觉中可能已经让肾脏不堪重负。高油、高盐、高糖、高嘌呤饮食导致的肥胖、高血压、糖尿病、高尿酸等都与肾病的发病密切相关。蛋白质是人体必需的营养素，重视蛋白质的摄入是应该的，但并不是越多越好。长期摄入高蛋白饮食会使肾脏长期处于"超负荷"状态，久而久之，肾脏就运转失灵了。已出现肾损伤的人，更要控制蛋白质的摄入。对于老年人或健身人群来说，蛋白粉等保健品也不建议盲目补充。

（3）盲目用药，相信偏方

药能治病，也能致病。不论中药还是西药，都有可能损伤肾脏。中药中的马兜铃、天仙藤、关木通、青木香、广防己等有一定的肾毒性，应特别引起注意。西药中使用的氨基糖苷类抗生素（例如庆大霉素、链霉素等）、解热镇痛药物（例如布洛芬、对乙酰氨基酚等）也有一定的肾毒性，同样需要注意。不论中药还是西药，都应当在医生的指导下服用，而不可盲目自行用药，或者听信一些坊间传闻，使用成分不清晰或不符合药品规范的"偏方"或"秘方"。

（4）不注意控制血糖、血压

随着社会经济的发展，人们的饮食习惯也发生了改变，患有糖尿病和高血压的人日益增多。在我国，引起慢性肾病最常见的病因，也已经由"肾炎"变成了"糖尿病肾病"和"高血压肾病"。血糖、血压的控制水平和肾脏损害程度密切相关。如果平时忽视血糖、血压的监测，或者不规范用药，使用一些降糖、降压的"偏方"，都有可能在一段时间后发展成不可逆的肾脏损害。

4. 如何抓住肾脏的求救信号？

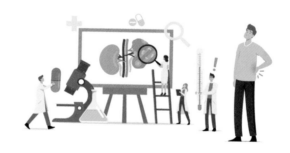

很多肾病患者在患病初期没有意识到疾病的发生，等到发现时已经错过了治疗的最佳时机。其实，肾脏在生病的时候，会向我们发出"求救"信号，平时多关注这些信号，可能会救肾脏一命！

（1）尿量和排尿时间变化

正常人每天排尿 1000 ~ 2000 毫升，无论尿量变多还是变少，都可能是肾脏病变的表现。正常人夜尿不多，如果睡前喝的水不多，夜里却要起来好几回，就要警惕肾脏病变。

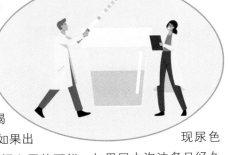

（2）尿液性状改变

正常人的尿液呈透明的浅黄色，在喝水偏少或清晨第一次排尿时颜色可稍深。如果出现尿色发红、呈浓茶色甚至酱油色等情况，要警惕血尿的可能。如果尿中泡沫多且经久不散，则可能是蛋白尿。出现这些情况时，都需要去医院肾内科进一步检查。

（3）水肿

肾脏是人体代谢水的器官，肾脏功能下降，水就可能在体表组织疏松处蓄积。早上起来发现眼睑浮肿，或者起床行走一段时间后出现双侧脚踝、双腿浮肿，按压后出现凹陷，都有可能是肾脏病变的表现。

（4）恶心、呕吐等消化道症状

肾病发展到终末期，会影响胃肠道功能，导致食欲不振、恶心、呕吐、便秘等症状，甚至出现消化道出血导致柏油色大便等症状，出现这些症状时，除了看消化科，还要注意排除肾脏病变。

（5）皮肤瘙痒

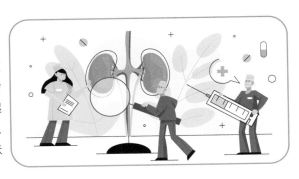

终末期的肾病患者，由于体内的尿素不能经尿液排出，会通过皮肤排泄，因此刺激皮肤；另外，体内积累的毒素会导致周围神经病变，也会引起皮肤瘙痒。瘙痒往往非常剧烈、难以忍受，患者常常会把皮肤挠破，增加感染的概率。

以上肾脏病变的信号有的发生在早期，有的已经是晚期的表现，光靠症状来判断肾脏是否健康并不可靠，一定要重视定期体检，特别是老年人以及患有高血压、糖尿病、血尿酸异常等疾病的高危人群。

5. 如何检查肾脏有无问题?

体检中的尿常规、肾功能、泌尿系统超声等都是肾病早期诊断和鉴别的重要手段，由于肾病早期症状隐匿，所以定期体检非常关键。如果在体检中发现异常，则需尽早到肾脏专科就诊。

保护肾脏需注意以下几点:
①保持健康的生活方式;
②避免滥用药物，按医嘱服药;
③积极预防和控制高血压、高血糖、高血脂及肥胖;
④防止感染，避免劳累;
⑤定期体检，到正规医疗机构就诊。

日常工作学习虽忙，也要勤于关注身体的各项变化。保持健康的生活方式，定期体检，如此"肾"好!

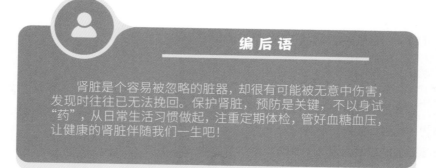

编后语

肾脏是个容易被忽略的脏器，却很有可能被无意中伤害，发现时往往已无法挽回。保护肾脏，预防是关键，不以身试"药"，从日常生活习惯做起，注重定期体检，管好血糖血压，让健康的肾脏伴随我们一生吧!

泡脚养生且泡脚水越烫越好？

这几类人可要当心

中西医结合科　杜芬、范恒、帅波

问君能有几多愁，恰似没穿秋裤遇寒流。每到冬天，就会经历几次断崖式降温，不必每天洗澡，但必每天泡脚，协和中西医结合科专家就来谈谈冬季泡脚的事情。

热水泡脚可以改善局部血液循环，驱除寒意，促进代谢，还可以舒缓工作和生活压力，调节脏腑功能。冬季泡脚的好处这么多，但是，大家都泡对了吗？

1. 关于泡脚的常见误区

（1）泡脚时间越长越好？

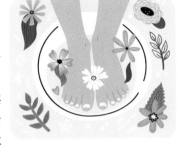

很多人喜欢从水很烫的时候泡到水凉下来，甚至不停添加热水，持续泡一两个小时，这样做对吗？

不对。泡脚时间应以 30 ~ 45 分钟为宜，每天或隔一天泡一次均可。但是需特别提醒的是，老年人泡脚时间应再短一些，因为老年人泡脚时间太长容易引发出汗、心慌等症状。所以，老年人泡脚以 20 分钟为佳。

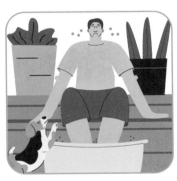

（2）泡脚水越烫越好？

好多人喜欢用很烫的水泡脚，仿佛不把脚烫着，就等于泡了个"假脚"，但泡脚水的温度是否越高越好呢？

不是。泡脚水不宜过热或过凉，水温维持在 38 ℃ ~ 43 ℃ 为宜。如果有条件，可以先将脚放入 38 ℃ 左右的水中，然后让泡脚水逐渐升温至 42 ℃ 左右，保持水温即可。泡脚时水量以淹过踝部至小腿中下段为宜。温馨提示，可用手肘试水温，38 ℃ 的水温度比手肘温度稍高一些，但不会让人感觉烫。

（3）什么时候泡脚都可以吗？

天气寒冷，外出后回到家总是手脚冰凉，好多人为了暖身，一到家就开始泡脚，这样的做法科学吗？

不科学。泡脚一般在晚上睡前进行为好，这可以帮助舒缓脚部压力，清洗局部污垢。泡脚的最佳时间段一般是晚上 9 点左右，有早睡习惯的人也可稍微提前一点。这个时间段泡脚之所以效果好，是因为此时肾经气血比较衰弱，在此时泡脚，身体热量增加后，体内血管会扩张，有利于活血，从而促进体内血液回流。同时，白天紧张了一天的神经，以及劳累了一天的脏腑，都可以通过泡脚得到彻底的放松和充分的调节。需要注意的是，泡脚要避免在过饱、过饥或进食状态下进行，饭后半小时内不宜泡脚，以免影响胃部血液的供给。

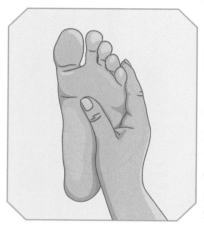

（4）泡完脚马上睡觉？

脚泡得热热的，立马钻进被窝睡大觉，还有比这更好的事吗？但是刚泡完脚可以立马睡觉吗？

不可以。泡完脚马上就睡觉，可能出现足部血管扩张的现象，也可能出现局部温度过高的现象，都会影响身体健康，甚至会诱发睡眠不安的症状。刚泡完脚时宜趁着脚部发热加以按摩，摩擦脚底，然后等整个身体的热量释放后再睡觉。

（5）所有人都适合泡脚？

泡脚好处这么多，让全家上下一起泡脚多舒服。但是，人人都适合泡脚吗？

不是。糖尿病患者或其他原因导致下肢感觉减退或障碍的患者要注意，由于皮肤对外界刺激不敏感，温度过高的水很容易导致烫伤。

特殊人群，例如心脏病患者、心功能不全患者以及低血压或经常头晕的人，不宜用太热的水泡脚，以免诱发头晕。因为用热水泡脚或泡温泉后，人体血管会扩张，全身血液会由重要脏器流向体表，这必将导致心脏、大脑等重要器官缺血缺氧，增加这些患者发病的风险。

患脚部疾病（例如脚部炎症、皮肤病、外伤或手术后皮肤破损、皮肤烫伤等）的人和患血管相关疾病（例如血栓、血管瘤、脉管炎等）的人，均不宜泡脚，以免造成局部感染或加重病情。

儿童不宜用过热的水长时间泡脚，因为足弓是从儿童时期开始形成的，所以要从小注意保护。如果常用热水给儿童洗脚，足底的韧带就会变得松弛，不利于足弓的形成和维持，容易形成扁平足。

婴幼儿不宜泡脚，因为婴幼儿本身就容易发热、上火，如果再用较热的水泡脚、发汗，会热上加热。只需要每天用温水把婴幼儿的小脚好好洗洗就行，洗完后，可以轻轻捏捏脚，达到舒活筋骨的目的。

2. 关于中药泡脚

泡脚作为冬日的常规活动，广大人民群众发挥聪明才智，发明了多种花式泡脚法，有醋泡脚、花瓣泡脚、艾叶泡脚、中药泡脚等，接下来我们就看看中药泡脚的正确方式。

对于有特殊疾患或亚健康状态的人群，可以在中医师的指导下用中药煮水泡脚。具体配方应到医院咨询，切勿自行盲目使用，这里要强调的是，对药物过敏者一定要告知中医师，避免使用不利的药物，妊娠期及备孕期慎用中药泡脚。

（1）泡脚的步骤

先取中药熏洗方一副，滤网包裹，加入5升水武火煮沸后改文火继续煮15分钟，取出滤网包，取适量药水倒入洗脚盆中，有条件的可在洗脚盆上放置滤网，将双脚放置在滤网上先行药水蒸汽熏洗（注意避免烫伤），待水温合适后去掉滤网泡脚；或直接加入凉水调节至合适水温，准备泡脚使用。在泡脚前可以多准备些热水，当水温变凉时，加入热水，维持水温。

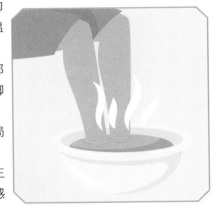

温馨提示，爱美人士需注意中药对脚部和腿部的染色问题，可缩短泡脚时间，泡脚后用温水冲洗干净。

在泡脚后，还可选取适当的穴位进行局部按摩。按摩手法要因人而异，灵活运用，按压穴位时要进行适度的持续性刺激，有正常的压痛感最好，应以反射区内压痛最敏感部位为重点，每次可按摩5分钟左右。

（2）按摩常用的穴位及主治功效

①涌泉穴

该穴位名称的本意为人体肾经的经水由此喷涌而出，所以涌泉穴也有肾经经脉第一穴位之说。涌泉穴是足底的一个重要穴位，经常按摩此穴则肾精充实、耳目清晰，可改善腰膝酸软等症状，还有助于改善性功能、减缓衰老等。

②太冲穴

太，大也，穴当冲脉之支别处，肝与冲脉相应，脉气合而盛大，故名太冲。太冲穴位于足背，第一跖骨和第二跖骨之间，跖骨结合部前方凹陷处，或触及动脉波动处；有足背静脉网，第一跖背动脉；布有腓深神经的背侧神经分支，深层为胫神经的最低内侧神经分支。按摩太冲穴可辅助治疗中风、眩晕、月经不调、痛经、黄疸、胁痛、癃闭等疾病。

③大都穴

古有脾主四肢一说，可见脾脏的作用之大，而大都有都城集散之说，故有大都穴主脾脏之功效。该穴位置比较明显，在足内侧缘，当足大趾本节（第一跖趾关节）前下方赤白肉际凹陷处。经常按摩该穴位可以帮助肠胃健康发展，促进肠道正常蠕动，对于上班族来说经常按摩可以减轻压力。当身体出现消化不良等情况时按摩该穴位也有良效。

④窍阴穴

该穴位意指人体胆经经水回流的空窍之处，位处胆经和人体体表经脉相交之处，是人体重要的穴位之一。该穴位于足第四趾末节外侧，经常按摩可以缓解头痛、晕眩等症状，对老年人来说，掌握这个穴位的按摩方法对健康养生有功效。此外，按摩该穴位有助于缓解失眠多梦、耳鸣等症状。

⑤公孙穴

该穴位隶属脾经经脉一系，可联络脾胃二经气血，起到健脾和胃、调和脉冲之效。该穴位于人体足内侧面第一跖骨基底部的前下方。按摩该穴位可以辅助缓解腹痛、腹胀、腹泻、月经不调以及食欲不振的状况。

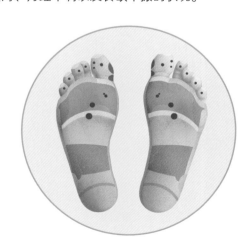

⑥独阴穴

阴阳对立，独阴无阳，纯阴又可引申为女性，所以这个穴位是调节女性身体状况的一个重要穴位，有古著称独阴穴为奇穴。该穴位于足底第二趾的关节中点处，按摩该穴位可辅助治疗女性月经不调导致的阴痛等症状。

从以上介绍可以看出，人体足部的穴位很多，适当按摩穴位，对身体有很好的调理作用，大家可以泡暖脚、按按摩，尽情享受暖暖的冬天。

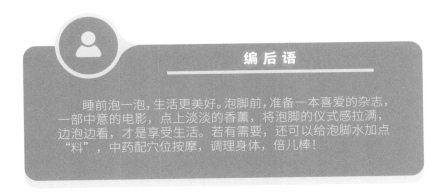

编后语

睡前泡一泡，生活更美好。泡脚前，准备一本喜爱的杂志，一部中意的电影，点上淡淡的香薰，将泡脚的仪式感拉满，边泡边看，才是享受生活。若有需要，还可以给泡脚水加点"料"，中药配穴位按摩，调理身体，倍儿棒！

冬病夏治人人适宜?
三伏贴是万能贴?

协和专家教大家正确认识"冬病夏治"

中西医结合科 帅波、范恒

　　随夏日而来的不仅有让人秒变"炭烤五花肉"的太阳,还有让棉被能够"坚持营业"的空调。这一冷一热的无缝切换,很多人都表示吃不消,肩周炎犯了、老寒腿抖了、偏头痛发了,感觉自己不再是自己了,难道盛夏带来的只有旧病复发?并不是!

　　其实伏天是个好日头,给了我们冬病夏治的机会,但冬病夏治真有那么神奇吗?什么人都能冬病夏治吗?协和中西医结合科专家科普冬病夏治的正确打开方式,带大家走出误区。

1. 关于冬病夏治的常见误区

（1）冬病夏治包治百病？

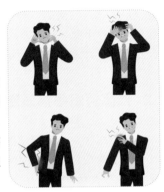

冬病夏治并非包治百病的神奇良方。任何一种治疗方法，都有其适应证、疗程、后期维持等多种需要明确的因素。治疗方法使用不当，不但不能治疗疾病，反而可能引发其他疾病。一般性疾病患者如果盲目搭乘冬病夏治的顺风车，有时不仅达不到治疗目的，还可能因敷贴药物损伤皮肤。

（2）冬病夏治人人皆适宜？

冬病夏治主要针对 1 周岁以上虚寒体质的人，这类人往往患有冬天容易发作

或遇冷易加重的疾病，例如哮喘、反复感冒、风湿病等。湿热体质的人就不适合冬病夏治，这类人往往痰或鼻涕为黄颜色，且比较黏稠；舌质发红且舌苔干燥，或舌苔黄腻。如果痰为白色且比较稀、舌淡红、舌苔薄白，则属于虚寒体质，比较适合冬病夏治。对于热证患者，即有关节热痛、发热、不怕凉反怕热等表现的人，就应慎用或忌用贴敷疗法。

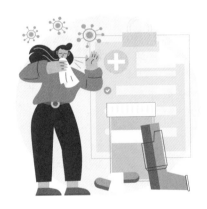

（3）冬病夏治初见成效后，即可停止治疗？

临床上有些患者经历过一次冬病夏治后就停止治疗了，当时症状可能得到了缓解，但是经过一个冬天可能就复发了；也有患者治疗过后没有立竿见影的效果，就放弃了。然而，冬病夏治是一个长期治疗过程，三伏治冬病要在冬天才能显现疗效，有些疾病还须连续几个夏天坚持治疗才会有明显的效果，不能因为没有立

竿见影的效果或稍微见效就停止治疗。

（4）冬病夏治可代替其他治疗？

有的人过分夸大或者曲解了冬病夏治的作用，例如哮喘患者在冬病夏治之后，就停用了本来在用的一些吸入性药物，这是非常错误的做法。冬病夏治应该作为综合性治疗中的一种手段，在治疗期间同样应该遵医嘱，有规律地进行专科治疗，如此才能取得事半功倍的效果。

2. 到底何谓冬病夏治呢？

在中医学中，有着"春夏养阳，秋冬养阴"之说。所谓"冬病"，指某些好发于冬季或在冬季加重的病变，例如支气管炎、支气管哮喘等疾病，此类疾病往往由于患者体内阳气不足，加之有寒邪潜伏于体内，到冬季气候寒冷，内外因相加便容易发作。所谓"夏治"，指夏季（三伏天）气温升高，人体内阳气强盛，经络通达，而体内寒邪相对来说处于弱势，此时养护人体的阳气，人体阳气得天阳相助，有助于辛香、逐痰、通经之药与经络共同作用而达到温阳利气、祛散寒邪、调整机体免疫功能和内在平衡、增强身体抗病能力的效果，可起到"秤砣虽小拨千斤"的作用。

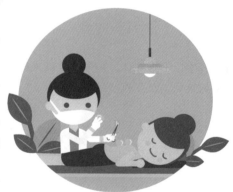

关于冬病夏治，常用的治疗方法包括穴位贴敷、艾灸、刮痧、割治、拔火罐等，最为方便、简单的治疗方法，就是近年流行的三伏贴。

3. 什么是三伏贴？

"三伏贴"就是将放置有药物的敷贴覆盖在相应穴位上，达到刺激穴位的目的，同时配合三伏天这一阳气最旺的时节，达到治疗疾病的目的。目前常用的三伏贴主要包含白芥子、延胡索、甘遂、细辛等药材，需根据不同疾病类型辨证施治。

4. 三伏贴适宜疾病及常用取穴

以往，三伏贴主要针对冻疮、风湿等虚寒性病证，经过多年的临床总结，三伏贴的适用范围也有所扩大，但主要还是针对虚寒性病证。

（1）肺系病证

针对哮喘、慢性阻塞性肺病、慢性支气管炎、慢性鼻炎、慢性咽炎等疾病，可选取肺俞、厥阴俞、定喘等穴位，贴敷 4～6 小时；慢性鼻炎患者可加贴迎香穴，由于迎香穴位于面部，建议成人敷贴时间控制在 30 分钟内，儿童不超过 20 分钟，以免皮肤破损，影响美观；慢性咽炎患者可加贴天突穴。

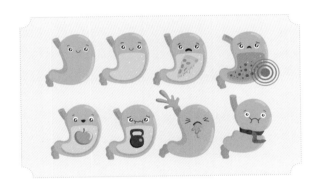

（2）脾胃系病证

针对虚寒性胃痛、慢性胃炎、慢性腹泻、消化不良等疾病，可选取脾俞、胃俞、中脘、足三里等穴位，敷贴时间在 4～6 小时。

（3）风湿类病证

可选取脾俞、肺俞、肾俞等穴位。

（4）颈肩痛

可选取大椎、肩井、阿是等穴位。

（5）痛经

可选取肝俞、肾俞、子宫等穴位。

（6）冻疮

可选取肺俞、厥阴俞等穴位，或患处局部选穴。

5. 三伏贴敷贴后注意事项

敷贴后局部皮肤可能轻微灼热、瘙痒及泛红，这都属于正常现象。当然，如果出现奇痒无比或者疼痛难忍等现象，就需要立即去除膏药，并且在患处涂抹万花油、绿药膏、烫伤膏等药物；如果局部出现水疱，较小时可不进行特殊处理，较大或者破溃时，应立即终止贴敷治疗，并局部涂抹红霉素软膏等消炎药。此外，敷贴以后不能马上洗澡，也不能用力搓洗敷贴处。

敷贴后需注意的事项：

①尽量不要待在空调房，也不要对着电风扇吹。

②治疗当天不要进食生冷食物，治疗期间也应避免进食其他刺激性食物及牛羊肉、海鲜等食物。

③保证神经肌肉得到放松，以免影响药物吸收。

④加强锻炼，增强免疫力，生发阳气，抵御外邪。

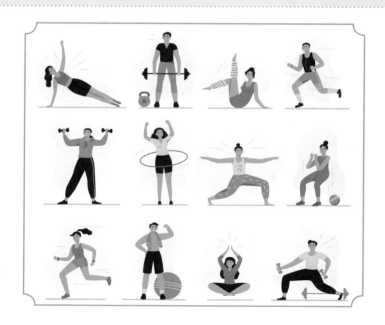

6. 三伏贴慎用人群

尽管三伏贴适用于虚寒性病证的治疗，但此类病证患者中也有不宜敷贴的人。例如，糖尿病患者、心血管疾病发作症状严重者、哮喘或慢性支气管炎到了肺气肿阶段的患者、肺结核患者、湿热型胃痛患者都不适合敷贴三伏贴进行治疗。

一切热性病证都不适宜三伏贴疗法，因为三伏贴所使用的都是辛温、大热型的药材，若热病再用热药，无异于"火上浇油"。

老年人中戴有心脏起搏器者不适宜敷贴。

孕妇、哺乳期妇女，以及处于经期且经量较多者不适宜敷贴。

儿童中长水痘、出疹子以及局部皮肤破溃、受损者不适宜敷贴。

冬病夏治，不要盲从，先弄清楚自己是否适宜使用三伏贴，如果可以，再进行敷贴。

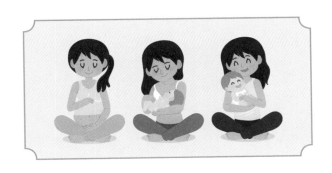

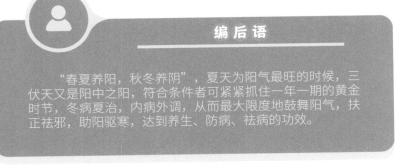

编后语

"春夏养阳，秋冬养阴"，夏天为阳气最旺的时候，三伏天又是阳中之阳，符合条件者可紧紧抓住一年一期的黄金时节，冬病夏治，内病外调，从而最大限度地鼓舞阳气，扶正祛邪，助阳驱寒，达到养生、防病、祛病的功效。

在"爆肝"的危险边缘疯狂试探？

这份肝脏"自救指南"请收好

消化内科　杨玲、张玲玲

　　"爆肝"更新、"爆肝"推文、"爆肝"自习、"爆肝"加班，快节奏、高强度，让一些人养成了无"爆肝"不青春的生活习惯，在危险边缘疯狂试探。这种"爆肝"生活对我们的身体有怎样的危害？协和消化内科专家带大家认识肝脏和常见的肝病，教大家呵护"小心肝"。

1. 肝脏的位置及作用

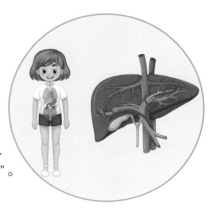

肝脏位于人体的右上腹区域，重可达 1.5 千克，大小相当于一只 42 码的球鞋。肝脏拥有多种功能，是人体新陈代谢的中心站，时时刻刻都在进行各类生化反应，被称为人体"最大的化工厂"，这得益于它有三大"神技"。

（1）潜能巨大

肝脏每天要进行几百种生化反应，参与糖类、脂肪、蛋白质、维生素、凝血因子、胆汁等的代谢、生成、分泌与排泄，并且 24 小时无休。

（2）超强再生

肝脏是能够再生的器官，健康肝脏即使被切除 2/3，也能长回原来的大小。

（3）分解毒素

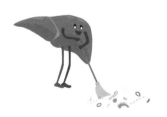

无论是人体新陈代谢产生的有害物质，还是从外部环境进入人体的有害物质，均由肝脏分解，转化成无毒或者毒性较小的物质，通过尿液或者胆汁排出人体。

2. 常见的肝病有哪些？

病毒性肝病是由多种不同肝炎病毒引起的一组以肝脏损害为主要症状的传染病，包括甲型肝炎、乙型肝炎、丙型肝炎、丁型肝炎、戊型肝炎、己型肝炎、庚型肝炎等。甲型肝炎、戊型肝炎主要通过粪口传播，一般传播途径为粪便污染水源、食物、蔬菜、玩具等。乙型肝炎、丙型肝炎的主要传播途径有血液传播、母婴传播和性传播，血液透析、性行为、文身、药瘾者共用注射器等都有传播风险，不

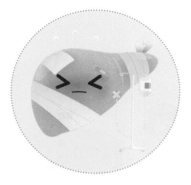

良生活习惯如共用剃须刀、牙刷等也有传播风险。

非病毒性肝病主要包括非酒精性脂肪性肝病、自身免疫性肝病、药物性肝损伤、酒精性肝病、遗传代谢性肝病等。事实上，近20年来我国肥胖、糖尿病、酒精滥用、保健品滥用等导致的脂肪性肝病、药物性肝损伤的发病率不断升高，但这类肝病的危害尚未引起社会大众的足够认识和高度重视。

3. 肝病有哪些表现？

（1）食欲不振

肝病常表现为食欲不振、营养不良，伴有呕吐、厌油、腹泻、乏力、贫血等各种症状。肝脏受损常导致消化功能差，早晨或者半夜醒来出现口干、口苦、口臭症状，严重者还可能出现厌油、恶心、呕吐等症状，长期如此会导致人体出现容易疲劳、注意力不集中、头昏耳鸣等症状。

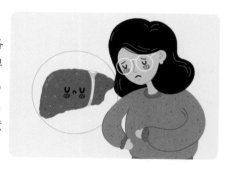

（2）肤色暗沉

如果觉得最近气色很差，肤色发黄、发黑，就需要注意是否患有肝病，应及时去医院检查。

（3）蜘蛛痣和肝掌

蜘蛛痣多出现在脸部、颈部及手臂，其形态像蜘蛛，痣中心有一个小红点，向周围放射出许多细小的红丝，红丝长0.2～2厘米，数量少则1～2根，多则数百根。蜘蛛痣是肝脏组织受损伤后发生病变而发出的一种病理预警信号。

张开手掌，如果手掌大、小鱼际（大拇指和小拇指的根部）的皮肤出现充血、红色斑点和斑块，用手指按压会变得苍白，过后即恢复，那么这就是"肝掌"。

蜘蛛痣与肝掌的出现都提示肝功能减退，肝脏对体内激素的灭活功能降低。

（4）黄疸

黄疸是血清中胆红素含量增高的结果。肝内外各种疾病导致肝脏无法正常代谢胆红素，大量胆红素在血液中不断堆积，从而引发黄疸，通常表现为眼睛、皮肤、黏膜以及其他组织和体液等发黄。黄疸主要见于肝胆系疾病，亦可见于某些急性传染病、代谢病、血液病等。

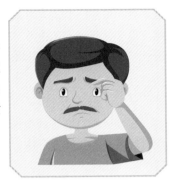

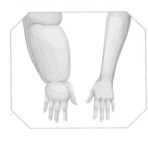

（5）水肿

肝功能下降容易导致白蛋白合成减少，血浆胶体渗透压下降，水分透过血管渗入组织，从而引发双下肢水肿、腹水、胸水等。

4."护肝宝典"四招揭秘

由于肝脏有较强的代偿能力，平时难以表现出明显症状，出现问题时往往已经比较严重，因此平时保护好肝脏尤为重要。如何呵护好我们的"小心肝"？一起来了解一下"护肝宝典"吧。

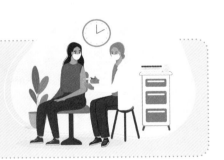

（1）抓住肝脏"杀手"

肝脏"杀手"主要指的是给人带来极大困扰的肝炎病毒。病毒性肝炎中最主要的是乙型肝炎，由乙型肝炎病毒引起。全面接种乙肝疫苗，才能有效降低"肝炎—肝硬化—肝癌"三部曲的发病率。

（2）远离肝脏"毒品"

酒精、油腻及霉变食物都是肝脏"毒品"。据统计数据，美国波士顿的肝癌患者中45%以上有酒瘾；美国的一项肝癌研究发现，30%的酒精性脂肪肝患者最终会患肝癌，酗酒与肝癌关系密切。除此之外，抽烟，食用含有黄曲霉毒素的霉变瓜子、玉米、花生等也是肝病的致病因子。戒烟限酒，注意饮食卫生，远离肝脏"毒品"，对预防肝病十分有效。

（3）忌乱服药

警惕药物对肝脏的损伤。在我国，各类肝病中药物性肝损伤的发病率仅次于病毒性肝炎、脂肪性肝病，排行第三位，但药物性肝损伤的临床表现较隐匿，通常不易被发现。

（4）甩掉肝脏"垃圾"

全球范围内 25% 的成人患有脂肪肝，我国某些地区的脂肪肝发病率达到了45%。脂肪肝绑架了越来越多的年轻人。

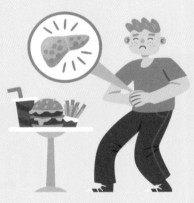

如果仅患有脂肪肝，可以通过改变饮食习惯、加强运动来控制体重，从而控制病情。如果不及时治疗，任其发展，在 10 ～ 15 年内部分患者的脂肪肝会发展成脂肪性肝纤维化及肝硬化，一些老年患者还会患上肝癌，造成严重的后果。

如果是脂肪肝伴随有其他疾病，例如糖尿病，那么脂肪肝和糖尿病就会在体内共同作用，促进动脉硬化相关的心血管疾病、脑血管疾病、外周血管疾病，慢性肾病的发生和发展。因此，脂肪肝不是小问题，可波及全身多个器官，应该引起大家的重视。

5. 科学养肝应该怎么做？

（1）合理饮食，不吃霉变食物

饮食护肝有两大要点：一是优选食物，供足养分，满足肝脏的各项生理需求；二是注意饮食卫生，防止细菌、病毒入侵肝脏，同时应该尽量减少伤肝食物的摄入。酒精和高脂肪、高果糖饮食的长期摄入，会增加肝脏的负担。另外，含防腐剂的食物尽量不吃，霉变食物坚决不吃。

（2）规律作息，保持充足睡眠

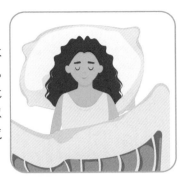

经常熬夜晚睡易损伤肝脏，晚间不要从事太过耗损脑力的工作，也不要熬夜，保持规律的作息。同时，要尽可能营造安静、无灯光的睡眠空间。优质的睡眠能够为身体解除疲乏，而且休息本身可以增加肝脏的血流量，使肝脏得到更多的血液、氧气以及能量的供给，促进肝细胞恢复活力。

（3）适当运动，保持健康体魄

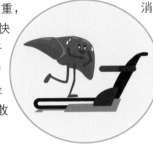

运动可削减超标体重，又能促进气体交换，加快多的氧气与营养。对于比慢跑更安全，不会增的负担。吃完饭后静坐够在晚饭后 1 小时再去散间段散步为宜。

消除过多脂肪对肝脏的危害，血液循环，保障肝脏得到更肝脏有问题的人来说，散步加机体的代谢，加重肝脏休息至少 30 分钟，最好能步，在 19 时到 21 时这个时

（4）合理选择护肝药物

在专业医生的指导下合理选择护肝药物，例如多烯磷脂酰胆碱、甘草酸制剂、水飞蓟素、谷胱甘肽等护肝药物，帮助肝脏解毒、抗氧化、抗纤维化，将脂质转化成脂蛋白，从而运出肝脏，起到护肝的效果。护肝药物还有促进肝细胞再生、恢复受损的肝功能和酶活力、促进肝组织再生、调节肝脏能量平衡等生理功能。

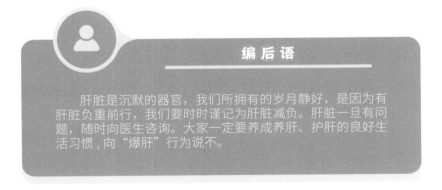

编后语

肝脏是沉默的器官，我们所拥有的岁月静好，是因为有肝脏负重前行，我们要时时谨记为肝脏减负。肝脏一旦有问题，随时向医生咨询。大家一定要养成养肝、护肝的良好生活习惯，向"爆肝"行为说不。

多数人已中招，千万别"瞎吃"！

呵护肠胃，这些饮食"雷区"可别踩

消化内科　向雪莲、朱良如

天气炎热却阻挡不了美食爱好者的好胃口，比如在武汉，有人说"小龙虾＋凉面＋凉拌毛豆＋冰啤酒＝夏天"。正所谓，没有一只小龙虾能走出吃货们的视野。

可是，很多人在大快朵颐，吃了一顿虾后，就被肠胃炎折磨得上吐下泻，人都瘦了好几圈。享受美食的同时如何避免急性胃肠炎？协和消化内科专家教大家畅快一夏！

1. 如何判断得了急性胃肠炎?

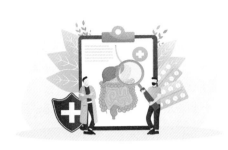

急性胃肠炎是指由多种不同原因（例如细菌、病毒、毒素、化学品等）引起的胃肠道急性、弥漫性的炎症，可分为感染性的和非感染性的。感染性的急性胃肠炎一般由细菌、病毒、寄生虫等微生物的感染所致，非感染性的急性胃肠炎一般由冰冷、辛辣及其他刺激性食物和药物、酒精等对胃肠道的刺激所致。患者主要表现为恶心、呕吐、腹痛、腹泻，严重者可出现脱水、发热、电解质紊乱等症状，甚至危及生命。因此，千万不要把肚子疼不当一回事。

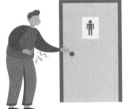

2. 夏季急性胃肠炎为何高发?

（1）不洁饮食

夏季气温较高，微生物容易滋生，食物也容易变质。进食变质食物、沾染或滋生病菌的食物，例如隔夜菜、凉拌菜等，可造成胃肠道感染，引起急性胃肠炎。

（2）生冷辛辣饮食

烈日炎炎，不少人食欲欠佳，就会通过进食生冷辛辣的饮食来刺激味蕾。然而，生冷辛辣的饮食会对胃肠道造成刺激，本身肠胃不好的人在进食后容易出现腹部不适或呕吐、腹泻等症状。

（3）腹部受凉

天气炎热，有些人为了解暑喜欢"内外兼修"。除了喝冷饮、吃凉食外，还喜欢吹空调但不保护腹部。有的人胃肠功能不好，易受刺激，腹部受凉也会出现胃肠炎的表现。

3. 得了急性胃肠炎怎么办？

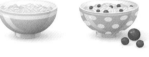

身体表现出急性胃肠炎相关
症状后，需要饮食清淡，不要再给胃肠道相关的刺激，注意休息，促进恢复。急性期呕吐严重时建议先暂停饮食，让胃肠道休息，等呕吐症状有所缓解后，可以吃一些流质食物，例如稀饭、米汤、蛋汤等，避免摄入牛奶、咖啡、酒、坚果等饮食。

（2）注意补水，不滥用抗生素

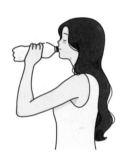

急性胃肠炎一般经过补水补液、饮食控制和充分休息后可自愈。对于呕吐或腹泻的患者，需注意补充水分，轻症患者可口服补液盐。不少患者喜欢自服阿莫西林、诺氟沙星等"消炎药"，这些消炎药实际上是杀灭细菌的抗生素。如前所述，急性胃肠炎并非都是由细菌引起的，因此不需盲目服用"消炎药"。

（3）了解何时需要就医

在家庭治疗的过程中，需要注意观察体温、大便次数、大便性状等状况，出现以下情形时需要到医院接受专业治疗：发热、尿量减少、大便带血、呕吐或腹泻持续几天不缓解、腹痛剧烈、脱水征象（口干、皮肤干燥、少尿或无尿、烦躁、嗜睡或倦怠）。

4. 急性胃肠炎如何预防？

（1）注意饮食卫生

饭前洗手，不吃变质或不洁饮食。最好不吃隔夜菜，即使有菜未吃完，也需放入冰箱保存，且不应放置太久。烹饪和储存食物时生食、熟食要分开，菜板和刀具需注意清洗。在外享受美食应挑选干净卫生的店铺，这样饮食卫生更有保障。不饮生水，瓜果需洗净再进食。

（2）少进食生冷辛辣食物

冰镇虽好，可不要贪多；辛辣虽开胃，也需控制。特别是平时胃肠功能就不好或者有胃肠道基础疾病的人，更需注意。

（3）细嚼慢咽

很多人习惯了吃饭时大快朵颐，总是慢不下来，认为自己吃饭很有效率，实际上这种想法是不对的。吃饭时细嚼慢咽，可以减少粗糙食物对胃黏膜的刺激，保护肠胃。

（4）饮食清淡新鲜

不要经常吃辛辣油腻的食物，可以适当换换口味，来点清淡的食物，多吃蔬菜，少喝酒和浓茶。清淡饮食既容易消化吸收，又有利于胃肠道的康复。选择食物要保证新鲜，存放太久的食物最好不要食用。

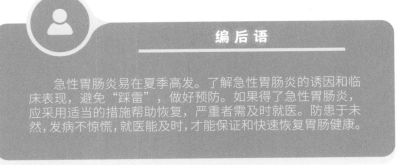

（5）保持规律健康的生活

进食规律，一日三餐按时吃饭，且不要吃得太饱。不熬夜，保证睡眠，适当进行体育锻炼，保持心情舒畅，增强抵抗力。天气炎热，吹空调、风扇时注意盖好腹部，防止受寒。

编后语

急性胃肠炎易在夏季高发。了解急性胃肠炎的诱因和临床表现，避免"踩雷"，做好预防。如果得了急性胃肠炎，应采用适当的措施帮助恢复，严重者需及时就医。防患于未然，发病不惊慌，就医能及时，才能保证和快速恢复胃肠健康。

戒碳水？ 过午不食？

协和专家带你走出减肥误区

内分泌科　曾天舒

　　5月不减肥，6月、7月、8月……徒伤悲。每当天气逐渐炎热，大家不是在奋力减肥就是在奋力减肥的路上，但减肥之路总是充满坎坷。很多人为了极速甩肉更是十八般地虐自己，有时效果不但不理想，更是减垮了身体。

　　到底多胖才算胖？为什么容易长胖？年纪越大代谢越差吗？哪些减肥方法才是靠谱的？协和内分泌科专家来跟大家聊一聊减肥这件事。

1. 肥胖的危害

肥胖对健康的危害是多方面的，胖的人容易得这些病：

心血管疾病：高血压、冠心病等。

慢性代谢性疾病：糖尿病、高脂血症、高尿酸血症、脂肪肝等。

内分泌系统疾病：多囊卵巢综合征、月经紊乱、性腺功能减退等。

呼吸系统疾病：肺功能异常、阻塞性睡眠呼吸暂停综合征等。

骨骼疾病：骨质疏松、关节炎等。

其他疾病：胆囊炎、胆石症等。

除此之外，肥胖还会增加多种肿瘤的发生风险，对免疫系统也有不良影响，可能导致某些自身免疫病。

2. 胖不胖，三组数字说了算

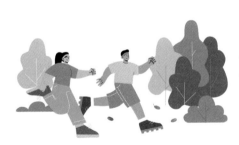

那么，究竟什么是肥胖呢？医学上的"肥胖"是指导致健康受损的体内脂肪堆积过多和（或）分布异常的现象。简单来说，就是身体脂肪的含量超过了一定的水平，从而导致严重的健康问题。下面三组数字，可以帮助大家判断是否需要控制体重。

（1）体重指数

体重指数在不同人群中有不同的判别标准。中国成人体重指数的正常范围为 18.5 ~ 23.9 千克 / 米^2，24 ~ 27.9 千克 / 米^2 为超重，≥ 28 千克 / 米^2 为肥胖。

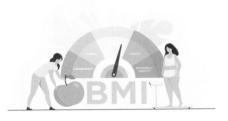

（2）腰围

除体重指数外，还有一个重要的指标是腰围。通常，腰围可用来判断是否属于中心性肥胖（腹型肥胖）。对于中国人来说，男性腰臀比超过 0.9 或女性腰臀比超过 0.8，就是中心性肥胖，而比起胖得匀称的肥胖，腹型肥胖的危害更大。

（3）体脂率

近年来，也有人将体脂率作为衡量肥胖的指标。体脂率是指身体脂肪重量占体重的百分比，它与性别、年龄以及种族都有关系，目前没有一个统一的标准。一般来说，成年男性体脂率大于 25%、成年女性体脂率大于 35% 可以看作肥胖。

3. 年龄越大代谢越差就越容易长胖？

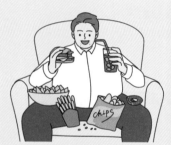

《科学》杂志曾刊载了一篇重磅研究论文，测量自由活动状态下人体的日常能量消耗。该研究发现，在一个人的整个生命周期中，代谢规律呈现为"升高—下降—稳定—缓慢下降"的模式，20 ～ 50 岁这个年龄段的代谢速率是稳定的。新陈代谢可能在 50 岁之后才真正开始下降。所以说，肥胖的根本原因还是摄入的能量超过了消耗的能量，过度饮食和过少运动是肥胖的根本原因。当然，遗传易感性也在其中起了重要的作用。

4. 这些减肥误区要避开

（1）减肥期间不能吃主食？

减肥的关键是控制热量摄入。不吃主食实为控制碳水化合物摄入，这的确能在短时间内让体重下降，但碳水化合物摄入过少易使大脑血糖供应不足，从而导致记忆力下降、工作和学习效率降低、月经延迟，甚至暴饮暴食等一系列"副作用"。

（2）减肥最好不吃晚饭？

导致发胖的不是进食时间晚，而是吃了什么、吃了多少。《新英格兰医学杂志》

曾刊载了一篇随机对照研究论文，研究结果表明，如果不限制热量摄入，只限制进食时间，最后减肥效果与不控制热量摄入没什么区别。实际上，也有人认为这样做尽管体重改变不是那么大，但是对于改善代谢是有益的。无论如何，控制热量摄入是重要的，如果不限制摄入的热量，单靠改变进食节奏和时间无法达到明显的减肥效果。

（3）长期吃轻食就能瘦？

多数人吃轻食的目的是减肥，但实际上，轻食的热量真的不一定就很低。

轻食以牛肉、鸡胸肉、鱼肉、鸡蛋白、虾仁等高蛋白、低脂肪的食物为蛋白质来源食物，这些食物的热量和脂肪含量比起我们常吃的猪肉要低。但是，轻食中的酱料热量较高，往往就是一小碟、一小袋的酱料让一盒轻食一点都不"轻"。芝麻酱、千岛酱、沙拉酱、蜂蜜芥末酱等酱料的热量较高，例如一份 50 克的沙拉酱的热量就可达 260 千卡，相当于一大碗米饭的热量。

另外，有的轻食为了进一步降低食谱热量，用切碎的白花菜替代米饭或其他粗粮，白花菜的热量比粗杂粮还要低，但这也可能意味着饿得更快，难免加餐。

（4）排汗越多瘦得越快？

事实上，减肥与排汗量关系不大。天气炎热，即使坐着也会流汗，排汗消耗的只是身体里的水分，不是脂肪。所以运动时裹保鲜膜、穿排汗衣，都没有实际作用，不要再交"智商税"了。

（5）热量也有好坏之分？

人之所以长胖，是因为摄入的热量多于消耗的热量，从这个角度讲，所有的热量都是一样的。

然而，并非所有含有热量的食物都是一样的。劣质的糖类（精制单糖）进入人体后很快被消化掉，被吸收到血液里去。血糖过高时，多余的糖类就会以脂肪的形式储存起来。而优质糖类里的纤维有助于降低糖类的消化速率，控制血糖水平，从而使身体在多余的糖类转化成脂肪之前有更长的时间来消耗掉这些糖类所含的热量。

（6）经期吃不胖？

不知道多少女生被这句话坑害了，月经一来，甜点、奶茶一样不少。然而真相却是，经期的基础代谢反而会降低，再加上运动量减少，每天消耗的总热量是有所降低的，反而容易堆积脂肪。

那为什么总感觉月经后稍微动动就瘦了呢？这主要受激素影响，经期前大量水分在体内潴留，同时子宫内膜增厚，体重就会增加，等到了经期，这些水分和一些代谢产物都排出体外，加上子宫内膜脱落及出血，体重就降下来了。经期吃不胖只是一种美好的幻象，摄入的多余热量还是会转化成脂肪的。

（7）基因决定瘦不下来？

尽管遗传易感性在一定程度上决定了一个人是否容易肥胖，以及减肥是不是相对轻松，但是除了极少数的遗传性疾病之外，遗传因素都不是"躺平"的理由。因为对于大部分人来讲，健康的生活方式包括对饮食总热量的控制、营养素的均衡摄入和适度运动，这些方式都可以使我们保持健康的体重。

5. 如何安全有效减肥？

肥胖的诱因是多方面的，因此有效的减肥方法也必须是多样的。一般来说，有效的减肥方法主要包括健康的生活方式和有针对性的医疗干预手段。

（1）限制热量摄入，平衡膳食

人为什么长胖？大部分原因还是吃得太多，动得太少。每日摄入的热量超过了消耗的热量，剩余的没消耗的热量就会被人体转化为脂肪储存起来，当没有足够的热量摄入时，储存在体内的脂肪就会分解供能，维持机体正常运转。所以减肥的关键就是做到每日摄入的热量小于每日消耗的热量。在热量负平衡的基础上，调整各种营养素的比例以及进食的时间，才是有意义的。

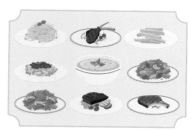

在控制热量的基础上，建议将精细米面换成全谷物、杂豆、薯类，可以吃一些低脂的水产品、家禽家畜肉类、豆制品，再来一个鸡蛋，最好保证每天一杯奶。多吃蔬菜水果，选择少油少盐少糖的烹调方式，例如蒸、煮、炖和凉拌。

在较短的时间内减轻体重的营养干预手段有很多种，但是不论采用哪一种手段，都应该在专业医生和营养师的指导下进行，除非自己有足够的营养学知识，否则随意采用营养干预手段，有可能损害自身健康。

（2）适度运动，增加热量消耗

一般来讲，运动包括有氧运动和抗阻运动，要合理搭配两种不同的运动方式，才能够有效地燃烧脂肪，又不至于使得减脂以后代谢减慢，导致减脂效率下降。

肥胖者的运动量不宜太大，减肥应选择长时间、中小强度的运动。若以心率为判断指标，运动中应该将心率控制在本人最大心率的60%～70%。开始运动时，强度可以稍小些。运动的持续时间要足够长，一般每次运动的持续时间在30～45分钟。

运动也必须和有效的饮食干预相结合，从某种意义上说，通过运动消耗热量比控制热量的摄入更难做到，对于大部分人来讲，运动主要是保持已经获得的减肥成果，想通过超大运动量减掉许多体重是不现实的。所以，即使是"管住嘴，迈开腿"这看似简单的"六字箴言"，也应该在专业人士的指导下科学实践。

（3）手术治疗，科学减肥

减肥的医疗干预手段主要包括药物和手术，目前国际上已经有不少药物被批准用于减肥。

对于严重的肥胖，尤其是肥胖伴随多种合并症的情况下，就需要进行手术。主要的手术方式包括袖状胃切除术和胃旁路术。减肥手术是迄今为止最为有效的医疗干预手段，平均可

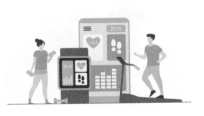

以使体重减掉25%，有患者甚至可以减掉30%～40%的体重。但是不论采用药物治疗还是手术治疗，良好的生活方式（包括控制饮食和适当运动）仍然是必不可少的。无论采用何种方式减肥，如果体重减轻以后不注意生活方式的保持，复胖是不可避免的。

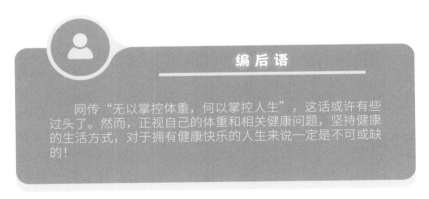

编后语

网传"无以掌控体重，何以掌控人生"，这话或许有些过头了。然而，正视自己的体重和相关健康问题，坚持健康的生活方式，对于拥有健康快乐的人生来说一定是不可或缺的！

这些常用药，每个家庭都该备齐

药师提醒：关系家人健康的知识"药"知道

药学部　张玉、曾芳、刘易慧

人生在世，难免会碰到各种小病小痛。是否要用药？怎么用药？用药时要注意什么？这样的"灵魂三问"常令人感到疑惑。协和药学部专家教大家一些备药妙招。

1. 家庭常备药种类

（1）感冒药

市面上的感冒药多以缓解症状为主，感冒的恢复主要依赖于机体的免疫系统。普通感冒的常见症状有鼻塞、流鼻涕、打喷嚏、咳嗽甚至发烧等，这些症状也是机体免疫系统自我防卫的正常表现，只有患者难以忍受这些症状时才需要用药缓解。

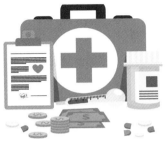

市面上常见的感冒药多为复方制剂，主要含有以下成分中的几种：对乙酰氨基酚、布洛芬、盐酸伪麻黄碱、马来酸氯苯那敏、盐酸苯海拉明、氢溴酸右美沙芬、盐酸金刚烷胺、人工牛黄、咖啡因等。

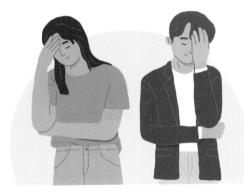

（2）止痛药

常用的止痛药可以分为非甾体抗炎药和麻醉性镇痛药两大类，后者目前主要用于癌症所引发疼痛的治疗，亦可用于术后的短期止痛，但此类药物的不良反应较多，尤其易诱导药物依赖，需在医生和药师的指导下用药。

作为家庭常备的止痛药，通常推荐非甾体抗炎药，也就是对乙酰氨基酚和布洛芬。此类药物主要用于缓解轻度至中度疼痛，例如头痛、关节痛、偏头痛、牙痛、肌肉痛、神经痛，也用于普通感冒或流行性感冒引起的发热。

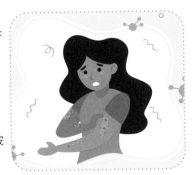

（3）抗过敏药

常用的抗过敏药物主要有四种类型：抗组胺药、过敏反应介质阻滞剂、钙剂、免疫抑制剂。

其中，抗组胺药是最常用的抗过敏药物，家庭常用的有马来酸氯苯那敏、氯雷他定、西替利嗪等。这类药物均为 H1 受体阻滞剂，对皮肤黏膜过敏反应的治疗效果较好，可用于过敏性鼻炎、慢性荨麻疹、瘙痒性皮肤病及其他过敏性皮肤病的治疗。

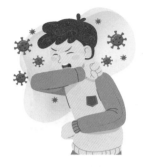

（4）祛痰止咳药

当呼吸系统受到分泌物、外来物、炎症等的刺激时，咳嗽作为人体的一种保护性反射，将呼吸道中的分泌物、外来物咳出体外。此外，刺激源也可引起刺激性干咳。常见的咳嗽多是由于痰液刺激，因此止咳需先祛痰。

祛痰通常选用盐酸氨溴索和乙酰半胱氨酸。

盐酸氨溴索为一种黏液调节剂，调节痰液中浆液与黏液的分泌，降低痰液黏稠度，促进纤毛运动，使痰液咳出，是目前较理想的祛痰药。盐酸氨溴索应避免与中枢性止咳药（如右美沙芬等）同时使用，以免稀化的痰液堵塞气道。

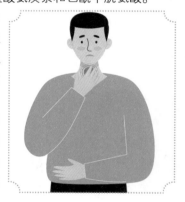

乙酰半胱氨酸对白色黏痰或脓痰均能起溶解作用，使痰液黏稠度下降，易于咳出。但乙酰半胱氨酸有特殊的臭味和刺激性，使用时应注意，避免引起支气管痉挛。这两种药都分成人剂型和儿童剂型。

止咳通常选用氢溴酸右美沙芬。针对刺激性干咳，氢溴酸右美沙芬是唯一非处方中枢性止咳药，一般治疗剂量不会抑制呼吸。此药也分成人剂型和儿童剂型。

（5）腹泻用药

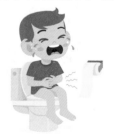

腹泻可引起脱水和电解质紊乱。一般情况下，轻中度腹泻可适当给予补水、补充电解质、服用止泻药或微生态调节剂。针对腹泻，病因的诊断尤为重要，特别是严重的腹泻，一定要就医治疗。常用的腹泻药物包括以下三类：

①补充电解质药，如口服补液盐 III。口服补液盐 III 能补充水、钠、钾、葡萄糖，补液又止泻，能够安全有效地治疗 90% 以上的腹泻，且安全性高，

是治疗腹泻的一种有效且性价比高的药物。

②止泻药，如蒙脱石散。蒙脱石散具有层纹状结构及非均匀性电荷分布，对消化道内的细菌、病毒及其产生的毒素有固定、抑制的作用，同时对消化道黏膜有覆盖能力，能保护消化道黏膜。此外，该药不会被吸收入血，安全性较高，成人和儿童均可用药。但是值得注意的是，蒙脱石散不可过量服用，否则易致便秘。

③微生态调节剂，包括双歧杆菌、枯草杆菌、布拉氏酵母菌、地衣芽孢杆菌、酪酸梭菌、嗜酸乳杆菌等的制剂。此类药物主要是补充生理性肠道细菌，纠正肠道菌群失调，维持正常的肠蠕动。此类药物通常要求在冰箱内保存，服药时水温不宜过高。

（6）便秘药

治疗便秘的药物主要是泻药。此类药物通过增加肠道内水分、软化粪便或润滑肠道、促进肠蠕动、加速排便来缓解便秘。推荐的家庭常备便秘药有开塞露（外用）和乳果糖（口服）等。

①开塞露。常见的开塞露有两种制剂：甘油制剂和甘露醇－硫酸镁制剂。两种制剂药理作用基本一致，能润滑肠道、刺激肠壁、软化大便，使大便易于排出。使用中需注意开塞露挤入直肠后应保留 5 ～ 10 分钟再去排便，过早排便不能起到刺激和润滑的作用。另外，开塞露并没有治疗便秘的作用，所以不能长期使用。

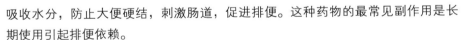

②乳果糖。乳果糖是一种人工合成的双糖，口服后不吸收入血。乳果糖口服溶液在肠道内是一种高渗溶液，吸收水分，防止大便硬结，刺激肠道，促进排便。这种药物的最常见副作用是长期使用引起排便依赖。

（7）皮肤止痒药

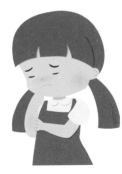

被蚊虫叮咬后，皮肤瘙痒让人有种抓心挠肺的感觉，炉甘石洗剂作为一种皮肤止痒药，被广泛使用。炉甘石洗剂的主要成分为炉甘石和氧化锌，这两种成分均具有收敛止痒的功效，可用于瘙痒、痱子、荨麻疹等急性瘙痒性皮肤病。炉甘石洗剂不仅止痒效果好，而且安全性高，对婴幼儿来说也是安全的。值得注意的是，对于破溃或者有渗液的皮疹，是不能使用炉甘石洗剂缓解瘙痒的。

（8）外伤护理

生活中难免擦伤、划破皮肤等小伤，伤口消毒推荐碘伏和创可贴。

碘伏也叫聚维酮碘溶液，属于中效消毒剂。碘伏对于大多数细菌包括霉菌有

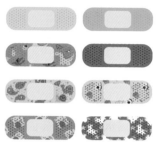

灭杀作用，可用于皮肤、黏膜消毒，也可治疗烫伤、皮肤霉菌感染等。由于碘伏是以碘为主要有效成分的消毒液，不含酒精，因此给伤口消毒时疼痛感较轻。

创可贴又叫苯扎氯铵贴，由弹性织物胶带和保护性复合垫组成，其中保护性复合垫上附含广谱杀菌剂苯扎氯铵，弹性织物有加压止血的作用。使用前，伤口先要经过消毒处理。创可贴要经常换，一般 12 小时左右换一次。

抗感染药物。如果伤口有脓液，则需考虑存在细菌感染，推荐的非处方药物有两种：红霉素软膏和莫匹罗星软膏。这两种药物虽是抗菌药物，但因其安全有效和外用的特点，被列为非处方药。

2. 家庭常备药的保管

（1）药物的存放

药物存放不当，也危害人体健康，因此药药物应严格按照说明书置的温度不能过高或过取暖器旁、电热毯上等，说明置于冰箱中。同时，中，避免将药箱放在干

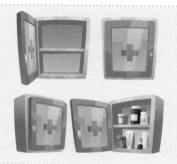

可能导致药效减弱甚至物的存放也是有讲究的。存放，通常药箱摆放位低，要避免放在冰箱内、但部分药物可根据使用药箱摆放处的湿度应适燥箱、浴室或卫生间内。

（2）药物的管理

尽量对家庭药箱的药物做好记录，记录内容包括药物名称、用途、用法用量、剩余数量、有效期（失效期）等。药物一般储备最小包装即可，以免浪费或污染环境，平时长期服用的药物、使用频繁且用量较大的药物另当别论。

3. 家庭用药应规避的误区

（1）感冒发烧就用抗生素

感冒后不滥用抗生素，因为抗生素对引起感冒（流感或上呼吸道感染）的病毒是无效的。很多人认为，抗生素是万能的，无论头疼脑热、牙疼腿酸，似乎吃上几粒抗生素就能药到病除，实则滥用抗生素不仅浪费医疗资源，增加患者经济负担，更可怕的是会增加抗生素耐药性，不需用时大量用，需要用时没药可用。

（2）追求疗效，多种药物叠加使用

联合用药种类越多，药物发生相互作用的可能性越大，含有同种成分的药物不能重复使用，以免剂量叠加导致不良反应，甚至危及生命。

（3）随意更换药物或增减药物剂量

很多人听了邻居、朋友的话或者广告宣传，就想换药。不论什么药物，都必须在医生的指导下更换或增减剂量，频繁换药、随意调整用药剂量甚至停药，轻则达不到理想的疗效，加重病情，重则增加并发症的发生风险。

（4）随意服用非处方药

相对处方药而言，非处方药安全性较高，但是有些非处方药在少数人身上也能引起严重的不良反应。需要再次强调，即使是非处方药也请务必按照说明书推荐剂量使用。如果对病情拿捏不准，或病情发生预料之外的变化，请即刻就医。

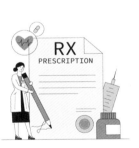

（5）孕妇和正在哺乳的妈妈乱用药物

孕妇和哺乳期的妈妈切忌乱用药物，必要时到医院就诊，咨询专业药师后再用药，即使是非处方药的使用也应如此。

（6）儿童用药只需成人用药"掰一半"就行

时下，大部分家长并不真正了解儿童与成人在用药上的差别，认为成人用药只要减少一点用量也可以给儿童使用，其实这样做是不对的。儿童生病应用儿童

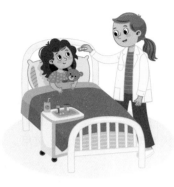

专用的药物。这是因为儿童与成人不仅体重不一样，更有诸多生理、病理方面的差别，尤其是儿童肝、肾等脏器发育不完善，药物代谢过程中容易产生不良反应，使用成人用药严重者甚至可致残、致命。

（7）身体发生变化后不及时调整用药方案

很多患者以为，自己既往用过哪种药，效果不错，也没有特别的不适反应，这种药就是适合自己的，可以用一辈子。但是我们的身体状态一直在发生变化，每次用药前，都应询问医生，而不应该根据既往经验用药。例如，在过敏的情况下，一些原来使用过后不过敏的药物也可能导致过敏；再例如，一些患慢性病的老年人一直有服用阿司匹林的习惯，但如果近期查出胃肠溃疡，或者查出尿酸高、肌酐高等情况，再服用阿司匹林时，就要慎重了，最好用其他药效相同的药物代替阿司匹林。

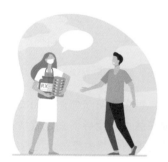

（8）长期用药但不做相关检查

由药物引起的疾病，在医学上称为"药源性疾病"，主要就是不合理用药，且在用药期间没有合理进行相关指标检查引起的。在药源性疾病中又以血液病较为常见，而且有些药物可能会导致多种血液病。有些药物可以破坏血液中的红细胞、白细胞和血小板，分别导致贫血、感染、出血。

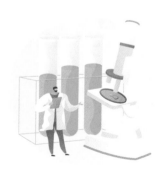

因此，这里要特别提醒患者，特别是患慢性病需长期服药者，要定期到医院验血，防止药源性疾病的发生。另外，患者定期到医院复查，有助于医生了解自己的患者用药疗效怎样，评估药物副作用（肝肾损害等）如何，如有需要时能及时调整治疗方案，从而有利于疾病治疗，帮助患者尽快康复。

（9）把保健品当药

在接受正规药物治疗时，不要随便自行服用保健品或者滋补品，以免药物和保健品"打架"，给身体带来损害，影响疾病治疗。

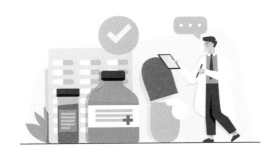

编后语

家庭用药看似小事，其实关乎身体大健康。一定要记住，家庭常备药主要用于缓解症状，使用的前提是对病症有清楚的判断。如若对病症程度和病因没有把握，一定要及时到医院就诊治疗，切不可因小失大，错过最佳治疗时机，影响治疗效果。学习一些医药科普小知识，提升健康素养，常备家庭用药，能有效保障自己和家人的安全。

经常在外吃饭容易被传染乙肝？

防治乙肝，关键一点要做到

感染性疾病科　李伟

"我们一起打疫苗，一起苗苗苗苗苗。"

疫苗接种是预防传染病的重要手段。乙肝是一种比较常见的慢性传染病，接种乙肝疫苗对预防乙肝也至关重要。

有人对此感到疑惑：乙肝是怎样的一种疾病？乙肝通过哪些途径传播？患乙肝一定会患肝癌？乙肝病毒携带者不能生孩子？以上是否言过其实呢？协和感染性疾病科专家带大家正确认识乙肝，呵护好我们的"小心肝"。

1. 关于乙肝的流言

（1）肝功能正常就是健康携带者，不用治疗

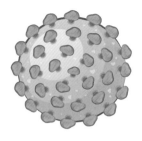

不是的。肝功能中转氨酶的正常值是有个体差异的，有小部分乙肝病毒 DNA 阳性者，虽然其肝功能指标在化验单的设定正常值范围内或者仅仅表现为轻度异常，但肝脏穿刺活检却能发现级别较高的肝脏炎症和纤维化、肝硬化，甚至在 B 超检查或 CT 检查中发现肝癌，这说明乙肝的病情发展在很多时候是无症状的，十分隐匿，因此建议所有的乙肝病毒携带者无论肝功能指标是否正常，无论在进行何种治疗，一年至少要进行两次全面的专科检查，以便及早发现病情有无进展。就好像汽车平时要定时检修保养一样，只有如此，汽车才能避免大坏大修。

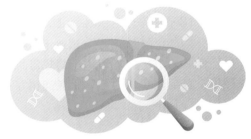

（2）携带乙肝病毒就一定会患肝硬化、肝癌

不是的。乙肝病毒携带者患肝癌的概率虽然显著高于非乙肝病毒携带者，但许多患者是因为感染乙肝病毒后，长期不接受规范的检查治疗，病情逐步发展，最终才患上肝癌。不是所有的乙肝都会发展成肝癌，携带乙肝病毒而终身不发生癌变的也大有人在，而且其中许多人能活到八九十岁。因此，需要科学对待乙肝，要评估乙肝转化为肝硬化、肝癌的风险，进行科学治疗。

（3）抗病毒药服用时间长、不能停，还容易产生耐药性、副作用，千万吃不得，吃点护肝药就行

不是的。如果在专科检查中发现了肝脏纤维化，甚至已经进展到肝硬化，就需要立即进行抗病毒治疗，来达到控制病毒复制、抑制肝损伤发展的目的，专科医生会根据患者的具体情况选择适合个体的药物。

一 日常生活与健康篇
健康人生从日常生活开始

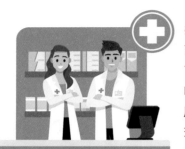

目前，大多数患者的治疗方案是口服核苷类抗病毒药物，一线核苷类抗病毒药物导致耐药性和副作用的概率也比较低，即使有的状况下需要长期服药，权衡利弊，也需要在合适的时机当机立断选择开始抗病毒治疗，避免出现肝硬化、肝癌等乙肝不良后果。最近的研究发现，少数免疫状态合适的患者可以尝试注射长效干扰素联合口服核苷类抗病毒药物的治疗方案，采取这种方案的患者中，10% ~ 15% 的患者可以表面抗原转阴，得到完全治愈。肝炎活动期患者如果不抗病毒，只服用护肝保肝药物，属于治标不治本，收效甚微，不能阻止肝脏纤维化进展和肝癌发生。

（4）偏方可以快速治愈乙肝，没有副作用

不是的。丙型肝炎现在可以治愈了，85% 的成年期急性感染乙肝病毒者的机体也可以自动清除病毒而自愈，但慢性乙肝自然转阴率低，治疗方案尚无更大突破，虽然抗病毒治疗大多可以抑制病毒复制，但表面抗原转阴率仍然很低。有些偏方和非正规医疗机构宣称其治疗方案的表面抗原转阴率达到 90% 以上，可以完全治愈乙肝，这是完全不可信的。其中一些所谓的光子照射治疗、造血干细胞抗病毒治疗都没有科学依据且费用极其高昂，有些江湖庸医更是弄出以毒攻毒的理论，以蜈蚣、斑蝥等入药，引起中毒性肝损伤，甚至有患者为了转阴而使用秘方，丢了性命。

（5）乙肝患者要吃多吃好，补充营养

不是的。有肝硬化的乙肝患者会出现维生素、蛋白质、脂肪等的吸收障碍，必要时应该合理补充营养，但对于普通的、轻度的慢性乙肝患者，过多的营养不仅不是必需的，还可能导致非酒精性脂肪肝，非酒精性脂肪肝不但与

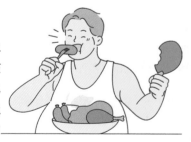

"三高"有关，还可以激活肝脏炎性反应，导致肝脏损伤和纤维化。如果非酒精性脂肪肝和乙肝病毒同时出现，会加速肝硬化的发生。因此，乙肝患者更应注意控制好体重指数，预防脂肪肝，管住嘴，不大吃大喝，不过度摄入营养。

2. 乙肝究竟是什么疾病?

(1) 什么是乙肝?

慢性乙型肝炎简称乙肝,是由乙型肝炎病毒持续感染引起的肝脏慢性炎症性疾病。

(2) 乙肝患者可表现出哪些症状?

全身症状:常感身体乏力,容易疲劳等。

消化道表现:常出现食欲不振、恶心、厌油、上腹部不适、腹胀等。

黄疸:尿黄,皮肤、巩膜发黄,皮肤瘙痒。

肝区疼痛:部分患者出现右上腹、右季肋部不适、隐痛、压痛或叩击痛。

肝脾肿大。

肝外表现:肝掌、蜘蛛痣等。

肝纤维化:乙肝长期不愈、反复发作,肝内纤维结缔组织增生,而其降解活性相对或绝对不足,大量细胞外基质沉积下来导致肝纤维化。

需要注意的是,大多数乙肝患者没有明显症状。

(3) 乙肝的传染途径有哪些?

有些人觉得乙肝这么恐怖,那么与乙肝患者对话会传染吗?一起吃饭会传染吗?握手会传染吗?一起打麻将会传染吗?怎么样才能避免感染?

乙肝可以通过以下途径传播:

①血液传播:主要包括输血、注射、针灸、手术等医疗行为,文身、文眉、穿耳洞、割双眼皮、刮面等美容行为。

②母婴垂直传播:携带乙肝病毒的母亲在围产期和哺乳期将乙肝病毒传播给婴儿。

③性传播:男女性生活可通过精液、阴道分泌液传播乙肝病毒。

④密切接触传播:家庭日常生活可造成传播的情况主要有乙肝病毒 DNA 阳性者的创伤出血、月经血、痔疮血污染家庭环境;共用牙刷、口杯、毛巾和剃刀;

乙肝病毒 DNA 阳性者同婴儿密切接触，尤其是口喂婴儿。

（4）一起学习、工作和聚餐是否会感染乙肝？

现在入学和就职的体检没有本人同意是不能检查乙肝的，这是为了保护乙肝患者的隐私，避免他们遭到不公正的对待，那么和乙肝患者一起学习、工作和聚餐是否会感染乙肝呢？

首先，我们虽然出生时都接种过乙肝疫苗，但也要定期去复查抗体水平，必要时补种疫苗，以保持免疫力；其次，接受了抗病毒治疗且乙肝病毒 DNA 转阴的乙肝患者一般是没有传染性的。

假设工作、学习的环境中有未知的乙肝病毒 DNA 阳性的同学或同事，也不必惊恐。日常接触如握手、谈话、游泳是不会感染的，同事、同学一起聚餐，其乐融融，导致感染的概率也不大。有一些餐馆会在餐桌上放置公筷，正常使用就可以避免乙肝传染，但也有一些餐馆相对简陋，没有公筷，如果自己口腔有伤口，例如口腔溃疡、拔牙后伤口未完全愈合，或者患有胃溃疡，就要尽量避免聚餐和在外就餐。

有些年轻人爱美、有个性，喜欢穿耳洞、文身、文眉，一定要注意商家使用的工具是不是一次性的或经过了严格消毒，如果不经消毒，反复混用，传染的疾病除了乙肝还有丙肝、艾滋病、梅毒等。

（5）乙肝患者能生孩子吗？

目前，母婴传播仍是我国乙肝传播的主要方式之一。有人认为，乙肝没有治愈是不能生孩子的，其实不然，乙肝女性患者都有做母亲的权利。按常规，乙肝表面抗原阳性的母亲生下的孩子在出生后除了注射所有孩子都会注射的乙肝疫苗外，还会注射乙肝免疫球蛋白。乙肝免疫球蛋白不仅可以预防因出生过程中接触母亲的血液和羊水而发生的感染，还可以预防接种疫苗后抗体尚未产生时母亲与孩子密切接触发生的感染，达到阻断乙肝病毒传播的效果，大大降低母婴传播概率。

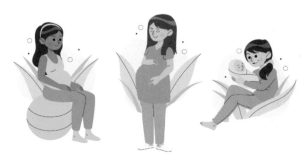

然而，部分乙肝病毒 DNA 含量很高的母亲，还是有母婴阻断失败的风险。为了保证孩子不被感染，母婴传播阻断计划需提前到孕期实施。

乙肝病毒 DNA 含量高的孕妇，需要在怀孕 24 周时在感染科肝病门诊进行检查评估，接受阻断指导，必要时口服对胎儿比较安全的核苷类抗病毒药物。绝大部分高病毒载量的孕妇可以在孩子出生之前将乙肝病毒 DNA 含量降到很低水平或者实现乙肝病毒 DNA 转阴，这样可以基本避免孩子在围产期被感染。

我国的乙肝新发病例已经在上述母婴阻断方案下大幅减少，由此，乙肝在人群当中的感染率将越来越低，人们在日常生活中被感染的风险也会越来越小，终有一天我国可以基本消灭乙肝。

3. 如何预防乙肝？

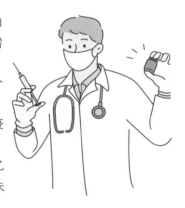

接种乙肝疫苗是预防乙肝病毒感染最有效的方法。免疫力低的人、乙肝患者的家属等人群最需要接种乙肝疫苗。

乙肝疫苗全程需接种 3 针，遵循 0、1 和 6 个月程序，即在出生后 24 小时内接种第一针疫苗，在 1 个月和 6 个月时分别接种第二针和第三针疫苗。新生儿接种第一针乙肝疫苗越早越好。

成人接种第三针后 1 ~ 2 月可检测血清中乙型肝炎表面抗体（HBsAb），如为无应答者（未产生抗体），可增加剂量，再次接种。

无论是否为乙肝患者，呵护我们的肝脏一定要保持规律的生活作息，不熬夜、不喝酒、少吃腌制食品，均衡膳食，多做运动，必要时接种乙肝疫苗。

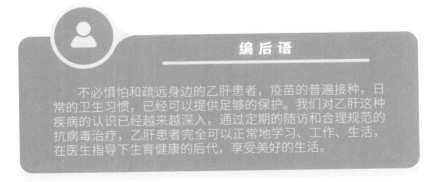

编后语

不必惧怕和疏远身边的乙肝患者，疫苗的普遍接种，日常的卫生习惯，已经可以提供足够的保护。我们对乙肝这种疾病的认识已经越来越深入，通过定期的随访和合理规范的抗病毒治疗，乙肝患者完全可以正常地学习、工作、生活，在医生指导下生育健康的后代，享受美好的生活。

二
合理膳食篇
饮食有节，起居有常

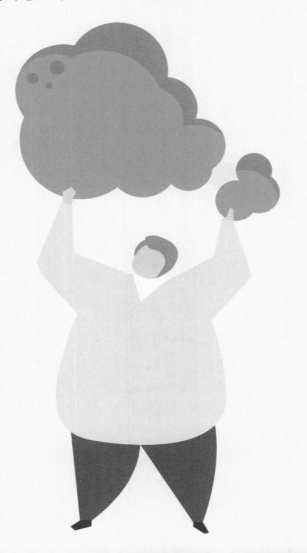

不吃早餐会得胆结石？

这些饮食习惯不改，当心胆结石找上门

肝胆外科　宋自芳、尹传政

在这个快节奏的时代，不论学生党还是上班族，经常来不及扒拉一口早餐，就投入繁忙的学习和工作中，长期如此，结石悄然而至，"除石"计划必将提上日程！

胆结石发病率居高不下的原因是什么？长期不吃早餐会得胆结石？没了胆囊，很多食物不能吃？胆囊切除后会诱发结肠癌？"取石保胆"，胆结石就不再复发？针对各种常见疑问，协和肝胆外科专家为大家进行全方位解读。

1. 胆结石就是石头？

人们通常所说的胆结石指的是胆囊结石，是指胆囊内形成结石的一种病，是一种外科常见病。近些年来，随着生活习惯及饮食结构的改变，胆结石的发病率明显增高，并在女性中较为多见，目前我国人群中胆结石的发病率约为10%。

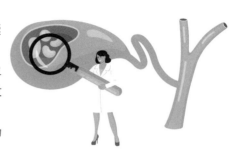

（1）胆结石的成分是什么？

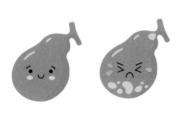

胆道结石按化学成分可分为两大类，即胆固醇结石和胆色素结石。其中胆结石多为胆固醇结石或以胆固醇为主的混合结石，其主要成分为胆固醇。CT 检查或 X 线检查时通常不显影，但少数结石钙盐含量较高，CT 检查或 X 线检查时可显影。

（2）胆结石是如何形成的？

胆结石的形成原因复杂，与多种因素有关。

胆汁主要由肝细胞分泌，主要成分是水、胆汁酸盐、胆固醇、磷脂和胆色素等。胆固醇不溶于水，而胆汁中的胆汁酸盐和磷脂形成的微胶粒可包裹胆固醇，将其溶解在胆汁中，使得胆固醇不易析出形成结石。

但是，如果胆汁中胆固醇过多而浓度明显增高，超出胆汁酸盐和磷脂微胶粒的溶解转运能力时，胆固醇就容易沉淀析出，形成结石。再者，胆囊功能异常，例如收缩排空功能减弱，使得胆囊内胆汁淤滞，可促进胆固醇结晶聚集而形成胆结石。

2. 胆结石的症状

多数胆结石患者平时没有身体不适的症状表现，只是在体检时偶然发现存在胆结石，这称为无症状胆结石。

（1）胆绞痛

胆结石的典型表现是胆绞痛，通常是在饱餐、进食油腻食物后或卧床休息体位改变时发作，且多在夜间发作，表现为右上腹或上腹部阵发性疼痛，或持续疼痛伴阵发性加重，可向右肩背部放射，可伴有恶心、呕吐等症状。

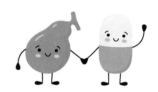

（2）胃肠道不适

有些胆结石患者仅表现为消化不良等胃肠道症状，如上腹部隐痛，或饱胀不适、嗳气、打嗝等，常被误以为是"胃病"。严重的胆结石甚至可导致胆囊穿孔、梗阻性黄疸、胆源性胰腺炎、胆囊癌等，并会出现相应的临床症状。

3. 这些因素会导致胆结石

任何造成胆汁中胆固醇浓度增高或胆囊胆汁淤滞的因素均可导致胆结石形成。

（1）高脂肪饮食

许多人仍然认为多吃肉能补充营养，能让身体更健康。但是不均衡的饮食结构会使人体胆汁中的化学成分比例失调，致使胆汁中某种成分增多或减少，为胆结石的形成埋下隐患。

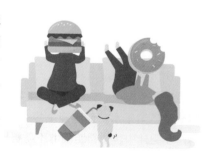

高饱和脂肪酸（动物性油脂）和高胆固醇膳食、高脂血症、肥胖、糖尿病、肝硬化等是形成胆结石的高危因素。

（2）长期不吃早饭

长期不吃早餐会诱发胆结石。随着生活节奏的加快，上班族经常不吃早饭，或早饭中饭一起吃，这种习惯非常不好。长期不吃早饭会影响人体的胆囊排空功能，并导致胆汁淤滞，

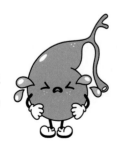

进而形成胆结石。

（3）激素

女性雌激素促进胆汁中胆固醇浓度增高，妊娠影响胆囊排空功能，这也是胆结石多见于女性的原因。

（4）其他因素

缺乏锻炼、长期饮酒等不良生活习惯通过影响胆固醇代谢、胆汁肠肝循环和胆囊功能等多个方面而导致胆结石形成。另外，种族差异、家族遗传因素等也与胆结石的形成有关。

4. 胆结石必须手术治疗？

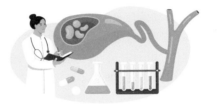

（1）得了胆结石必须要做手术吗？

视情况而定。

①胆结石患者若无明显症状，且结石直径小于1厘米，建议定期复查肝胆超声，可半年复查一次。

②对于有胆绞痛症状反复发作或合并有并发症的胆结石患者，腹腔镜胆囊切除术是外科治疗的最佳选择，它具有创伤小、痛苦轻、术后恢复快、住院时间短、术后不复发等优点。

③若胆结石数量多，或结石直径大于1厘米，或出现胆囊萎缩，或胆囊壁钙化，或合并慢性胆囊炎，或合并胆囊息肉且直径大于1厘米等，在这些情况下，即使患者没有症状也需要积极就诊进行手术治疗，以避免病情发展出现胆囊穿孔、胆囊癌变等严重情况。

（2）关于胆囊切除术的几个误解

①切除胆囊会引起严重消化不良？

人们通常认为胆囊负责分泌胆汁，承担消化功能，切除胆囊后机体将不能分泌胆汁并引起严重的消化不良。

事实上，人体的胆汁是由肝细胞分泌的，而胆囊只是暂时性贮存并浓缩胆汁的一个"小仓库"。肝脏每天分泌 800 ~ 1200 毫升胆汁，其中一部分被浓缩后贮存在胆囊内，其余的胆汁排入肠道内。所以，胆囊切除后对肝脏分泌胆汁没有什么重大影响，并且当有结石形成时，多数患者的胆囊已同时存在功能异常，故胆囊结石患者可以切除胆囊而对正常的人体消化功能影响不大，且手术后患者可早日恢复日常饮食，多进食鸡蛋、肉类、豆腐、牛奶等富含蛋白质的食物。

②胆囊切除后胆管易长结石？

对于肝外或肝内胆管结石，多为胆色素混合结石，胆管结石和胆囊结石两者的结石成分及形成机制均有明显不同，故胆囊切除并不会增加或促进胆管结石的形成；相反，胆囊切除后消除了胆囊结石形成的场所，从而可大大减少胆结石由胆囊坠入胆总管进而引起继发性胆管结石的风险。

③胆囊切除后易发生结肠癌？

胆囊切除后易发生结肠癌，是很久以前的一个错误观点。最新发表在消化系统领域国际顶级医学期刊上的权威研究数据表明，胆囊切除并不会对结肠癌的发生产生影响；相反，胆结石本身会增加右半结肠癌的发生概率。由此可知，目前的权威研究结果已推翻了既往对胆囊切除的错误认识。

④胆结石不必切除胆囊？

胆结石只用保胆取石就好，即仅仅取出结石而保留原有胆囊，不用切除胆囊？

对于胆结石患者来说，胆结石发病的一个重要原因是胆囊收缩排空功能紊乱，且很多患者合并有胆囊壁炎症。因此，这种情况下保留的胆囊多存在功能紊乱和胆囊壁病变，术后结石易复发；并且取石后胆囊周围组织粘连也增加了再次进行胆囊手术的难度和风险。

因此，对于需要进行外科手术的胆结石患者不推荐该种手术方式，最好选择腹腔镜胆囊切除术，彻底解除胆囊病变，避免结石复发。

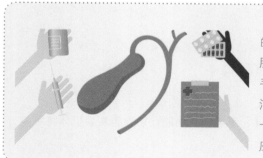

以上都是人们对于胆囊切除术的一些认识误区，这些认识会耽误胆结石患者及时去医院就诊和选择手术治疗，很多时候往往延误最佳治疗时间，加重患者病痛，因此，一旦发现胆结石或出现相应症状，应尽快去医院检查治疗。

5. 胆结石也可以预防?

　　在日常生活中，我们可以通过改善日常生活习惯和饮食结构，预防胆结石的形成。具体如下：避免高热量、高脂肪饮食，少吃动物性油脂及内脏等饱和脂肪酸含量高的食物；多吃蔬菜、水果等食物，适当增加膳食纤维的摄入量；饮食，少饮酒，一日三餐规律少吸烟，加强锻炼，控制体重等。

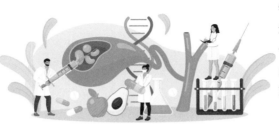

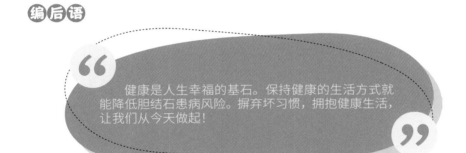

编后语

　　　　健康是人生幸福的基石。保持健康的生活方式就能降低胆结石患病风险。摒弃坏习惯，拥抱健康生活，让我们从今天做起!

吃得多，瘦得快？

小心"甲亢"找上门

内分泌科　孙晖

　　白天晒美食，晚上还在晒美食，关键是咋吃都不胖！是不是很让人羡慕？但也要当心，如果吃得多，体重反而减轻，并伴有多汗、心悸等症状，很可能患有甲亢！

　　甲亢是什么？哪些原因会引起甲亢？甲亢的治疗方法有哪些？该如何预防甲亢？协和医院内分泌科专家为大家详细讲解甲亢那些事儿。

1. 什么是甲亢?

甲亢全称"甲状腺功能亢进",是甲状腺合成、释放太多的甲状腺激素,造成人体兴奋的一种内分泌疾病。据调查,城市人群甲亢患病率高于农村人群,女性甲亢患病率高于男性。

甲状腺这个器官"蜗居"在脖子中间,外形像只趴在甲状软骨前的蝴蝶。整体看,甲状腺也像护在前面的一个盾甲,因此被称为甲状腺。甲状腺是人体最大的内分泌腺体,作用非常大。它的具体职责是合成甲状腺激素,调节新陈代谢(糖代谢、脂肪代谢、水盐代谢等),促进生长发育,对消化系统、神经系统和生殖系统有重要的影响。

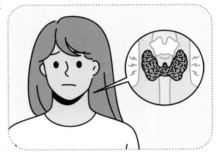

通常情况下,甲状腺激素合成与释放的量处在一个平衡状态。当这个平衡状态被打破,甲状腺激素合成增多时,就会造成甲亢;合成减少时,就会造成甲减。

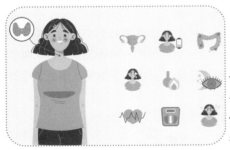

2. 得了甲亢,身体有哪些症状?

甲状腺激素通过与甲状腺激素受体结合来参与细胞代谢。大脑、心脏、肠胃、子宫……很多器官中都存在甲状腺激素受体。所以,当甲状腺激素增多时,身体的很多部位都会出现异常症状。

甲亢的临床表现通常因人而异,以上症状中最常见的是心悸、心慌、消瘦、乏力等。

3. "蝴蝶"为何"疯狂"?

甲状腺功能为什么会发生亢进?原因繁多,其中主要是外因,例如感染、外伤或者其他的疾病等，引起了甲状腺功能失调，从而引起了甲状腺功能亢进。临床上最常见的甲亢类型如下：

弥漫性甲状腺肿伴甲亢，在临床病例中占 95%；
毒性甲状腺腺瘤所引起的甲亢；
桥本甲状腺炎；
结节性甲状腺肿伴甲亢；
亚急性甲状腺炎的甲亢期；
碘致性甲亢；
妊娠期甲亢；
药源性甲亢。

前三种类型最常见，且弥漫性甲状腺肿伴甲亢病例最多。碘致性甲亢、妊娠期甲亢等是暂时性的。

4. 疑似甲亢需做哪些检查？

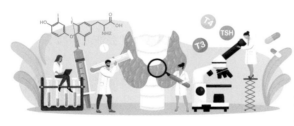

甲亢的诊断除了看症状，一般可抽血检查甲状腺功能（简称"甲功"）。

除了需要诊断是不是甲亢，还要找到甲亢的病因，判断是哪一种类型的甲亢。所以还要查一些甲状腺相关的自身抗体，例如甲状腺球蛋白抗体、促甲状腺激素受体抗体等，还需做其他一些检查（如甲状腺摄碘率测定、超声检查等），这些检查也是重要的诊断和治疗依据。

有时候还会看有没有相关的并发症，例如心衰、肝肾功能异常，或者白细胞减少等，这时就需要查肝功能和血常规，以及进行超声心动检查等。

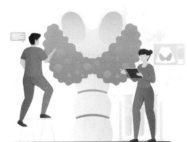

5. 甲亢的治疗

临床上最多见的弥漫性甲状腺肿伴甲亢是甲状腺自身免疫病，不能根治，但是临床上是能够完全控制的，从而极大地改善患者的生活质量。弥漫性甲状腺肿伴甲亢可以通过以下几种方法进行治疗。

（1）药物治疗

药物能直接减少甲状腺激素的合成，让体内的甲状腺激素逐渐趋于正常。但是，如果甲亢患者有严重肝肾损害，或者严重白细胞减少，或者药物过敏，则不主张药物治疗。

（2）放射性碘 131 治疗

放射性碘 131，是一种能释放射线的碘，吃进去后被甲状腺捕获。这种碘可以直接破坏掉甲状腺滤泡，从而减少甲状腺激素的合成。

放射性碘 131 也有严格的适用对象，尤其碘可以通过胎盘进入胎儿体内以及患者的乳汁内，所以妊娠期的妈妈、哺乳期的妈妈不能使用。

（3）手术治疗

如果甲状腺显著肿大，或者甲状腺肿大压迫气管、引起呼吸困难，或者高度怀疑甲状腺恶性肿瘤伴甲亢的患者等，要考虑做手术进行治疗。

以上治疗方法中哪种最适合，需医生综合评估病情后决定。

6. 预防甲亢从哪里入手？

要想知道预防该从哪里入手，我们必须先弄清楚可能诱发甲亢的几个主要因素：遗传、饮食、精神刺激、感染，再来逐一"击破"。

（1）遗传

甲亢和遗传有一定的关系，大多呈现出家族聚集性的特点。如果家族中有人患甲亢，那么其他家族成员患甲亢的概率比普通人大，这个时候就要更加注意。

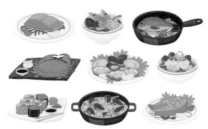

（2）饮食

碘是合成甲状腺激素的主要原料，建议控制碘摄入，含碘量高的海鲜不要多吃。饮食中每天摄入的碘量在 150 ~ 300 微克，如果控制在 100 微克以内，对预防和治疗甲亢有利。即使是低碘饮食，每天也要摄入 20 微克以上，因为如果低于 20 微克就会缺碘。

（3）精神刺激

精神刺激是甲亢的重要诱因。很多患者发病前受到过明显的精神刺激，例如失恋、离婚、丧偶、失业等。这些刺激难以预防，平时我们可以多参加体育运动（例如瑜伽、健身等），或者培养音乐、美术等方面的爱好，让情绪释放出来，有益身心。

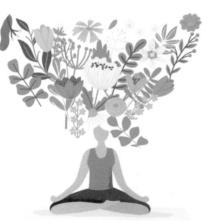

（4）感染

如果发生感冒、扁桃体发炎这类上呼吸道感染，病毒、细菌会侵入甲状腺，也会引起暂时性的甲状腺激素释放过多，诱发甲亢，所以平时要注意保暖，多做运动，增强自身抵抗力。

编后语

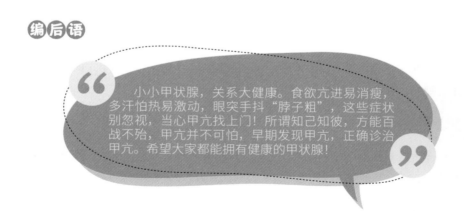

小小甲状腺，关系大健康。食欲亢进易消瘦，多汗怕热易激动，眼突手抖"脖子粗"，这些症状别忽视，当心甲亢找上门！所谓知己知彼，方能百战不殆，甲亢并不可怕，早期发现甲亢，正确诊治甲亢。希望大家都能拥有健康的甲状腺！

爱吃海鲜还不爱喝水？难怪痛"疯"

痛风最爱找上这些人

风湿免疫科　宋优

工作压力与无止境的加班，使得不少人一到周末就想自我放纵，胡吃海喝，串串撸起来，火锅涮起来，感觉还差点什么，一扎啤酒入愁肠，妥了！结果第二天，手发麻、脚肿胀，轻轻一碰，还有一点痛，其实这就是痛风的前兆。

1952 年我国痛风患者仅有 26 例，2010 年后已上升到上千万例，2016 年甚至出现一例 13 岁的痛风患者，而 2018 年最小的痛风患者仅 3 岁。痛风无疑离我们越来越近。

那么，什么是痛风？痛风的基本症状有哪些？易患痛风的人群有哪些？该如何预防痛风？如何检查自己是否患有痛风？如何治疗痛风？协和风湿免疫科专家教大家不患痛风，不"痛疯"。

1. 什么是痛风?

痛风是一种代谢性疾病。当身体里的核酸代谢产物嘌呤转化的尿酸过多，尿酸不能经过身体的正常渠道排泄出去，呈现超负荷状态时，日积月累之下就会形成尿酸盐结晶。

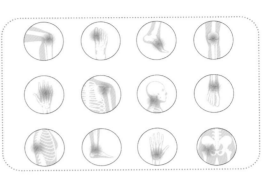

尿酸盐虽有一定的溶解度，但如果饮水量不足，尿酸盐就容易结晶析出，随着积累越来越多，尿酸盐慢慢沉积在循环比较差的身体部位，当在局部关节形成尿酸盐结晶时，痛风就发作了。也就是说，体内嘌呤浓度上升，引起尿酸浓度上升，进而导致尿酸盐结晶析出，从而引发痛风。

2. 痛风的基本症状有哪些?

痛风分为急性痛风与慢性痛风。

（1）急性痛风

多见于男性，尤其是 40 岁以上应酬较多、有"三高"（高血压、高血糖、高血脂）病史的男性，多在午夜或清晨突然发作，症状一般在数小时之内达到高峰。常见症状有：

① 受累关节剧痛，呈撕裂样、刀割样或咬噬样疼痛，难以忍受，数小时后出现关节红（软组织通常呈暗红色）、肿、热（局部发热、发烫）、痛和功能障碍（不能下地，更不能行走）。

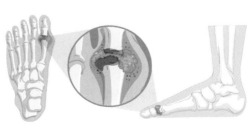

② 单侧第一跖趾关节最容易受累，其余为足趾关节、踝关节、膝关节，部分

患者可能出现手指关节、腕关节、肘关节受累；既往有类似病史发作者，多数在几天至两周之内自行缓解。

（2）慢性痛风

如果已经到了慢性期，痛风的症状往往不像急性期那么典型，吃点止痛药或者到小诊所打点针可能就只好几天，停药后会再次发作。常见症状有：

① 有的患者可能出现关节反复红肿，有的患者甚至逐渐长出痛风石，并沉积在关节、耳郭、皮下等部位。痛风石会慢慢蚕食、破坏关节，直到关节毁损畸形。

② 痛风患者到晚期还可能出现痛风性肾病，有的表现为肾结石反复发作，有的还可能发展为肾功能衰竭，甚至需要进行透析治疗。

3. 易患痛风的人群

（1）尿酸长期超标者

这类人由于饮酒（尤其是啤酒）、过量摄入高嘌呤食物（例如动物内脏、海鲜等），体内尿酸盐蓄积过多，尿酸长期超标，最终导致痛风发作。

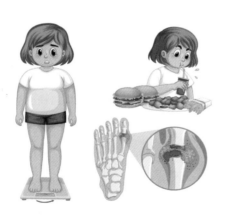

（2）肥胖者

我们知道"三高"是导致心脑血管疾病的高危因素，其实"第四高"高尿酸也是高危致病因素。高尿酸是肥胖人群的特点之一，体重指数超标者往往体内代谢紊乱，容易痛风发作。

（3）进行化疗的肿瘤患者、长期服用利尿剂者、肾功能不全者

肿瘤化疗会导致体内大量细胞被破坏，产生核酸并代谢为尿酸。长期服用利尿剂导致体内尿酸水平升高，容易析出结晶。肾功能不全则不能有效排出体内多余的尿酸。手术前后禁食禁水也可能导致痛风发作。

（4）家族性高尿酸血症患者

这类患者往往发病年龄小，痛风石多且出现得早，可能与体内尿酸氧化酶缺失有关。

4. 如何预防痛风？

（1）健康的饮食习惯

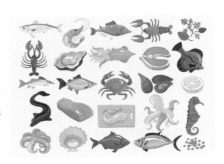

均衡饮食，多吃谷物、蔬菜、水果，多喝牛奶等，适量摄入肉类、蛋类，减少摄入酒精（尤其是啤酒）、海鱼、虾、蟹等高嘌呤饮食。

（2）科学锻炼

增强锻炼，并注意避免过度流汗，运动时适当补水，以免引起尿酸水平急剧升高。

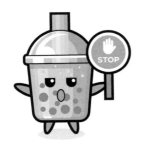

（3）多喝水、多排尿

成人每天至少需要饮用 1000 毫升水，以促进身体新陈代谢，高糖饮品（尤其是奶茶等）易引起痛风发作。对于一些特殊患者，例如心衰、肾功能不全需要限水的患者则需要咨询医生，了解合适的饮水量。

（4）定期检查尿酸水平

养成两年一次或更高频率的体检习惯，如果发现尿酸水平超过正常值上限，且合并上述危险因素，一定要到医院找专科医生进一步诊疗。

5. 如何进行痛风筛查？

痛风筛查一般分为常规检查和脏器检查。

（1）常规检查

常规检查包括血尿酸、肾功能、血常规、尿常规、炎症指标（C反应蛋白、红细胞沉降率等），以及 24 小时尿尿酸水平等项目。

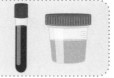

依据这些检查的结果，可以初步判断是否患有痛风，但要切记，发作期的血尿酸水平可能在正常范围，不能因为一次血尿酸水平正常就排除痛风。

（2）脏器检查

①关节影像学表现，主要关注是否具有穿凿样破坏等痛风性关节炎典型表现。
②肾脏及关节 B 超，主要关注有无肾结石和尿酸盐晶体沉积。
③心血管疾病、糖尿病等疾病筛查。

6. 痛风的治疗

痛风的治疗主要分为三个阶段。

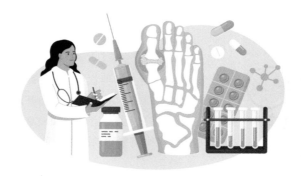

（1）第一阶段

急性发作期抗炎镇痛，常用的有非甾体抗炎药、秋水仙碱以及糖皮质激素，这几类药物都可以让体内急性炎症迅速消退，达到止痛、缓解症状的目的。在这个阶段，一般不建议降尿酸，以免病情迁延不愈。

（2）第二阶段

过了急性发作期，就考虑进行降尿酸治疗，主要药物有两大类。一类为抑制尿酸生成的药物，例如别嘌醇、非布司他。别嘌醇治疗效果好，但是需进行 *HLA-B*5801* 基因检测，呈阳性者不宜使用别嘌醇，以免诱发严重的并发症；有明显肝肾功能损害的患者也不建议长期使用别嘌醇，以免加重肝肾功能损害。非布司他与别嘌醇相比，对肝肾功能影响较小，但仍建议从小剂量治疗开始。另一类为促进尿酸排泄的药物，最常见的是苯溴马隆，需要注意的是，尿路结石患者需慎用。

（3）第三阶段

慢性期会出现多种并发症，痛风性肾病最终可能发展为肾衰竭，甚至尿毒症，所以对于痛风患者需要评估肾脏受累风险，并加用护肾药物，如果合并心脑血管疾病以及糖尿病，则需要到相关专科进行进一步诊疗。

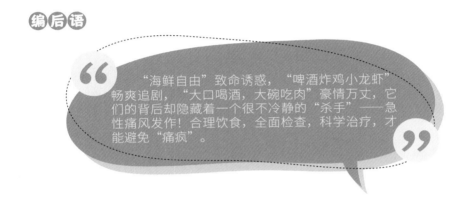

编后语

"海鲜自由"致命诱惑，"啤酒炸鸡小龙虾"畅爽追剧，"大口喝酒，大碗吃肉"豪情万丈，它们的背后却隐藏着一个很不冷静的"杀手"——急性痛风发作！合理饮食，全面检查，科学治疗，才能避免"痛疯"。

胆固醇高不敢吃鸡蛋？

控制胆固醇的五个饮食知识点

营养科　吴远珏、蔡红琳

　　提起胆固醇，大家并不陌生。在很多人的认知中，胆固醇是个"坏东西"，会诱发一系列心脑血管疾病，就连每天吃 1 个鸡蛋都提心吊胆，生怕胆固醇"趁机作怪"。

　　胆固醇真的越低越好吗？高胆固醇血症是吃出来的吗？每天吃 2 个鸡蛋，胆固醇就会超标吗？高胆固醇人群如何做到合理饮食呢？协和营养科专家带大家了解胆固醇那些事儿。

1. 胆固醇是什么?

胆固醇属于脂类的一种，是一类环戊烷多氢菲的衍生物。

胆固醇作为人体内最丰富的固醇类化合物，是细胞膜和脂蛋白的重要成分，在细胞内物质转运、细胞信号传导等方面发挥着至关重要的作用。

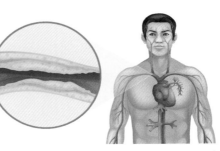

同时，作为人体内类固醇激素、胆汁酸及维生素 D 的前体物质，胆固醇还参与其他许多重要的生理过程。因此，适宜的胆固醇水平对于维持人体健康尤为重要。

2. 胆固醇也分"好坏"？

胆固醇不溶于水，只有在与脂蛋白结合后，才能随血液在人体内运行。脂蛋白通常分为两种，分别是低密度脂蛋白和高密度脂蛋白。

低密度脂蛋白胆固醇（low density lipoprotein cholesterol，LDL-C），在血管中游走、沉淀、黏附，引起炎性反应，会增加动脉硬化、心脑血管堵塞的风险，所以被视为"坏"胆固醇。

高密度脂蛋白胆固醇（high density lipoprotein cholesterol，HDL-C），被称为"血管的清道夫"，可将胆固醇从肝外组织转运到肝脏进行代谢并排出体外，是"好"胆固醇。

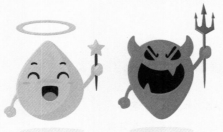

3. "坏" 胆固醇水平越低越好?

在正常水平范围内，"好"胆固醇水平高一点较好，但也不能过高，因为"好"胆固醇水平过高可能导致总胆固醇水平相应偏高，对健康不利。"坏"胆固醇水平也并非越低越好，低于正常水平太多，可能意味着两个问题：一是严重营养不良，二是合成功能障碍（例如严重的肝病）。

中国 ASCVD 一级预防人群血脂合适水平及异常分层标准

血脂项目	总胆固醇 [mmol/L(mg/dL)]	低密度脂蛋白 胆固醇 [mmol/L(mg/dL)]	高密度脂蛋白 胆固醇 [mmol/L(mg/dL)]
理想水平		< 2.6（100）	
合适水平	< 5.2（200）	< 3.4（130）	
边缘升高	≥ 5.2（200）且 < 6.2（240）	≥ 3.4（130）且 < 4.1（160）	
升高	≥ 6.2（240）	≥ 4.1（160）	
降低			< 1.0（40）

注：ASCVD，atherosclerotic cardiovascular disease，动脉粥样硬化性心血管疾病。根据《中国脑卒中防治指导规范（2021 年版）》整理。

4. 什么是高胆固醇血症?

高胆固醇血症是我们通常所说的血脂异常的一种，包括原发性高胆固醇血症和继发性高胆固醇血症，通常伴有血液中低密度脂蛋白胆固醇水平升高的现象。

高胆固醇血症最大的危害是导致动脉粥样硬化，从而增加心血管疾病的患病风险。高胆固醇血症早期症状不明显，常被人们所忽略，因此也被称为"隐形杀手"，久而久之易致严重并发症。

5. 高胆固醇血症都是吃出来的?

"胆固醇高都是吃出来的"，这种观念在很多人心中根深蒂固。但事实并非如此，

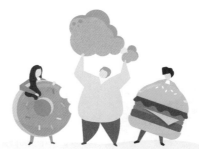

人体血液中的胆固醇有两个来源，一是自身合成，二是从食物中获取，后者占比并不是很大，仅 20% ~ 30%。

遗传、代谢状态等也是导致胆固醇升高的重要因素。有的人胆固醇摄入量偏高时会抑制自身胆固醇的合成，有的人长期食素也可能出现胆固醇升高的现象。因此，并不是摄入的胆固醇越多，血液里的胆固醇含量就越高。

《中国居民膳食指南（2016）》已经取消了每日 300 毫克胆固醇摄入量限制，但这并不意味着我们可以毫无节制地摄入胆固醇。有研究显示，每天额外摄入胆固醇 300 毫克，心血管疾病发生的风险会增加 17%。也就是说，通过膳食摄入的胆固醇虽然占比小，但摄入过多也可能带来健康隐患。

需要注意的是，多数高胆固醇食物也多为高热量、高饱和脂肪酸食物，因此，对于高胆固醇食物，仍然建议大家不要多吃，患有慢性病或高胆固醇、高血脂的人更要有所节制。

6. 胆固醇高不能吃鸡蛋黄？

鸡蛋中的胆固醇含量确实不低，一个中等大小的鸡蛋约含 290 毫克胆固醇。正常情况下，一个完整的鸡蛋，鸡蛋黄中富含优质蛋白质、维生素、矿物质以及卵磷脂，其中卵磷脂具有调节和控制人体内血清总胆固醇的作用，而鸡蛋清中只含有水和少量的蛋白质。若是只吃鸡蛋清不吃鸡蛋黄，则会损失一个鸡蛋中绝大部分的营养成分。

每 100 克可食部鸡蛋黄与鸡蛋清营养素含量比较

可食部	鸡蛋黄	鸡蛋清
蛋白质	15.2 克	11.6 克
脂肪	28.2 克	0.1 克
胆固醇	1510 毫克	0 毫克
维生素 A	438 微克	0 微克
维生素 B1	0.33 毫克	0.04 毫克
维生素 B2	0.29 毫克	0.31 毫克
钙	112 毫克	9 毫克
锌	3.79 毫克	0.02 毫克

虽然鸡蛋黄的脂肪含量高于鸡蛋清的，但是和其他很多食物相比，鸡蛋黄的脂肪含量并不高。相比鸡蛋黄，高胆固醇血症患者更应该限制摄入的食物是猪脑、鱿鱼、肥肉、动物油脂、动物内脏等。

对于健康的成人，推荐每天吃 1 个全蛋，患有高血脂、高胆固醇的人也可以吃鸡蛋黄，每天半个或者一周不超过 4 个即可，并应遵循中国营养学会制定的《中国居民膳食指南（2022）》中建议的"中国居民平衡膳食宝塔（2022）"这一健康平衡饮食模式，这样既可以充分利用鸡蛋的营养价值，又不用担心胆固醇超标的问题。

7. 高胆固醇人群如何平衡饮食？

胆固醇升高主要和摄入的总热量有关，即使不吃任何含胆固醇的食物，只要碳水和其他食物摄入过多，导致摄入的总热量过高，也会让胆固醇水平升高。而且，素食也有好坏之分，很多精加工食品（例如饼干、面包等）也是素食，但是主要由碳水和添加剂组成，也非常容易导致热量摄入过多。

所以，对于高胆固醇人群，在满足每日必需营养物质需求的基础上控制摄入的总热量，荤素搭配、合理膳食，才能有效控制胆固醇水平。通过饮食有效控制胆固醇需注意以下事项：

①食物多样，以谷物为主，粗细搭配；
②多吃蔬菜、水果和薯类；
③适量吃鱼、禽、蛋、瘦肉，少吃肥肉和动物内脏，少食用动物油；
④应优先选择富含 ω-3 不饱和脂肪酸的食物（例如深海鱼、鱼油等）；
⑤戒烟限酒，控制体重，坚持规律的中等强度运动。

编后语

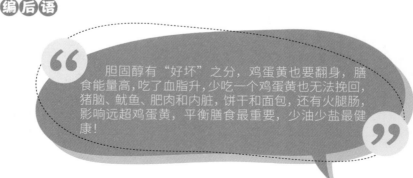

胆固醇有"好坏"之分，鸡蛋黄也要翻身，膳食能量高，吃了血脂升，少吃一个鸡蛋黄也无法挽回，猪脑、鱿鱼、肥肉和内脏，饼干和面包，还有火腿肠，影响远超鸡蛋黄，平衡膳食最重要，少油少盐最健康！

螃蟹性寒，不宜多吃

这些吃蟹的传言真假有几分？

营养科　吴艳

　　每到凉爽的秋天，我们除了诗和远方，还有令人垂涎的大螃蟹。软糯的蟹黄、晶莹的蟹膏，是不是想想都开始滴口水？秋风起，气温降，"蟹迷"都蠢蠢欲动，准备大快朵颐，可这时耳边总传来这些声音：孕妇不能吃螃蟹，螃蟹寒气太重啦，吃螃蟹时不能喝酒……到底还能不能愉快地吃个螃蟹啦？协和营养科专家为大家放心吃蟹"扫除障碍"。

1. 关于螃蟹的那些传言

（1）孕妇不能吃螃蟹

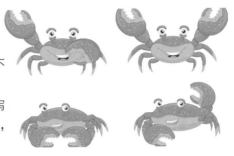

这个说法不一定对。

大家口中的"寒凉"并不是孕妇不能吃螃蟹的理由。在怀孕之前吃过螃蟹，并且没有出现任何问题（例如过敏、腹泻等症状）的情况下，孕妇完全可以吃螃蟹，当然，这也是在健康食用的前提下。

但是，如果孕妇在怀孕之前就对螃蟹过敏或者吃螃蟹后出现不良反应，那就不可以吃螃蟹啦。

（2）螃蟹加维生素 C 等于吃砒霜

这个说法不对。

这个说法源于多年前流传的"虾不能和维生素 C 一起吃，因为这两者相遇时会产生砒霜，导致中毒"。从此以后，螃蟹和其他水产品都被纳入了这个说法的"扩展版"……想想都心寒啊！

其实，虽然螃蟹中含有砷，但其中 90% ~ 99% 是无毒的有机砷，而且 100 ~ 200 毫克维生素 C 不会通过还原作用产生大量有毒的三价砷。

（3）吃螃蟹不能喝啤酒，而适合配黄酒或白酒

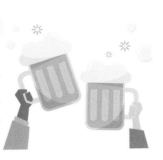

这个说法并不全对。

对于痛风患者，酒和螃蟹都在严格控制摄入的食物之列。如果患有痛风或者高尿酸血症，无论是什么酒都应当避免饮用，因为酒加上螃蟹，那确实很容易诱发痛风。

对于健康人群来说，少量螃蟹配上少量酒是可以的。

（4）螃蟹不能和柿子同吃

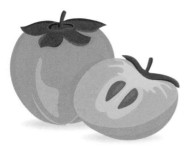

并非完全如此。

螃蟹和柿子几乎同时上市，可是古代医书所列举的食物相克偏偏有这对"冤家"。

如果柿子没有完全成熟，其鞣酸含量就比较高，那么就有可能和胃中的蛋白质类成分发生反应，形成胃柿石，但这其实不仅仅是柿子和螃蟹的问题，只要含蛋白质多的食物和鞣酸多的食物在胃中相遇，都可能发生类似的反应。

事实上，同时食用螃蟹和含鞣酸多的柿子，也就是不成熟的涩柿子，才容易出现问题。如果同时吃螃蟹和成熟的柿子，一般是不会有问题的。如果是涩柿子，即使单独吃也不保险，因为我们并非总是清楚自己的胃里有什么。

（5）螃蟹不能和水果同吃

也并非完全如此。

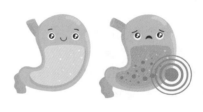

传言中和螃蟹相克的食物特别多，除了水果还有多种蔬菜和坚果。这些食物含有较多的单宁和其他多酚类物质，会降低消化酶的活性；有机酸和单宁等物质还具有缓冲作用，使胃酸的作用减小，降低胃酸活化蛋白酶的功能，削弱胃酸的杀菌能力，搭配食用携带致病微生物的螃蟹就容易出现腹泻等胃肠道不适症状。

但是这个说法只适用于消化能力差、怕生冷、易腹泻的人，对体质强壮、消化能力强的人则不适用。

（6）螃蟹是发物，会导致肿瘤复发

这个说法也不对。

所谓"发物"，通常是指导致疾病加重或诱发疾病的食物，这些疾病又多指过敏性疾病，例如过敏性哮喘、荨麻疹等。实际上，肿瘤是否复发和扩散与肿瘤细胞的内在基因调控有关，而不是因为吃了所谓的"发物"。

2. 吃螃蟹也有不少讲究

从细微处可见生活品质，其实吃蟹也有不少讲究。

（1）买螃蟹，请认准活蟹

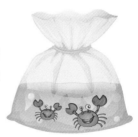

死蟹很容引起细菌滋生，还会产生毒素，食用以后很容易出现胃肠道不适甚至食物中毒。"活蹦乱跳"的螃蟹比较安全。

（2）做螃蟹，一定要充分加热

螃蟹中常常会检出臭名昭著的致病性大肠杆菌、霍乱弧菌、副溶血性弧菌、单核细胞增生李斯特菌等多种致病菌，可能检出管圆线虫、肺吸虫、血吸虫等多种寄生虫。所以，建议谨慎品鉴醉蟹、醉虾等"美食"。

螃蟹的烹调，相比其他烹调方式，清蒸最靠谱。清蒸螃蟹不仅可以最大限度地保证"鲜味儿"，而且也不会导致营养物质流失。当然，蒸制螃蟹，时间要充足，建议至少高温蒸制 30 分钟，只有熟透才能减小细菌等有害物质对身体的危害。

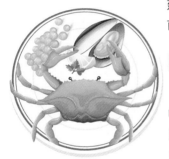

（3）吃螃蟹，适量就好

螃蟹虽然味道鲜美，但也是一种高蛋白、高嘌呤、高胆固醇的食物。《中国居民膳食指南（2022）》建议，鱼、禽、蛋和瘦肉的摄入要适量，每人每天的摄入量为 120 ～ 200 克。换算下来，建议每人每天吃螃蟹不要超过 4 两。

一次少吃点螃蟹，既不会造成蛋白质摄入过量，也不会增加消化系统的负担，以此保证食用者从水产品中摄入的环境污染物不至于达到过量的程度。

（4）现做现吃，一次吃完

螃蟹富含蛋白质，即使已经烹调也很容易被细菌侵袭。吃螃蟹时建议按量烹调，现做现吃，尽量趁热一次吃完。不过，如果一次没有吃完，也不必扔掉，但必须及时冷藏，并保证彻底加热杀菌后再吃。

3. 哪些人不可以吃螃蟹?

吃螃蟹确实没有网传的诸多禁忌,但也确实不是人人都能享用螃蟹的。

(1)过敏和不耐受者

螃蟹是一种很容易造成过敏的食物。过敏容易引起恶心、呕吐、腹痛、腹泻等症状,还可能引起荨麻疹、过敏性哮喘等过敏性疾病。如果对螃蟹过敏,千万不要以身犯险。

(2)体质虚弱者和婴幼儿

螃蟹携带有较多致病微生物,烹调不当或过多食用是有风险的,由于每个人的消化功能、免疫功能不同,对致病微生物的抵抗力也差异很大。如果胃酸分泌正常、免疫功能较强,那么吃螃蟹出现问题的可能性就小。而那些体质偏弱、消化能力差、胃酸分泌不足的人,就很容易被致病微生物"攻陷"。所以,体质虚弱者一定要量力而为,浅尝辄止,还要注意彻底加热杀菌。而对于婴幼儿来说,身体中的脏器都处在发育阶段,而螃蟹属于高蛋白食物,很容易增加肝脏、肾脏的代谢负担,同时婴幼儿的消化功能较弱,所以婴幼儿并不适合吃螃蟹。

(3)"三高"等慢性病患者

螃蟹尤其是蟹黄含有较多的脂肪和胆固醇,所以建议高血压、冠心病、胆囊炎等疾病患者尽量少吃或者不吃螃蟹;同时,大量摄入蛋白质也会给肝脏、肾脏带来负担。另外,螃蟹中含有较高的嘌呤,会增加痛风发作的风险。

编后语

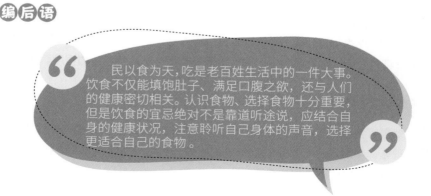

民以食为天,吃是老百姓生活中的一件大事。饮食不仅能填饱肚子、满足口腹之欲,还与人们的健康密切相关。认识食物、选择食物十分重要,但是饮食的宜忌绝对不是靠道听途说,应结合自身的健康状况,注意聆听自己身体的声音,选择更适合自己的食物。

鸡汤可以治感冒？
粥能养胃？

冬季进补谨记四原则，暖胃又暖心

营养科　吴艳

　　前天穿衬衫，今天穿棉袄，在寒风凛冽的冬季，何以过冬？唯有养膘！四方食事，不过一碗人间烟火。火锅、排骨莲藕汤、枸杞红枣茶……为了进补保暖、增强抵抗力，大家纷纷使出洪荒之力，大口吃肉、大口喝酒，结果身体频频亮红灯。

　　冬季饮食究竟有什么原则？如何正确进补？如何养好我们的胃？协和营养科专家为大家提供暖心建议。

1. 关于冬季进补的常见误区

（1）冬季多喝鸡汤可以治疗感冒？

没有什么是一碗鸡汤搞不定的，如果有，那就再来一碗。可是，冬季喝鸡汤真的可以治疗感冒吗？

不一定！进入冬季，冷空气的侵袭让人们更喜欢聚集到温暖的室内，给病毒传播创造了有利条件，不少人因此患上感冒，而鸡汤就常常被当作防治感冒的"妙方"。

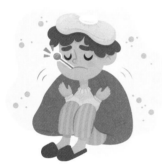

人的身体被感染时，感染部位会大量聚集中性粒细胞。这种细胞不断吞噬细菌和颗粒物，同时也会激发炎性反应，产生黏液，从而导致咳嗽、流鼻涕和鼻塞等症状。鸡汤能够有效地抑制中性粒细胞激发的炎性反应，减少黏液的产生，也就真的有助于减少各种令人烦恼的症状。但是值得注意的是，这项研究的受试者都没有真正"喝"鸡汤，研究者只是采集了受试者血液进行体外实验，并没有测试过临床效果。所以说，喝鸡汤是否有助于治疗感冒，下结论还为时过早。

（2）进补就要多喝汤、多吃肉？

很多人觉得肉汤和鱼汤颜色、香味浓郁，营养丰富，多吃肉、多喝汤能补身体。事实真的如此吗？

从营养学的角度来看，汤汁的营养价值并不高，还含有大量的脂肪，喝多了反而会引起肥胖、"三高"等各种健康问题，而且大鱼大肉也会增加消化系统的负担。过去人们这样进补是由于生活水平低，身体缺乏"油水"，因此以肉贴膘来保证身体的脂肪储备，以更好地度过寒冷的冬季。但随着生活水平的提高，这样过度进补已经不适合大多数人了。

（3）大鱼大肉后喝茶有助于消化？

很多人喜欢在饭后喝一杯茶去油解腻，尤其是在大鱼大肉后更喜欢喝茶，那么喝茶真的有助于消化吗？

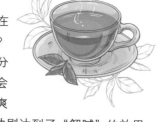

不是的。确实，茶叶中的咖啡因、可可碱等成分可能会刺激胃酸分泌，但是茶叶中的鞣酸、茶碱反而会影响食物的消化吸收。事实上，我们饭后喝茶觉得清爽并不是茶水能帮我们"刮油"，而是水分对胃肠道的冲刷达到了"解腻"的效果。

（4）多喝酒可以御寒？

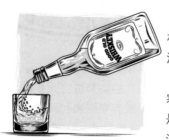

《水浒传》中描写到，在草料场的冰天雪地中，林冲枪上挑着打满酒的酒葫芦，不时喝酒驱寒。喝酒真的可以御寒吗？

不可以。冬季寒冷难耐，有些人通过喝酒来御寒。的确，人在喝酒后会有全身发热的感觉，但那是因为在酒精刺激下人体表面毛细血管扩张，血液流动加快，使人感觉到身体很温暖，甚至有脸发烫的感觉，造成了喝酒可以御寒的假象。因为这种温暖只存在于皮肤表面，会让血液流动加快，导致更多热量通过皮肤散发出去，所以喝酒不仅不能暖身，无法御寒，还容易使人感冒。

（5）秋冬雾霾天气多，吃猪血可以清肺？

秋冬季节，雾霾天气多发，除了戴口罩，很多人认为可以多吃猪血清肺，这种说法靠谱吗？

不靠谱。自从雾霾天气频发以来，有关黑木耳、银耳、猪血等食物可以清肺的流言满天飞。但是饮食并不能消除雾霾的危害，无论怎么吃都无法防御雾霾的危害。

食物毕竟是从嘴里进入身体内，在小肠被吸收的，而细颗粒物是从鼻子进入身体内，在肺里沉积的，这两条路径完全不重合。即便吃进去的"润肺"食物能够

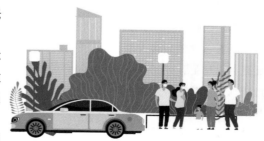

通过增加呼吸道表面黏液、促进纤毛运动等方式提升人体清除呼吸道中细颗粒物的能力，但也难以清除超细颗粒，因为超细颗粒是呼吸道自身无法排除的。至于肺泡里的细颗粒物，"润肺"食物就更加够不着了。所以，这种简单地用某种食物来清除体内的细颗粒物，从而避免雾霾危害的想法，是很不靠谱的。

2. 有关冬季日常饮食的误区

冬季不能盲目进补，需根据个人的肠胃情况合理饮食。有关冬季日常饮食的说法也很多，它们到底对不对呢？

（1）喝粥养胃？

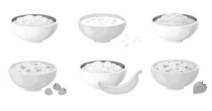

粥都是经过长时间熬煮的，不用胃消化就已经是食糜状了，减少了胃的工作量，所以从这个角度上讲，粥有养胃的作用，这也是很多人觉得喝粥会使胃舒服的原因。但喝粥养胃更适合胃酸分泌不足的人群，因为喝粥可以促进胃酸分泌，帮助食物消化。但是，对于容易胃灼热、反酸的胃食管反流患者来说，喝粥反而会加重症状。

（2）喝汤养胃？

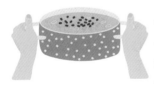

南方人多爱喝汤，比如湖北人爱煨汤喝，经典的筒骨莲藕汤味道鲜美，秋冬季节来一份，让人备感温暖。一般煨汤是使用各种大荤食材经过长期熬煮做成的咸味汤水，其主要成分是水、脂肪、食盐以及蛋白质分解带来的氨基酸、多肽、含氮化合物。

这类汤被认为有养胃的作用主要是因为汤中的含氮化合物能促进胃酸分泌。而且，这类汤本身鲜味十足，即便没有什么促进消化的成分，仅凭味道也能提升人的食欲。不过这类汤中除了水，最多的就是脂肪了，很多浓汤之所以颜色很白，是因为含有很多脂肪。

对于胃肠道功能较弱的人来说，摄入过多的脂肪反而容易导致胃肠道不适。

（3）喝牛奶护胃？

确实，胃反酸的患者在不适的时候喝杯温热的牛奶可以缓解症状，这是由于牛奶可以稍微稀释胃酸，并在胃黏膜表面形成一层保护膜，让患者感觉胃舒服了一些。但是比起中和胃酸，牛奶更容易刺激胃酸分泌。胃溃疡患者如果在进行抗酸治疗，就要避免长期喝牛奶。

（4）姜汤能暖胃？

很多人用生姜煮水或者配以红糖煮水，用姜汤暖胃驱寒。在中医上，生姜的确有解表散寒的作用，但是生姜属于刺激性食物，如果大量喝姜汤，可能会加重胃部的不适症状。

（5）养胃食品真的养胃？

既然是养胃食品，不是保健品，就不应该宣称这类食品有任何保健功效。即使是特殊膳食用食品，虽然其配方设计有明确的针对性，但其作用是为目标人群提供营养支持，不具有预防、治疗疾病的功能，食品标签不应涉及疾病预防、治疗。

食品是否有益于人体健康，与不同的人群、不同的加工方法等有很大关系。即使某种成分有一定的保健效果，在食品中加入这种成分能否达到所宣称的功效，也存在很多不确定性。

3. 到底有没有养胃的食物？

首先，"养胃"这个概念就没有标准的定义。每个人的胃肠状况都不一样，有的人胃酸过多，有的人胃酸分泌不足，有的人胃动力差……因此不存在适合所有人的养胃食物。要想养胃，应该针对个人的胃肠道情况选择合适的食物及做法。例如，胃酸过多的人应该禁食浓肉汤、酸性食物及大量蛋白质，而胃酸分泌较少的人则可以进食浓肉汤、适量糖醋食物。俗话说，胃病"三分治，七分养"，七分养应该在三分治的基础上进行。养胃很关键，但是也要在临床诊断、规律治疗的基础上才能更好地养胃。同时，保持有节制的饮食是治疗胃病的关键。

"入冬日补冬"，冬季是一年中进补的最佳时期，我们应该如何科学饮食才能过个温暖又健康的冬天呢？

（1）肠胃健康是基本

冬季天气转寒，人体受到冷空气刺激，胃酸分泌增多，食欲大开，摄入的高蛋白、高脂肪食物增多，使得胃黏膜不断受到刺激，胃的负担加重，容易出现胃胀、胃痛、嗳气、反酸，甚至恶心、呕吐等症状。同时，冬季运动少，胃肠蠕动减慢，也会造成食欲不振、胃胀、腹胀等症状。尤其是到了年底，工作繁忙、生活不规律以及巨大的工作压力也容易造成消化道不适。冬季来临，无论吃什么、怎么吃，都得首先注意自己的胃肠道情况。

（2）补水是基础

众所周知，冬季天气比较干燥，人们很容易陷入缺水的状态，一定要注意及时喝水，适当补充含水量比较高的蔬菜和水果。

（3）适当增加蛋白质食物的摄入

北风日日呼啸，气温一降再降，穿得再多也感觉不够温暖。这时候，很多人就想来点高热量食物。但是，如果本身肌肉不发达，再多的高热量食物也无法使身体产生的热量增加。在冬季，想要抗寒，可以适当增加高蛋白食物，如畜禽肉、鱼肉和鸡蛋等食物的摄入。蛋白质类食物的食物热效应比较高，此外，红肉中富含易被吸收的血红素铁，进食红肉有助于增加铁的摄入，增强抗寒能力。当然，还是要注意食不过量。

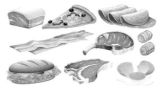

（4）均衡饮食最关键

冬季饮食也应该根据个人体质调整，而不应该盲目进补。在物资充沛的现代社会，一般人没有必要在冬季进补，只要能做到基本的均衡饮食，就别给自己找借口贪吃了。冬季有元旦、春节等节日，饮食难免超标，需注意适当增加粗杂粮和新鲜蔬果的摄入。在冬季，均衡饮食、规律生活、适当锻炼才是养生的最佳方式。

编后语

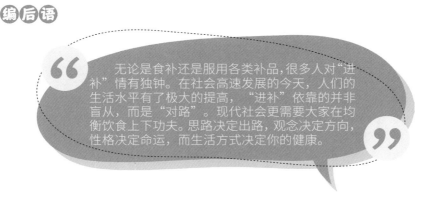

"" 无论是食补还是服用各类补品，很多人对"进补"情有独钟。在社会高速发展的今天，人们的生活水平有了极大的提高，"进补"依靠的并非盲从，而是"对路"。现代社会更需要大家在均衡饮食上下功夫。思路决定出路，观念决定方向，性格决定命运，而生活方式决定你的健康。""

隔夜水不能喝？
"盐值"越低越健康？

掌握这些饮食攻略，清爽整个夏天

营养科　吴艳

　　炎炎盛夏，除了热辣的太阳，必然少不了小龙虾、烧烤和凉菜，然而这些食物大多偏咸、重口，吃完往往感觉口干舌燥，身体的每个细胞都"叫嚣"着补充水分。"多喝水"真不只是一句口头禅。

　　每天喝的水，怎么喝才对？哪些情况下需要及时补充水分？千滚水、隔夜水、塑料瓶装水可不可以喝？避免水分流失，摄入的盐分越少越好？如何保证每天"盐值"不超标？协和营养科专家教大家在夏季正确补水、合理控盐。

1. 每天喝的水，怎么喝才对？

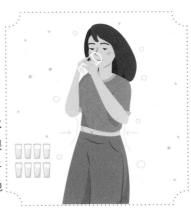

（1）不要等到口渴才喝水

人几乎随时随地都在流失水分，恰当补充水分是非常重要的。但大部分人对缺水不敏感，很多人等到口干舌燥的时候才喝水，还是咕咚咕咚一口气喝很多。缺水对人体危害大，快速大量地喝水也会给胃肠道和肾脏带来负担。

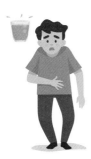

建议每天少量多次持续补充水分，在温和的气候条件下，低身体活动水平的成年男性每天喝水 1700 毫升，成年女性每天喝水 1500 毫升。

（2）哪些情况下需要及时补充水分？

在日常生活中，要养成主动喝水的习惯，少量多次地喝。喝水可以在一天里的任意时间，每次 1 杯，每杯约 200 毫升，可早、晚各饮 1 杯水，其他时间里每 1 ~ 2 个小时喝 1 杯水。饮用水的适宜温度在 10 ℃ ~ 40 ℃。以下是喝水的几个注意事项：

①早上起床后建议喝 200 毫升左右的温水，达到迅速补充水分的效果，不建议喝淡盐水或蜂蜜水。

②晚上睡觉前一个小时适度喝水，可缓解血液黏稠度升高等问题。

③洗澡水温度比体温高，会导致身体水分蒸发，建议洗澡后立即补充水分。

④开空调半小时后空调房内比较干燥，容易造成身体水分流失，应少量多次喝水。

⑤尿液颜色是人体是否需要补水的最准确信号，可根据尿液颜色补充水分。

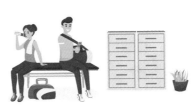

⑥运动前要喝水，运动时每隔半小时也应适当补充水分，最好补充含电解质的运动饮料。

⑦心情烦躁时，肾上腺素会飙升，喝水能帮助身体将肾上腺素排出体外，缓解烦躁情绪。

2. 喝水三不宜

（1）不宜喝太烫或太凉的水

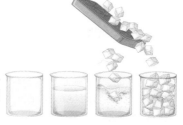

喝太烫的水会损伤口腔和食道黏膜，时间久了易引发口腔癌和食道癌。长期饮用太凉的水则会损害胃肠功能。

（2）不宜饭前大量喝水

饭前大量喝水会冲淡胃液，增加胃肠负担，影响食欲和消化能力。

（3）不宜睡前大量喝水

睡前大量喝水会增加排尿次数，影响睡眠。

3. 喝水的几个认知误区

（1）"千滚水"不能喝，亚硝酸盐致癌

多次烧开的自来水，其中的亚硝酸盐含量的确会增加，但水里的亚硝酸盐含量其实很低，远远低于国家标准，因此多次烧开的水可以饮用。

（2）"隔夜水"不能喝，喝了容易拉肚子

夏季气温高，空气湿度较大，细菌繁殖较快，容易污染水。喝隔夜的白开水是没关系的，但是隔夜茶建议不要喝，因为茶叶等有机物更容易导致细菌滋生。

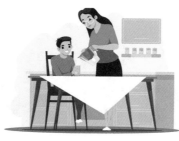

（3）矿泉水比纯净水更有营养，可以补充矿物质

喝水只是为了补充水分，最重要的是安全。水里的矿物质元素很少，要补充矿物质，最好还是吃蔬菜。

（4）常喝硬水会得肾结石，必须过滤

水的软硬程度，指的是水中的钙离子和镁离子含量的高低。目前没有有效证据证明水垢会导致肾结石或其他健康问题。如果担心患结石，反倒应该注意一下每天的饮水量够不够。

（5）塑料瓶装水不能喝，有毒

塑料瓶底部有 PET 标志，代表这种塑料瓶是使用聚对苯二甲酸乙二酯材料生产的，这种材料的化学结构相当稳定，温度在 100 ℃以上才会发生化学变化，超过 250 ℃才会融化。正常情况下，不用担心这种塑料瓶有毒。

（6）饮水机里的水不卫生，喝了会生病

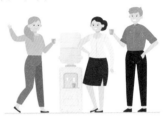

家中的饮水机应该每隔 1 ~ 2 月清理一次，如果长期不清理，容易滋生细菌，存在安全风险。

4. 关于吃盐那些事

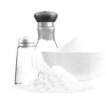

生活中，我们吃了较咸的食物后，常常会感到口渴，想大量喝水。其实，除了喝水以补充水分外，还需要控制食盐的摄入量。每天摄入多少食盐才合适呢？有什么办法可以控制食盐摄入量，同时保留食物的味道，满足口欲？

（1）食盐摄入越少越健康？

高盐饮食对身体的危害的确很多，但这并不代表食盐摄入越少越健康。食盐里的钠元素在我们体内有很多重要的功能，它参与细胞内液和细胞外液的平衡、神经递质的传输等。如果食盐摄入过少，可能造成一系列生理功能紊乱，例如肌无力、神经倦怠，甚至对心脏造成损伤。

（2）食盐摄入量的标准是多少？

高盐饮食对人体健康有一定的危害。食盐摄入过多与高血压、心血管并发症、肾脏病、骨质疏松等很多疾病的发生相关。《中国居民膳食指南（2022）》推荐，一个健康的成人每天摄入的食盐不超过 5 克。

（3）如何减盐不减咸？

①菜切丝或切片急火快炒，少放盐更易入味。

②快出锅时再放盐，让盐停留在食材表面，更容易感知到咸味。

③菜里加点酸味，醋、柠檬汁等调味品能增加舌头对咸味的敏感度。

④糖的用量要少，甜味会降低舌头对咸味的感知。

⑤适量用香辛料提味，既能减少食盐的用量，还可以增加菜肴的口感。

⑥将盐溶解成盐水，可以让盐更均匀地接触食材，从而减少用盐。

⑦改用低钠盐，可以减少钠的摄入，不过肾脏病患者不建议食用低钠盐。

（4）警惕隐形食盐，学会看营养成分表

日常生活中，除了饭菜中含有食盐，还有些看不见的食盐藏在零食和小吃中，食用过多，就会导致每天的食盐摄入量超标。

我们品尝食物时所感知的咸味和实际的钠含量是不成正比的。腐乳、豆腐干、火腿肠、腌制食品等是众所周知的含盐量高的食品，果脯、饼干和挂面这类尝着不怎么咸的食品实际上含盐量也较高，例如 100 克挂面可能就含有 2 克食盐，10 颗话梅可能就含有 3 克食盐。

在日常生活中，应关注食品包装袋上的营养成分表，通过表中的钠含量可以换算出食盐含量，解开加工食品中"盐值"的秘密。换算公式为：钠含量 ×2.5= 食盐含量。

食盐摄入超标，对身体造成的影响靠喝水也难以化解，所以高盐食物要适当控制，摄入的第一关就应该把握好。例如，吃挂面时可以倒掉面汤，减少食盐的摄入量；果脯类食品吃一两颗解解馋就可以了；豆腐干、辣条、腐乳等加工食品尽量少吃，最好远离。

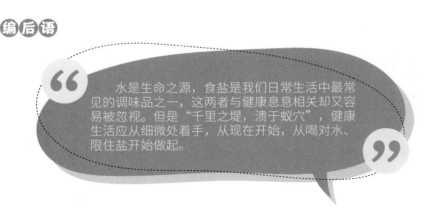

编后语

水是生命之源，食盐是我们日常生活中最常见的调味品之一，这两者与健康息息相关却又容易被忽视。但是"千里之堤，溃于蚁穴"，健康生活应从细微处着手，从现在开始，从喝对水、限住盐开始做起。

再饿，这几种东西也不能空腹吃！

三类人尤其要注意

营养科　吴艳

空腹不能吃香蕉，空腹不能喝牛奶，空腹不能喝咖啡，空腹吃柿子会得结石……网络养生专家们总会这样告诫饥不择食的人：肚子空空时不可以吃这些东西！

种种劝诫吓得很多人饿得发昏也不敢好好进食，事实上，关于空腹饮食的传言真假掺半。协和营养科专家跟大家细聊究竟什么是空腹，网传空腹禁食的食物究竟能不能吃，空腹还有哪些事情不能做。

1. 何为空腹?

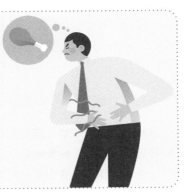

　　按照我国国家卫生健康委员会发布的指南,临床上对空腹抽血的要求是至少禁食 8 小时,以 12 ～ 14 小时为宜。这意味着食物已经走完了消化和吸收的大部分过程,血液中各项成分的水平恢复平稳。但是日常大家说的空腹就没有那么严格了,就是胃里的食物排空了。正餐食物在胃里的排空时间通常是 4 ～ 6 小时。进食后经过 4 ～ 6 小时,有点饿感了,就被认为是"空腹"了。

2. 关于空腹不能吃的传言

(1) 空腹不能喝牛奶

　　有些乳糖不耐受的人,确实在空腹喝牛奶后会出现腹胀甚至腹痛、腹泻等不适反应。如果先吃点其他食物再喝牛奶,这种不适反应会轻一点。

　　乳糖不耐受的人空腹喝牛奶所产生的不适之所以比较明显,是因为空腹喝牛奶的时候,乳糖集中到了肠道里,更容易引起肠道胀气、痉挛,甚至腹泻、腹痛等不适反应。如果先吃些淀粉类食物,胃排空减慢,乳糖被稀释,加上胃肠得到能量供应后整体消化能力增强,喝牛奶后的不适反应就会大大减轻,甚至消失。

　　但是本身没有乳糖不耐受问题的人,空腹喝牛奶是完全没有问题的。空腹能不能喝牛奶可以根据自己的情况去判断。

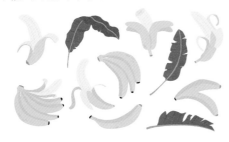

(2) 空腹不能吃香蕉

　　很多人认为香蕉富含钾、镁等元素,空腹吃香蕉会对心脏、肾脏造成影响,同时,由于香蕉是"排便利器",空腹吃的话可能威力更大,很容易拉肚子。

但事实上，这种说法并不靠谱。

> 首先，香蕉进入人体后需要经过一系列复杂的消化、吸收过程，其中的钾、镁才能慢慢被我们的身体所利用，而且肾功能正常的人，身体会自动调节以保持体内各种元素呈动态平衡，多余的钾离子、镁离子会随着尿液排出，其浓度不会骤然升高。
>
> 其次，吃香蕉拉肚子是个误会。香蕉含有的膳食纤维量并不高，每 100 克仅含 1.2 克膳食纤维，其含量远低于梨、枣等水果，更是比不上很多蔬菜，通便能力并不出众。生香蕉中含有大量的鞣酸，摄入过多反而可能导致便秘。

（3）空腹吃柿子会得结石

柿子中含有鞣酸，而空腹状态下的胃处于高酸环境，鞣酸在胃酸作用下容易聚合起来，又与胃黏液蛋白结合成硬团块，形成胃柿石。目前市场上的柿子都进行过脱涩处理，鞣酸含量有所下降。但对于胃肠道功能较弱的人来说，还是要尽量避免空腹吃柿子，要吃也要挑熟一点的，每次不要吃太多。胃肠道功能正常的人是可以空腹食用少量柿子的。

（4）空腹不能吃荔枝

有种说法是，空腹吃荔枝会得"荔枝病"。这种病确实存在，它算是一种急性神经系统疾病，常常是季节性暴发(恰逢荔枝收获的季节)，很多患者伴有低血糖、癫痫。

目前，我们对于"荔枝病"的发病机理还不是非常清楚，有观点认为荔枝中含有的降血糖氨酸 A（又名次甘氨酸 A）和亚甲基环丙基甘氨酸进入人体后会抑制某些代谢酶，使得其他能量物质转化成糖类的环节出现问题，人体内糖原耗竭之后，大脑就会缺乏能量物质，从而引起低血糖脑病。"荔枝病"在空腹的情况下更容易发作。这很好理解：空腹时人体内的糖原存量本来就很低。敏感人群，例如儿童、老年人及易发生低血糖者，不建议空腹吃荔枝，吃之前最好吃一些富含碳水化合物的食物，也一定要注意荔枝食用量。

（5）空腹不能喝咖啡

咖啡因敏感人群不可空腹喝咖啡。

空腹喝含咖啡因的饮料时，由于胃排空速度比较快，容易加快咖啡因吸收速度。

所以对咖啡因比较敏感的人，空腹喝含咖啡因的饮料可能不适感来得更快、更严重。酒也一样，空腹会让酒精更快被吸收，饮酒者更容易醉。所以，像茶、咖啡这样的饮料，还是要慢慢小口喝，不要空腹喝。不过对于某些特殊人群，例如胃溃疡患者来说，空不空腹都不建议喝含咖啡因的饮料。

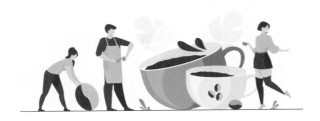

> 以下食物空腹摄入没问题：香蕉、豆浆、鸡蛋、酸奶。
>
> 以下食物部分人不能空腹摄入，但不空腹时少量摄入没关系：牛奶、含咖啡因的饮料（咖啡、浓茶以及部分能量饮料）、红薯。
>
> 以下食物再饿也不要空腹摄入：酒，含鞣酸多的柿子、山楂、黑枣、荔枝。

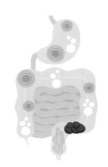

我们说空腹不能吃某种食物，往往是说在饥饿的时候不适合吃这种食物。在胃里的食物被排空后，没有了食糜的保护，还有饥饿收缩反应，胃本来就不太舒服，这时候进食一些刺激性的食物或者难消化的食物，当然更容易带来更多的不适感。本身肠胃功能比较弱的人这时候对食物带来的刺激可能会更加敏感。相比而言，在进食不宜空腹食用的食物前吃一些其他食物，刺激性食物被食糜所稀释，对胃的直接刺激就会减小一些。而空腹吃某种食物是否舒服也是因人而异的。一般来说，体弱者、消化不良者、胃肠疾病患者、慢性疾病患者，他们的身体会更加敏感，确实需要特别注意食物的进食顺序。

3. 能否空腹还要多看实际情况

（1）倾听身体的声音

每个人对不同食物的接受程度差异很大，多注意观察，了解自己的身体状况，把握自身的身体规律。

对于身体虚弱、患有消化系统疾病或者各种慢性疾病的人，需要注意食物的种类、进食顺序和搭配方式。对消化道可能有刺激、有损害的食物，例如过酸、过咸、过度油腻、过度刺激、含有高活力蛋白酶，以及含有大量单宁、草酸或者鞣酸的食物，在进食这些食物之前先吃点其他食物是明智的。

4. 除了进食，空腹时还有哪些需要注意的事项？

（1）空腹能运动吗？

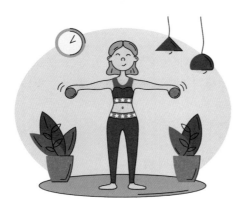

空腹时，体内糖类储备少，主要表现为肝脏中的糖原含量低，血液中可用的葡萄糖水平也较低。如果这个时候运动，比较容易出现低血糖，血糖调节本身有问题的人，例如糖尿病患者更是如此。一般半个小时以内的正常运动，人体所消耗的热量绝大多数是糖类，如果能保证体内有一定的糖分储备，就能保证良好的运动状态，较不容易觉得疲惫。所以大多数时候，在运动（特别是高强度运动）前最好补充一些碳水化合物。但是每个人对运动的需求可能不同，只要不至于出现低血糖，空腹运动也是可以的。

（2）空腹能吃药吗？

药物是否需要饭前空腹吃，应该遵循说明书，以及医生和药师的建议。很多药物必须在饭前，或饭后，或吃饭时定时服用，否则可能影响药效，甚至带来不必要的身体损害。

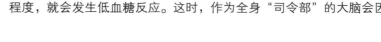

（3）空腹不宜开车

如果空腹时间较长，体内血糖水平下降到一定程度，就会发生低血糖反应。这时，作为全身"司令部"的大脑会因"能源缺乏"

而发生功能障碍，出现头晕眼花、注意力不集中、反应迟缓、昏昏欲睡的症状，直接影响到反应能力，埋下车祸隐患。司机应坚持一日三餐定时定量，加班加点或夜间行车时应加餐。

（4）空腹不宜洗澡

空腹时往往是血糖水平较低的时候，人体没有太多能量可供给，空腹状态下洗澡容易出现低血糖症状，例如头晕、恶心、呕吐等。加之浴室空气不流通、温度较高，容易让人头晕目眩。因此，不宜空腹洗澡，洗澡时间也不宜过久。

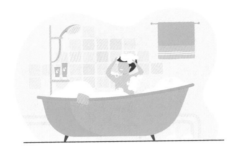

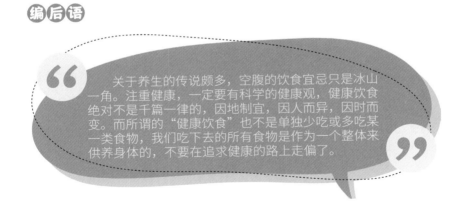

关于养生的传说颇多，空腹的饮食宜忌只是冰山一角。注重健康，一定要有科学的健康观，健康饮食绝对不是千篇一律的，因地制宜，因人而异，因时而变。而所谓的"健康饮食"也不是单独少吃或多吃某一类食物，我们吃下去的所有食物是作为一个整体来供养身体的，不要在追求健康的路上走偏了。

喝热水包治百病？
健康排毒每天八杯水？

细数这些年关于喝水的误解

肾内科　叶明珠、孙静

"多喝热水"，大家在生活中是不是经常听到这几个字？感冒了，多喝热水；痛经，多喝热水；不开心，多喝热水；排毒养颜，多喝热水……仿佛这世界上没有什么问题是一杯热水解决不了的。喝热水果真可以解决一切问题吗？

事实上，喝热水有大讲究。水是组成人体的重要物质，占成人体重的60%～70%。每天，我们体内的水都在体温调节、新陈代谢和各种物质的吸收、运输及排泄中流失，又通过摄入的水分达到水平衡。

摄入水分的最大途径是喝水，但是聪明的大家真的喝对了吗？协和肾内科专家就带大家消除"水"误解，从此健康喝水。

1. 关于喝水的那些谣言

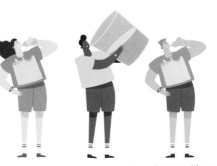

（1）水喝得越多越好吗？

不是的。《中国居民膳食指南（2016）》建议，正常成人每日饮水 1500 ～ 1700 毫升（7 ～ 8 杯）。具体饮水量需要根据年龄、气温、劳动或运动、出汗等情况进行适量增减。不同年龄段和不同人群的饮水量也有所不同，详见下表。

不同年龄段和不同人群饮水量

年龄段	摄入量（毫升）
6个月 ～ 1岁	900（奶/食物＋饮水）
1 ～ 2岁	1300（奶/食物＋饮水）
2 ～ 3岁	600 ～ 700
4 ～ 5岁	700 ～ 800
5 ～ 7岁	800
7 ～ 10岁	1000
11 ～ 13	1100 ～ 1300
14 ～ 17岁	1200 ～ 1400
成人	1500 ～ 1700
哺乳期女性	2100

人体内水分过少容易导致身体不同程度脱水，轻则出现口渴、没有食欲等症状，重则出现运动能力降低、注意力下降、嗜睡等症状，长期水分摄入不足还会增加患尿路结石、泌尿系统癌症的风险。补充水分不宜过量、过快，若超过肾脏排泄速率（每小时 0.7 ～ 1 升），会引发水中毒相关症状，包括细胞水肿、血钠浓度过低、脑压上升、肺充血、肾脏损害和肌肉损害，甚至致死。故适量饮水、保持体内水分动态平衡对人体健康起着至关重要的作用。

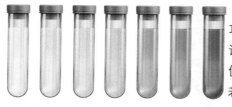

快速判断体内水分是否充足的小技巧：观察小便颜色，若小便呈浅柠檬色，说明体内水分处于最佳平衡状态；若小便清澈无色，则应适当减少水分的摄入；若小便呈中黄色，则需要及时补充水分。

（2）牛奶、咖啡、茶和其他饮料，喝这些都能补水吗？

不能。《美国医学营养学期刊》曾发布世界上第一份《健康饮料指南》，指出喝水也和膳食一样，有个"金字塔"。第一等级：最"简单"的水，例如白开水、矿泉水、纯净水等；第二等级：不加糖的茶与咖啡；第三等级：低脂牛奶、脱脂牛奶、无糖豆类饮品；第四等级：无热量甜饮料，例如茶饮料、乳饮料等；第五等级：含热量、有一定营养的含糖饮料；第六等级：含热量甜饮料。

根据以上六级金字塔，一般来说，每日所喝的水中，最应多喝的是白开水、矿泉水、纯净水；无糖的咖啡、茶、牛奶、豆类饮品也有益健康，应适量喝；低营养、高热量的饮料应少喝，更不能代替水；含糖饮料更应少喝或者不喝。

（3）想健康只能喝矿泉水或纯净水吗？

不是的。大量饮用纯净水，会带走人体内有用的微量元素，从而降低人体免疫力，易引发疾病。人体的体液是弱碱性的，而纯净水呈弱酸性，如果长期饮用弱酸性的水，体内环境将遭到破坏。此外，长期饮用纯净水还会加快钙的流失。

饮用水中应该含有适量、均衡的矿物质，但矿物质含量并不是越高越好，相反，当水中矿物质含量超标时，还会危害人体健康。例如，饮用水中的碘化物含量在0.02～0.05毫克/升时对人体有益，大于0.05毫克/升时则会引发碘中毒。

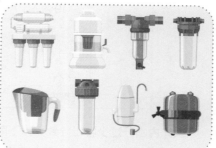

事实上，纯净的白开水最容易解渴，它进入人体后可以迅速被人体吸收，立即参与新陈代谢、调节体温、输送养分及促进体内"垃圾"排泄。而且煮沸后自然冷却的白开水简单易得，卫生安全，去除了自然界的水中多余的矿物质，矿物质含量更加接近人体体液的矿物质含量，更容易为人体所吸收，有助于保持人体水代谢的健康循环。所以，白开水是有益于人体健康的最经济实用的饮用水。

（4）感冒、痛经要多喝热水吗？

不是的。世界卫生组织国际癌症研究机构曾经提示，饮用 65 ℃以上的热饮，会增加患食道癌的风险。

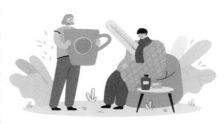

这个温度是什么样的概念呢？用开水泡茶，稍晾一会儿，还是热气袅袅的时候水温在 70 ℃左右，火锅或者刚盛出来的热汤的温度在 80 ℃左右，咖啡机刚刚做出来的美式咖啡温度在 95 ℃左右。"多喝热水"不仅不是万能的，反而有可能损害健康。

我们到底应该喝多少摄氏度的水呢？冷水的温度一般在 10 ℃以下，冰水的温度则根据其中冰含量的不同而不同，一般为 0 ℃。这样的水温因为和人体体温差距很大，所以喝下后会引起比较强烈的生理反应。冷水入口后，会导致接触到冷水的口腔、食管、胃部的表层血管快速收缩，局部血液循环减慢。因为消化道的血管承担着吸收、转运营养物质的重要任务，所以当血液循环减慢时，就会影响消化和吸收功能。

温水的温度，当我们喝的时候有温热且不烫口的感觉时在 40 ℃ ~ 50 ℃。因为我们的口腔、食道表面都覆盖着黏膜，正常的生理温度是 36.5 ℃ ~ 37.5 ℃，最高耐受温度在 50 ℃ ~ 60 ℃，进食温度保持在 10 ℃ ~ 40 ℃最有助于维护正常的生理功能。温水可以促进血液循环，有助于消化，还可以缓解偏头痛、月经痛等神经性疼痛，让人感觉舒适。中医认为，水能滋阴，热能温阳，温水对于养生也是很有好处的。

平时我们常喝的凉白开，一般温度在 20 ℃ ~ 30 ℃，这样的水其实是最适宜饮用的。首先，凉白开的温度比较贴近人的体温，饮用后不会刺激胃肠道，也不影响消化功能。其次，凉白开的温度比体温稍低，在吸收之前，仍是需要经过人体"加温"的，这样将水"加温"至体温水平的过程需要消耗热量。根据华盛顿大学的研究人员得出的结论，相比喝温水的人，喝凉白开的人每天可以额外消耗至少 80 卡路里的热量。再次，发热和运动之后，人体的核心体温会升高，而为了保持人体的体温稳态和正常的生理功能，必须通过出汗等方式来降低体温，使核心体温回落至正常水平，这个时候喝凉白开有助于尽快降低体温，同时补充体液。

美国运动医学会的一项研究证明，运动中喝凉白开组相比喝温水组，能更好地维持核心体温，运动实力也发挥得更好。

（5）喝水会导致水肿吗？

这要分情况讨论。

对于严重肾衰竭及已经进行透析治疗的患者来说，由于肾脏对水的调节功能出现障碍，大量饮水会造成身体水负荷增加，可能出现浮肿，甚至诱发心力衰竭。心脏功能不好的人，睡前喝水过多也有心衰的危险，而且睡前大量喝水会增加起夜次数，影响睡眠质量。以上情况仅限于心肾功能不佳者，而且在大量喝水的情况下才可能发生。

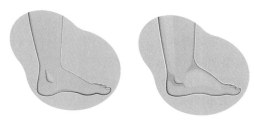

一般人在入睡前适量喝水不会增加肾脏负担，尤其是在炎热的夏天，体内水分流失快，补充足够的水分是很重要的。泌尿系统感染者应多喝水排尿，还有助于冲刷掉尿道细菌。熟睡时出汗使得血液中的水分减少，血液黏稠度变高，对于心血管疾病患者来说，睡前喝一杯水可以稀释血液黏稠度，减少心肌梗死、心绞痛、脑血栓等突发危险。对于糖尿病患者来说，保持体内水分充足还有利于控制血糖。

所以，睡前喝水并没有坏处，关键是适量。白天少量多次喝水，以保持体内水分充足；如果担心起夜影响睡眠，晚上喝水节制一点，睡前喝半杯水缓解口干即可。心血管疾病患者可以在床头备一杯水，夜里醒来或起床后喝一杯水，降低血液黏稠度。

牢记正确喝水的三条基本准则：多次、少量、慢饮。

2. 喝水"三提倡""四不宜"

（1）三提倡

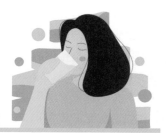

①提倡晨起喝水

早晨起床后喝一杯水，可清洗肠胃，促进胃肠活动，增强消化功能。

②提倡运动后喝盐开水

运动中大量出汗，使体内的盐大量排出，此时喝盐开水可补充身体损失的水分和盐分。盐开水的浓度以 0.1% ～ 0.3% 为宜。

③提倡病中多喝凉白开

病中多喝凉白开，既可补充因疾病（伴随的发烧、呕吐等症状）消耗的水分，也可促进病菌从体内排出。

（2）四不宜

①不宜喝太烫和太凉的水

喝太烫的水会损伤口腔和食道黏膜，时间久了易引发口腔癌和食道癌。长期饮用太冷的水则会损害胃肠功能。

②不宜饭前大量喝水

饭前大量喝水会冲淡胃液，增加胃肠负担，影响食欲和消化能力。

③不宜睡前大量喝水

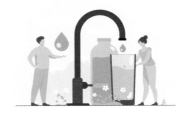

睡前大量喝水会增加排尿次数，影响睡眠质量。

④不宜喝已装在暖水瓶中好几天的开水，不能喝反复煮沸的开水

这两种开水所含的亚硝酸盐和某些微量元素均有所增加，饮后会对人体产生副作用。家里煮开水，以煮沸 5 ～ 10 分钟为宜，并放在保温性能好的暖水瓶内，每天更换。

做个会喝水的人，别让喝水误区打翻健康的"小船"。

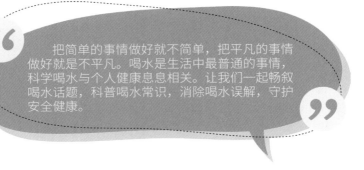

把简单的事情做好就不简单，把平凡的事情做好就是不平凡。喝水是生活中最普通的事情，科学喝水与个人健康息息相关。让我们一起畅叙喝水话题，科普喝水常识，消除喝水误解，守护安全健康。

血脂高就不能吃蛋和肉？

记好这四点，教你有效控血脂

心血管内科　魏宇淼

在中国，每 10 个成人里就有 4 个人血脂异常。一旦得了高血脂，很多人不免慌张。明明不胖，为什么会得高血脂？血脂高是不是不能吃油、吃肉？血脂正常后可以停服降脂药吗？协和心血管内科专家带大家正确认识高血脂，走出控血脂的误区。

1. 什么是血脂?

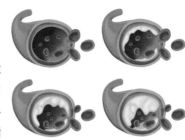

血脂是血清中的甘油三酯、磷脂、胆固醇及游离脂肪酸等的总称。临床上与血脂密切相关的是胆固醇和甘油三酯。因为这些脂质多半不溶于水,在血液中大都与蛋白质结合生成脂蛋白,所以血脂异常必然要表现为某些脂蛋白水平的升高或者降低。

2. 人体血脂的来源有哪些?

(1)内源性血脂

这种血脂是人体自我合成的一种物质,主要合成地点在肝脏和小肠。这种血脂与细胞结合后释放到血液中,便可成为人体新陈代谢和生命活动的能量来源。

(2)外源性血脂

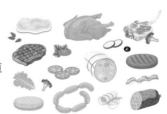

这种血脂是从食物中获取的,例如奶油、肉类、动物内脏等,这些食物中所含有的脂肪经过胃肠道的消化和吸收后进入血液,从而成为血脂。

3. 血脂多高算高血脂?

检查血脂的方法就是抽血化验,比较关键的指标有四个。

总胆固醇(TC):血浆中所含胆固醇的总和。
甘油三酯(TG):与心血管疾病有一定关系。
低密度脂蛋白胆固醇(LDL-C):"坏"胆固醇,是导致心血管疾病的"元凶"。
高密度脂蛋白胆固醇(HDL-C):"好"胆固醇,可阻止血管堵塞。

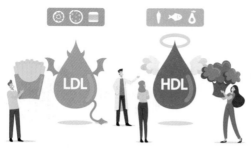

血液中甘油三酯、低密度脂蛋白胆固醇和总胆固醇水平越高越不好，高密度脂蛋白胆固醇过低也不好。所以严格来说，"高"血脂的说法并不严谨，应该称其为"血脂异常"。

需要注意的是，血脂化验单上各项指标均在参考值范围内，并不代表就是健康的。化验单上的参考值是对无合并症和其他危险因素的人而言的。

4. 高血脂有哪些危害？

通常来说，"高血脂"本身没有明显的症状，但如果血液中的脂质过多，这些脂质就会慢慢滞留在动脉血管壁上，使动脉血管壁增厚、变硬，导致动脉粥样硬化，从而诱发一系列疾病，例如冠心病、脑梗死、主动脉及外周动脉粥样硬化等。所以，高血脂患者需要积极治疗和控制，尽量避免让高血脂引发其他疾病。

5. 关于高血脂的几大误区

（1）只有肥胖者才会得高血脂？

高血脂不是肥胖者的"专利"。高血脂的诱发原因主要是摄入太多高脂肪食物，或是新陈代谢缓慢以及身体内分泌紊乱等，与身材并没有直接的关系。身材瘦的人也有可能受到遗传、环境和疾病的影响，患上高血脂。

（2）血液黏稠度增加，血脂也会升高？

血液黏稠与血脂异常是两种不同的疾病，并没有直接的关系。血液黏稠与血液中的多种成分有关，可能是红细胞过多、血液过度浓缩等原因造成的，而血脂异常是血液中胆固醇、甘油三酯过高或"好"胆固醇过低造成的。

（3）血脂高不可以吃鸡蛋？

适量食用即可。鸡蛋的蛋黄中含有胆固醇和饱和脂肪酸，导致很多人以为高血脂不能吃鸡蛋，但其实血浆中的胆固醇主要来源于人体自身合成，所以血脂高的人可以适当吃一些鸡蛋，但不要过量。

（4）吃素就能降血脂？

长期吃素可能导致油脂营养物质摄入不足，身体代谢紊乱，因此吃素和降血脂之间并没有直接关系。

（5）喝醋能降血脂？

喝下的醋只经过胃肠吸收，对于血管内的血脂没有多大影响，且醋酸有刺激性，大量喝醋可能会损伤胃黏膜。

6. 如何控制血脂？

（1）合理膳食

减少饱和脂肪酸和膳食胆固醇的摄入，少吃内脏、肥肉、鸡蛋、油炸食品、奶油制品等；增加膳食纤维的摄入，多吃全谷类、水果、蔬菜、豆类等食物。

（2）适当运动

高血脂人群在做好饮食管理的情况下，也不能忽略运动的重要性。规律且适量运动，可以提高新陈代谢的速度，从而使得蛋白酶的活性升高，达到降脂的目的。

（3）戒烟限酒

戒烟以及避免吸入二手烟对减缓动脉粥样硬化的发展、防治心血管疾病等具有重要的作用。同时，也应该限制酒精的摄入。

（4）药物治疗

合理用药很关键。血脂异常的类型不同，用药也会有所区别。

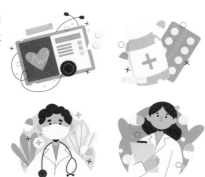

降低胆固醇：主要用药为他汀类药物，例如阿托伐他汀、瑞舒伐他汀等。

降低甘油三酯：主要用药为贝特类药物，例如非诺贝特、苯扎贝特等。

　　控制血脂是一个长期过程，患者按疗程服用降脂药物后，血脂会回到正常范围，但是一旦停药，很多时候又会反复，所以即使血脂恢复正常，也别擅自停药。

编后语

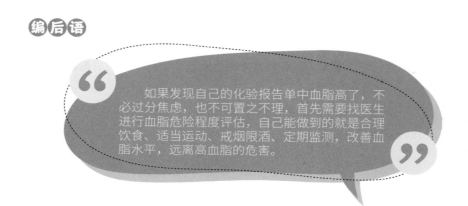

　　　　如果发现自己的化验报告单中血脂高了，不必过分焦虑，也不可置之不理，首先需要找医生进行血脂危险程度评估，自己能做到的就是合理饮食、适当运动、戒烟限酒、定期监测，改善血脂水平，远离高血脂的危害。

你认为的养胃方式，可能在悄悄伤害你！

做好这几点，远离慢性胃炎

中西医结合科　刘星星、范恒

　　每到寒露，气温断崖式下跌，街上行人短袖、外套、棉袄胡乱穿搭，饮食也逐渐向高热量、重口味转变，连到医院看胃病的患者也有所增多，其中尤以胃炎、胃溃疡患者居多。

　　秋季如何养护好我们的胃？有哪些简单易学的小妙招？协和中西医结合科专家为大家科普养胃知识。

1. 为何秋季要注意养胃?

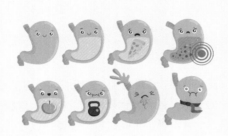

　　秋季是一个"阳消阴长"的过渡阶段，昼夜温差较大，天气冷暖多变，而胃对寒冷的刺激非常敏感，稍不注意就容易让胃受到"秋凉"的侵扰，加之天气凉爽后人们胃口大开，饮食无忌，容易引起胃部不适甚至胃病，所以秋季养胃很重要。

2. 季节交替，当心胃病来袭

（1）慢性胃炎

　　慢性胃炎是一种常见的消化道疾病，主要症状为中上腹部不适、餐后饱胀、烧灼痛、钝痛等，一般也会出现食欲不振、反酸、嗳气、恶心等消化不良症状，严重时会影响到睡眠和日常生活。慢性胃炎常因吃辛辣、偏冷、偏硬或其他刺激性食物发作或加重，有时天气寒冷也会诱发或加重慢性胃炎。

（2）胃溃疡

　　胃溃疡是指发生在胃内壁的溃疡，最常见的症状是胃部灼烧痛，疼痛多发生于餐后，持续数分钟甚至数小时。胃溃疡发病有节律性和周期性，在季节交替的时候最易发作。因此，在秋季到来时，胃溃疡患者要格外注意保养自己的胃。

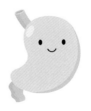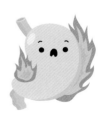

3. 秋季呵护胃部，注意这五点

（1）秋季养胃"忌寒凉"

秋季寒凉气氛日渐浓郁，如果胃不好，经常腹泻，不论是西瓜还是香瓜都不能多吃，否则会损伤胃的阳气，引发胃部不适或使原本的胃病加重。另外，特别要注意的是秋季菊香蟹肥，正是品尝螃蟹的最好时节，但是螃蟹是大寒之物，不宜多吃。

（2）秋季养胃"有节制"

天气转凉，食欲较夏季旺盛，食量增加，使胃肠的负担加重，如果再不加节制，食用生冷油腻不易消化的食物，就容易诱发胃病。秋季养胃饮食应以温、软、淡、素、鲜为宜，定时定量，少食多餐，不吃过凉、过烫、过硬、过辣、过黏的食物，避免暴饮暴食，还应戒烟限酒。

（3）秋季养胃"多保暖"

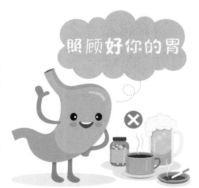

秋分以后，气候渐凉，胃肠道对寒冷的刺激非常敏感，如果防护不当，就会引发胃部疾病而出现反酸、胃灼热、腹胀、腹痛、恶心、呕吐等症状，或使原来的胃病加重。所以慢性胃炎患者在秋季要特别注意胃部的保暖，适时增添衣服，夜晚睡觉盖好被子。

（4）秋季养胃"多补水"

中医认为胃喜滋润而恶燥烈，秋季干燥易伤津液，引起口咽、胃肠等消化道干燥，因此在饮食方面要注意补充水分，多吃清润、温润的食物，例如百合、银耳、淮山、秋梨、莲藕、柿子、芝麻、鸭肉等，以养阴清燥。

（5）秋季养胃"舒心情"

胃病的发生还与人的情绪、心态相关。秋季气候干燥，日照减少，气温渐降，情绪上难免有垂暮之感，故有"秋风秋雨愁煞人"之言。秋季肃杀之气容易使人产生紧张、焦虑、恼怒等不良情绪，就会导致肝气郁结，肝气横逆犯胃，导致脾胃不和，脾失健运，胃失通降，出现腹胀腹痛、食欲不振等胃病症状。所以，在秋季应收敛神气，以适应秋季容平之气，同时要注意合理调节精神状态，保持精神愉快和情绪稳定，适当锻炼，例如登山、慢跑、散步、打球、游泳等。

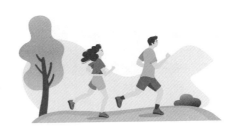

4. 养胃有方法，谨记这几招

那么，秋季养胃的方法有哪些？在这里给大家推荐秋季养胃"三妙招"。

（1）来碗"养胃粥"

秋季昼夜温差大，凉爽的清晨喝一碗热腾腾的粥暖心暖胃是不错的选择。熬粥时少用精米，可适当在粥中加入南瓜、豆类、谷类等粗粮，这样不仅能提供膳食纤维，还能补充营养。在配制这些粥品食疗时，不妨选用一些中药，例如生姜、枸杞、怀山药、黄芪、党参、茯苓、丁香、豆蔻、桂皮等，可以起到保健强身、预防疾病的功效。（在这里要特别提醒反流性胃炎患者，最好不要喝粥，否则会导致反流加重。）

（2）给胃"按个摩"

在秋季，通过按摩腹部也可以达到养护胃肠的作用，经常做揉腹操有助于健脾养胃，这样不仅可以促进胃液分泌，还能够促进身体对食物的消化、吸收和排泄。按摩腹部的方法很简单，可以在睡觉之前或起床之后，全身放松，双手搓热后，将左手和右手重叠在一起，然后将掌心对准肚脐，先顺时针按摩腹部 50 次，再逆时针按摩腹部 50 次。

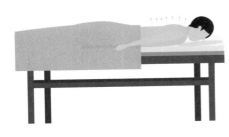

（3）给胃"灸一灸"

入秋以后，天气逐渐转凉，此时进行艾灸可以扶助阳气，提高机体免疫力，起到防病保健的作用。如果平时脾胃虚寒，也可以坚持艾灸中脘穴（肚脐向上 4 寸）

和足三里穴（外膝眼下四横指、胫骨边缘），有助于养脾胃。

胃痛也可以采取艾灸治疗，结合中医理论，艾灸脾俞穴（第 11 胸椎棘突下，旁开 1.5 寸）、胃俞穴（第 12 胸椎棘突下，旁开 1.5 寸）和中脘穴对急性胃痛有很好的缓解作用。

秋高气爽时节，天气越来越凉，有胃病的朋友记得适时养胃保暖，规律作息、清淡饮食，呵护好胃肠。

编后语

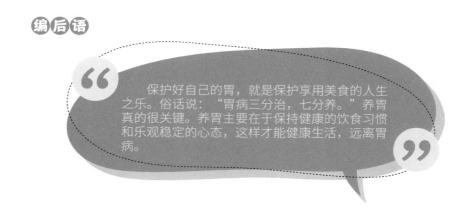

保护好自己的胃，就是保护享用美食的人生之乐。俗话说："胃病三分治，七分养。"养胃真的很关键。养胃主要在于保持健康的饮食习惯和乐观稳定的心态，这样才能健康生活，远离胃病。

三
运动健康篇
生命不息，运动不止

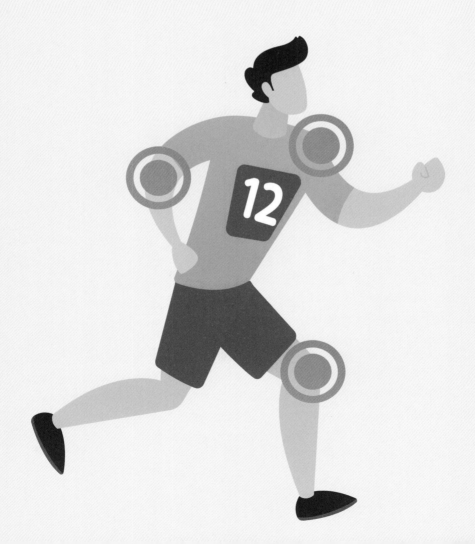

膝盖说："炎"重警告！

赶紧收好这份护膝攻略

骨科　黄玮、王洪、叶哲伟

　　每年入冬时节，前一秒阳光明媚、空调续命，下一秒冷风嗖嗖、秋裤护体，这不仅仅是降温，堪称速冻！人们纷纷穿上羽绒服和秋裤应对严寒，可要知道的是，温度骤降不仅易使人感染风寒，还会让人直呼关节疼痛。

　　据悉，关节炎是最常见的慢性关节病之一，也被世界卫生组织列为十大致残性疾病之一，其中又以膝骨关节炎发病率最高、临床最常见、对个体和社会的损害最大。关节的保护远大于治疗，一旦关节"气数已尽"，治疗效果将大打折扣。协和骨科专家倾囊相授"护膝宝典"，教大家保护好关节。

1. 什么是膝骨关节炎?

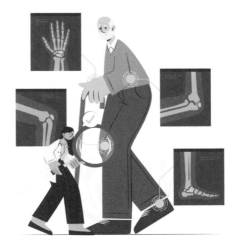

膝关节就好比一台机器,这台机器里面有很多零部件一起维持着机器的正常运转,包括骨头、半月板、韧带、滑膜等。膝关节有一个重要的结构叫软骨。软骨就像这台机器里面厚厚的一层保护涂层,当各种因素导致该"涂层"老化磨损时,膝关节这台机器就会生锈、出现故障甚至报废。这就是我们常说的膝骨关节炎。

膝骨关节炎是一种关节老化性疾病,因此在年龄越大的人群中患病率也越高。目前,我国 40 岁以上人群原发性骨关节炎的总体患病率已高达 46.3%。膝骨关节炎最常见的表现就是疼痛和活动受限,其中疼痛又是最影响患者生活质量的表现。膝骨关节炎一般通过临床表现结合膝关节 X 光片就可以确诊,在早期可以通过药物、理疗、康复等方法保守治疗,如果控制不好,到了晚期就只能手术治疗,最严重的膝骨关节炎到最后只能通过换关节治疗,就是我们常说的"关节置换术"。

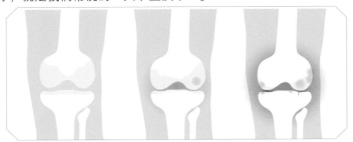

2. 膝骨关节炎的防治

其实,膝骨关节炎的防治有很重要一部分来自我们日常的自我管理。

（1）控制体重"减负担"

体重超标必然对关节造成更大的负担，这就好比一台机器如果长期超负荷工作，那么它的使用寿命会大打折扣。目前的研究已经明确了肥胖是导致膝骨关节炎的危险因素。不仅如此，我们身体的脂肪组织释放的一些因子更是会直接参与膝骨关节的炎症和软骨损伤的过程，也就是说肥胖本身就可能损伤膝关节这台机器的保护涂层。

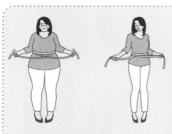

体重达到什么程度算肥胖呢？目前国际上常用的衡量体重和营养状况的一个标准就是体重指数（BMI），即体重（千克）除以身高（米）的平方得出的数值。例如，一个身高 1.7 米，体重 60 千克的人，他的体重指数就是 $60 \div 1.7^2 = 20.76$（千克 / 米^2）。中国成人的体重指数正常范围为 18.5 ~ 23.9 千克 / 米^2，24.0 ~ 27.9 千克 / 米^2 为超重，≥ 28.0 千克 / 米^2 为肥胖，<18.5 千克 / 米^2 为低体重。大家可以算算自己的体重指数是否在正常范围内。

保持正常的体重对保护膝关节和改善膝骨关节炎症状其实很重要。已经有研究表明，当体重减少 10% 的时候，膝骨关节炎疼痛症状改善较明显。那么如何减肥呢？七分合理饮食，三分科学锻炼。为了膝关节的健康，首要任务是控制体重。

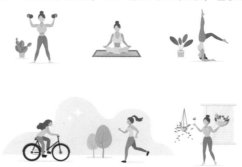

（2）强化腿肌"保护甲"

强化腿肌就像给膝关节这台逐年老化的机器披上一层内在的强有力的"保护甲"。加强下肢肌肉力量，尤其是膝关节周围肌肉力量，既可改善膝关节稳定性，又可促进局部血液循环，能够很好地改善膝盖疼痛、无力、怕冷的情况。

那么如何锻炼呢？在这里给大家介绍三个在家就能做的锻炼腿部肌肉的实用方法，一般建议下肢力量训练每周进行 1 ～ 2 次，每次 45 ～ 90 分钟，三个动作可以结合在一起做。

①股四头肌等长收缩训练

仰卧或坐在床上，下肢伸直平放床上，尽可能用最大的力量紧绷大腿肌肉 5 秒再放松，这样算 1 次，争取每天做 1000 次。刚开始的时候不容易找到肌肉收缩的感觉，可以在膝关节下面垫一个毛巾卷，这样在收缩肌肉的同时，有一个伸膝向下压毛巾卷的动作趋势，就很容易找到感觉。

②负重直腿抬高训练

可以坐着或者躺着，将一定重量的沙袋固定在踝关节，膝关节尽量伸直，大腿前方的股四头肌收缩，脚尖尽量翘起来，缓慢抬起双腿，保持 15 ～ 30 秒，再保持同样的姿势，缓慢放下双腿。沙袋重量可以先从 2 千克开始，需由轻到重，逐渐加重，下肢的力量才能不断增强。

③靠墙静蹲

整个身体躯干紧贴墙壁，身体下蹲，下肢用力维持膝关节弯曲 90°，同时注意小腿与地面保持垂直，膝盖不要超过脚尖。中老年人靠墙静蹲时最好避开会引起膝关节疼痛不适的角度，例如蹲到 90° 时膝关节痛，那么可以稍微站直一些以减小膝关节弯曲的角度。另外，建议尽量不做深蹲。一般靠墙静蹲对次数和时间并没有严格要求，但是通常建议每次蹲到无法坚持为止为一组动作的结束，休息 1 ～ 2 分钟，然后重复进行。

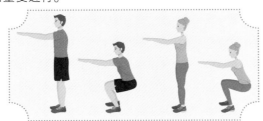

（3）科学运动不久坐

已有研究发现，出于健身目的的跑步者，髋膝关节炎发生率仅 3.5%，久坐不动者髋膝关节炎发生率却为 10.2%，竞技体育赛跑者髋膝关节炎发生率为 13.3%。久坐为什么更伤膝盖呢？膝关节在正常活动的过程中是会不断分泌关节滑液的，关节滑液就像机器润滑油，如果经常久坐不动，就好比一台长期不用的机器，那么肯定容易生锈、出故障。

那么如何科学运动呢？除了前面提到的局部力量训练，全身有氧运动也是很重要的。有氧运动就是在供氧充分的情况下进行强度低、有节奏、持续时间长的运动。

对于膝骨关节炎患者来说，一般建议选择冲击力较小的有氧运动（例如，游泳、健步走、骑自行车、水中跑步等），联合下肢力量训练、拉伸训练、平衡训练等，这样可使大多数膝骨关节炎患者的各种损伤得到修复。

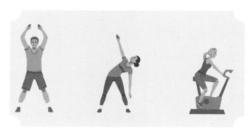

健康人群也可以选择有一定冲击力的有氧运动，例如跑步和各种球类运动等。一般来说，每周可以进行1～2次有氧运动，每次持续40～60分钟。提倡个体化的科学运动，每个人要根据自身的不同情况来安排运动内容，必要时咨询医生后制订运动计划。

（4）攀爬蹲跪要避免

一台性能再好的机器，如果使用不当，也是很容易损坏的。膝关节也是如此，有些动作其实很伤膝盖，对于膝骨关节炎患者来说尤其如此。在日常生活中尽量避免爬山、爬楼、爬坡、长时间蹲跪、反复跳跃等动作，这样才能更好地保护膝关节，延长膝关节的使用寿命。

（5）行动辅助护膝盖

行动辅助就是为膝骨关节炎患者在活动中提供保护和辅助作用的一些工具，是膝关节的外源性"保护甲"。关节疼痛症状较明显的老年人，尤其是关节疼痛发作期的老年人，应该使用助行器或者拐杖，"三条腿"的稳定性肯定强于两条腿。另外，佩戴一些特殊设计的膝关节支具，还能够有效减缓膝关节内的压力，起到缓解疼痛、延缓病情的作用。膝关节轻度疼痛的患者也可以使用护膝或者膝关节弹性套来保护关节。

（6）心理干预很重要

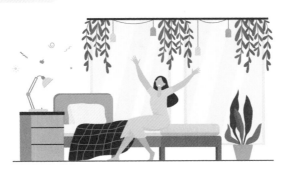

　　膝骨关节炎患者往往长期遭受疼痛，已有研究表明慢性膝痛及其对膝盖功能的影响常导致不同程度的心理困扰，并且这种心理困扰会导致症状加重。因此，心理干预对于膝骨关节炎患者来说是很有必要的，首先就要在心理上接受疾病、面对疾病，从而战胜疾病。也有研究表明，心理学上的认知行为治疗可显著缓解慢性疼痛患者的疼痛和身心残疾。

编后语

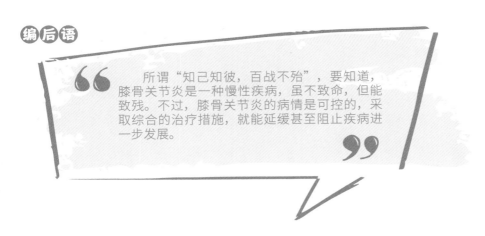

　　所谓"知己知彼，百战不殆"，要知道，膝骨关节炎是一种慢性疾病，虽不致命，但能致残。不过，膝骨关节炎的病情是可控的，采取综合的治疗措施，就能延缓甚至阻止疾病进一步发展。

颈子僵？肩膀痛？

保护"颈部大楼"，可以这样做

骨科　黄玮、杨操

　　据统计，我国每 10 人中就有 1 人患颈椎病，这原本是中老年人好发疾病，但现在呈现低龄化趋势。颈椎病仅仅是颈部疼痛吗？颈椎病究竟是怎么来的？颈椎病有哪些类型？颈椎病该如何治疗呢？协和骨科专家和大家好好聊聊颈椎那些事。

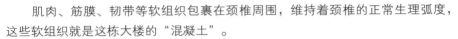

1. 颈部的正常结构

在了解颈椎病之前我们得先认识一下颈部的正常结构。正常的颈部就好比一栋大楼。

颈椎有七块互相堆叠的椎骨，正常的颈椎有个前凸的生理弧度，这就是"颈部大楼"的"钢筋结构"。

肌肉、筋膜、韧带等软组织包裹在颈椎周围，维持着颈椎的正常生理弧度，这些软组织就是这栋大楼的"混凝土"。

两块相邻椎骨的椎体之间的软骨盘称作椎间盘，由外围的纤维环和中心的髓核组成，主要负责减少椎骨间的摩擦、压力，调节颈椎的弯曲角度，这就是大楼每一层钢筋结构的缓冲层。

当然，"颈部大楼"还有很多重要的管道孔隙结构，里面包含一些重要的组织结构。例如，七块颈椎椎骨堆叠起来的颈椎后部有中空的管道结构，叫作颈椎椎管；椎管里面有人体重要的神经组织通过，颈部脊髓就好比整栋"颈部大楼"的总控电缆线。

在颈椎椎骨之间的两侧有空隙，这就是椎间孔。颈部脊髓的分支，也就是神经根，就是从这里穿出来的，好比总控电缆线在每一层楼之间的分线路。

当然，"颈部大楼"里还有一些交感神经通过，这些交感神经类似于大楼的网线。

另外，每块颈椎椎骨的两边也有孔隙结构，叫横突孔，是椎动脉的通道。横突孔就好比"颈部大楼"里的水管。椎动脉是血液进入大脑的重要血管结构。

2. 颈椎病的分型

"颈部大楼"的任何一个结构出了问题，"颈部大楼"都无法正常运行，容易导致颈椎病。而不同结构出现问题，就是不同类型的颈椎病。

（1）颈型颈椎病

"颈部大楼"各部分出现这样或那样的问题，例如椎骨长骨刺、椎间盘纤维环损伤、颈部神经和肌肉筋膜受到刺激引起肩颈部疼痛。

（2）脊髓型颈椎病

"颈部大楼"总控电缆线出现问题（受到邻近骨或椎间盘的刺激或挤压），以四肢运动障碍、感觉及反射异常为主要症状，是颈椎病各种分型里最严重的一种。

（3）神经根型颈椎病

"颈部大楼"总控电缆线的分线路（神经根）出现问题（受到邻近骨或椎间盘的刺激或挤压），引起神经根支配区域的手臂麻木、疼痛。

（4）椎动脉型颈椎病

"颈部大楼"的水管供水量受到影响，引起脑部供血不足，从而导致头晕。

（5）交感型颈椎病

"颈部大楼"的网线信号受到影响，主要表现为眩晕、视物模糊、耳鸣、手部麻木、听力障碍、心动过速、心前区疼痛等一系列交感神经紊乱症状。

（6）混合型颈椎病

合并两种或者两种以上分型的颈椎病就称作混合型颈椎病。除此之外，近年来年轻患者容易出现的颈椎问题还有颈椎反弓。

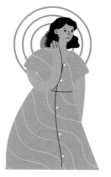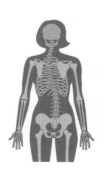

前面提到了颈部的软组织协助维持颈椎的正常生理弧度，经常低头玩电脑、看手机、看书等，日积月累，颈部的软组织这些混凝土结构失去支撑功能，应力全部集中在"颈部大楼"的钢筋结构上，久而久之，颈椎就容易老化甚至变形，这就是颈椎反弓、颈椎退变的主要原因。

3. 颈椎病的治疗

一般来说，颈椎病首先考虑保守治疗。

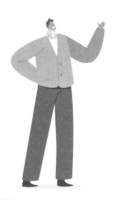

（1）物理治疗

颈托制动、热疗、电疗等治疗方法，有助于缓解症状。

（2）运动治疗

适度运动有利于颈椎康复，但不提倡使颈椎过度活动的高强度运动，另外加强颈背部肌肉力量锻炼也是非常重要的，有利于维持颈椎的稳定性。

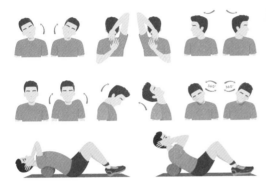

（3）药物治疗

服用非甾体抗炎药、神经营养药物及骨骼肌松弛类药物有助于缓解症状。

（4）传统中医治疗

可进行适度按摩或针灸，但应谨慎操作。

（5）头颈牵引

以安全、有效为前提，遵循小重量、长时间、缓慢、持续的原则。

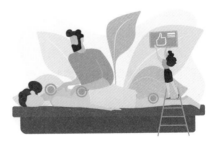

4. 防治颈椎病"三避免"

除保守治疗外，养成健康良好的工作和生活习惯，是预防与治疗颈椎病的必要行为。

①避免高枕、长时间低头等不良习惯。
②避免过长时间保持同一坐姿。
③避免上背部负重或受压。

保持正确的睡姿，对于预防和治疗颈椎病也至关重要。睡觉时不管是仰卧还是侧卧，都应该使用合适的枕头以保持颈部与身体中轴呈一条直线。仰卧睡觉时，可在后脑勺下面也就是颈部后面垫高度合适的圆枕以帮助维持颈椎前凸的生理弧度。侧卧睡觉时，所垫枕头的高度应该和一侧的肩膀等高。

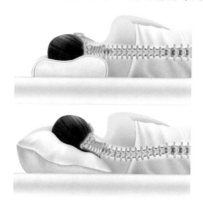

如果出现手麻无力，走路像踩棉花一样的感觉，说明症状比较严重，如果通过颈椎核磁共振检查和CT检查发现有明显的神经受压表现，那么就需要手术治疗。手术治疗的目的只有一个——解除神经压迫。

应对神经压迫的方式就是通过手术治疗去除引起脊髓及神经根受压的因素，包括增生的骨刺、突出的椎间盘、增生增厚的韧带结构等因素，从而恢复颈部大楼的"正常供电"。

当然，医生在进行反抗神经压迫的手术时，不可避免地要把"颈部大楼"的一些钢筋结构去掉，这样才有可能让总控电缆线显露出来，这就是手术除了进行减压还可能需要用上内固定物的原因，只有这样才能确保"颈部大楼"的稳定性。

编后语

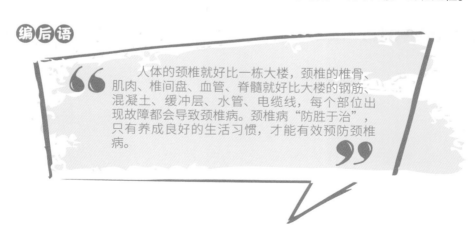

人体的颈椎就好比一栋大楼，颈椎的椎骨、肌肉、椎间盘、血管、脊髓就好比大楼的钢筋、混凝土、缓冲层、水管、电缆线，每个部位出现故障都会导致颈椎病。颈椎病"防胜于治"，只有养成良好的生活习惯，才能有效预防颈椎病。

颈椎病常找上门？

避开这几点，你的脖子还有救

骨科　杨操

　　上班、吃饭、睡觉，习惯性低头刷手机、看电脑已成为现代打工人的常态。很多人患有颈椎病，但很多人不了解颈椎病。

　　甚至有人说，女性更容易得颈椎病，颈椎病患者应该睡硬板床、不能睡枕头，得了颈椎病应该多按摩……这么多说法，究竟孰真孰假？协和骨科专家带大家认识颈椎病的误区，拒做"低头族"。

1. 关于颈椎病的流言

（1）女性比男性更容易得颈椎病

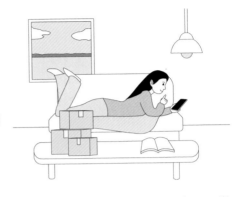

颈椎病和年龄、生活习惯有关，目前并无研究表明男女颈椎病患病率有明显差异。

（2）睡硬板床对颈椎有好处

目前没有研究证明睡硬板床对颈椎有好处，而且硬邦邦的床睡起来会让人觉得不舒服，肌肉就无法放松，也休息不好，对腰椎也没有有效的支撑。

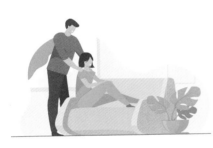

（3）经常按摩，可以缓解颈椎病

按摩的确有助于促进局部血液循环，缓解颈椎压力。但是，按摩复位前必须排除颈椎管狭窄、颈椎间盘突出、颈椎不稳定等情况，脊髓型颈椎病绝对禁止重力按摩和复位，否则极易加重症状，甚至导致截瘫。即便需要进行按摩、复位治疗，也最好由经过正规训练的专业人员操作，以免产生副作用或是加重病情。

（4）得了颈椎病就应该多多活动颈部

颈部保健操只适合颈椎健康的或者只是颈椎疲劳的人做，如果在做操的过程中有任何头晕、颈部不舒服的症状，必须马上停止。因为对于部分颈椎病患者来说，颈椎间盘的退行性病变使颈椎更加脆弱，发病期间如果过多地活动会加速颈椎间盘的老化，使增生的骨质刺激血管和神经，就会加重病情。以下四种人千万不要盲目地去做颈部保健操：患有脊髓型颈椎病的中老年人，病情严重的椎动脉型颈椎病患者，颈部转动时疼痛比较厉害的人，高血压患者。

（5）睡觉不枕枕头，枕枕头对颈椎会有伤害

　　如果是习惯仰卧的人，睡觉不枕枕头是没问题的，因为平躺时即使不枕枕头，颈椎仍保持正常的生理弧度，肌肉也是放松状态。但如果是习惯侧卧的人，就必须枕枕头，不然颈椎会长时间处于压力之中。

2. 颈椎病分为哪几类？

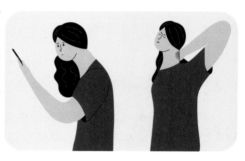

　　当颈部活动时，两块椎骨会出现各种角度的开合，颈椎间盘就会配合椎骨来变换形状。由于日积月累的劳损和压迫，颈椎间盘慢慢变形甚至脱出，导致椎体间的高度下降，保护颈椎的韧带和肌肉随之松弛，颈椎也慢慢失去稳定。椎体间由于磨损逐渐形成骨刺，韧带为了维持颈椎稳定而增生变厚。

　　这时，椎管中的脊髓受到挤压和冲击，很容易受伤，从而引发脊髓型颈椎病。同时，颈椎间盘、骨刺还可能压迫神经根，引发神经根型颈椎病，甚至损伤、压迫椎动脉和交感神经，造成椎动脉型颈椎病和交感型颈椎病。以上四大类颈椎病中，最常见的是脊髓型颈椎病和神经根型颈椎病。

3. 出现这些症状时需当心颈椎病

（1）最多发：神经根型颈椎病

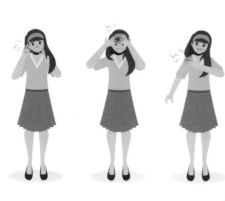

　　神经根型颈椎病占颈椎病的比例高达70%以上。神经根型颈椎病即颈椎间盘退变、刺激或压迫颈神经根引起的运动或感觉障碍。主要症状是颈肩部疼痛向上肢放射，引起胳膊和手的疼痛、麻木。

　　这类颈椎病有两个自测小方法：臂丛牵拉试验和压颈试验。

　　①臂丛牵拉试验

　　患者取坐位，头偏向健侧，检查者一

手抵患侧头部，一手握患腕，向相反方向牵拉。若患者出现放射痛、麻木，或原本疼痛加剧，提示可能为神经根型颈椎病。

②压颈试验

检查者将患者头部推向患侧并加压，若患者出现放射痛、麻木，或原本疼痛加剧，提示可能为神经根型颈椎病。

（2）最危险：脊髓型颈椎病

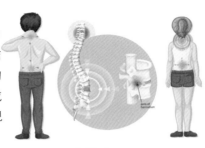

脊髓型颈椎病占颈椎病的比例约为17%。这类颈椎病是由于颈椎椎骨间连接结构退变，如椎间盘突出、椎体后缘骨刺、钩椎关节增生、后纵韧带骨化、黄韧带肥厚或钙化，导致脊髓受压或脊髓缺血，继而出现脊髓功能障碍。主要症状是双手持物不稳、乏力，双下肢走路不稳、发力沉重、打软腿，躯干及四肢束带感。

脊髓型颈椎病有两个自测小方法：霍夫曼征检测和走直线试验。

①霍夫曼征检测

霍夫曼征属于病理反射。检查者以右手的食指、中指夹持患者的中指中节，使其腕关节背屈，其他各指处于自然放松半屈状态，然后检查者以拇指迅速弹刮患者中指指甲，若患者出现其他各指的掌屈运动，即为霍夫曼征阳性（有可能患颈椎病）。

②走直线试验

双脚保持在一条直线上走，如很难走直线，则可能患有脊髓型颈椎病，因为脊髓受到压迫会导致四肢维持平衡的肌力减退。

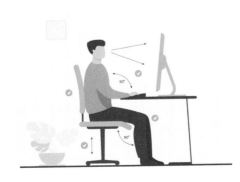

4. 得了颈椎病，这些坑别踩

（1）不良姿势

盯着电脑屏幕一整天，中午也只能趴在桌子上午休……脖子处于一个不正常的曲度，而且持续时间长，结果呢？肌肉不乐意了。

肌肉长期紧张，死死地拉着颈椎

椎骨，椎骨就磨损、增生，长此以往，颈椎间盘就会变形、突出。

应对不良姿势，可以采用以下办法：

①尽量不要长时间玩手机，如需使用手机，可将手机拿高一点；

②如果工作或学习需要久坐，坐着的时候应该使颈椎保持中立的位置，目光平视，可能需要调整电脑显示器的高度，双肩自然下垂，腰部应该有支撑；

③多活动活动脖子，推荐四个动作。

摇头晃脑：脑袋围绕脖颈做圆周运动，这种动作对预防颈椎病既简单又有效，前后左右点头操也有相同的作用。

"米"字操：脖颈当笔杆、下巴作笔尖，在"白纸"上反复书写"米"字。

左顾右盼上下看：假设自己站在垂直的十字正中，左看、右看、上看、下看。

10 点 10 分操：时钟的时针和分针呈对称夹角。站立或端坐，双臂上举呈"10点 10 分"状，挺胸抬头深吸气，可舒缓颈椎压力。

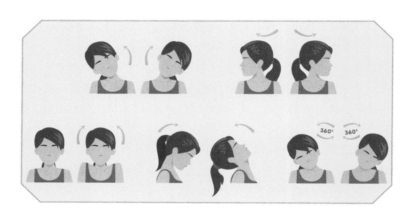

（2）风、寒、湿

运动后满头大汗，爽！

回家风扇、空调直对脖子吹，更爽！

这一冷一热、一收一缩，肌肉首先遭殃，分分钟可能痉挛啊！

血管接着表示不适应，才刚舒张的血管，一秒就收缩了，四车道秒变单车道，马上堵塞。血液循环不顺畅，废物排不出去，血管通透性增高，白细胞就来到颈椎周围"溜达"，无菌性炎症就产生了。

应对风、寒、湿，可采取以下办法：夏天，注意避免风扇、空调直接对着颈部吹；

冬天，注意颈部保暖。

（3）枕头过高

如果枕头过高，枕着就跟低头一样，颈部后面的肌肉就被拉长了。颈部 24 小时都在"上班"，颈椎间盘由于日积月累的劳损就会加速退化。

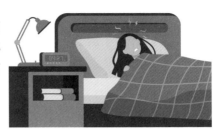

应对枕头过高，可以采取以下办法：

枕头的高度应能保持颈椎的生理前凸，建议成人枕头的高度在 8.0 ～ 10.0 厘米，选择中间低、两边高、材质透气、软硬适中的枕头比较好。

① 习惯仰卧的人，枕头的高度应与自己手掌的宽度差不多。
② 习惯侧卧的人，枕头高度应与自己单侧肩膀的高度差不多。
③ 选个中间低、两边高的元宝形枕头，能对颈椎起到很好的支撑作用。

（4）颈部外伤

颈部外伤会让本来已经退变的颈椎间盘损伤加重，甚至直接破坏颈椎的稳定性，诱发颈椎病。

应对颈部外伤，可以采取以下办法：

日常生活中做好颈部防护措施。例如，乘车外出时，要记得系好安全带，尽量不要在车上睡觉。

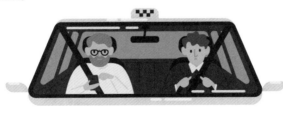

总结一下，患了颈椎病，这 10 件事建议别做：
①随意按摩；
②跳舞；
③急刹车；

④大幅度扭脖子；

⑤做仰卧起坐；

⑥睡姿不正确；

⑦颈部着凉；

⑧刺激运动，如坐过山车等；

⑨长时间低头玩手机、电脑；

⑩抽烟。

5. 这些方法可缓解颈椎病

大部分颈椎病患者可采取保守治疗的方法。

（1）药物治疗

可用药物有消炎镇痛药、活血化瘀药、肌肉松弛剂等。需要注意的是，药物一定要遵医嘱服用。

（2）颌枕带牵引

适用于脊髓型颈椎病以外的各型颈椎病，可解除肌痉挛、增大椎间隙、减小椎间盘压力，从而减轻对神经根的压迫和对椎动脉的刺激。

（3）物理治疗

物理治疗包括按摩、理疗、针灸、热疗等。对脊髓型颈椎病以外的早期颈椎病有减轻肌痉挛、改善局部血液循环的作用。

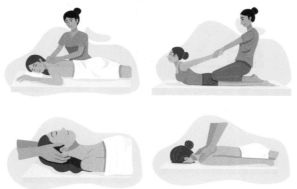

90% 的神经根型颈椎病患者可通过保守治疗消除或缓解症状。若保守治疗无效，或长期疼痛剧烈，难以忍受，可进行外科手术解除压迫。脊髓型颈椎病患者更需及时采取手术治疗，保守治疗可能会延误病情，严重影响远期预后。

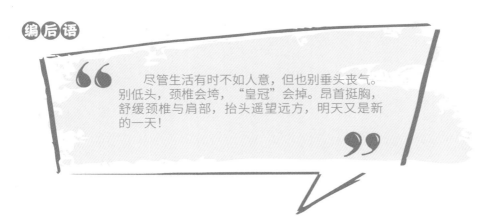

编后语

"

尽管生活有时不如人意，但也别垂头丧气。别低头，颈椎会垮，"皇冠"会掉。昂首挺胸，舒缓颈椎与肩部，抬头遥望远方，明天又是新的一天！

"

过度运动伤膝盖？

"珍膝"小妙招，有效缓解关节痛

骨科　张波

　　在"内卷时代"，大到找工作、孩子上学，小到吃饭、睡觉甚至连微信运动步数，人们都要"卷一卷"。有些人为了占据微信运动榜首，每天走2万多步，让膝关节亮起红灯，年纪轻轻就患上关节炎、滑膜炎。

　　每天走多少步比较合适？如何保护膝关节？滑膜炎、骨关节炎是怎样的疾病？协和骨科专家为大家科普。

1. 日行 2 万多步，健康你我他？

适当的运动能够促进我们的关节软骨分泌润滑剂和营养物质，从而起到养护关节的作用。但对于老年人或者膝关节曾经受过外伤的人，每天的步数就不宜超过8000 步。超过这个数量，容易诱发骨关节炎、滑膜炎，甚至造成半月板损伤，导致或加重骨关节炎。因此，建议此类人群每天的步数控制在 8000 步以下。

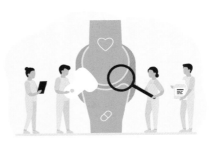

20000 多步并不是人人都适合，如果强行超过自身运动量的上限，很容易诱发骨关节炎和滑膜炎。那么，滑膜炎究竟是一种怎样的疾病呢？

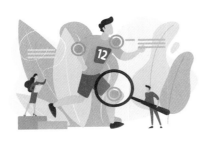

2. 滑膜炎是一种怎样的疾病？

膝关节里有一个腔隙，称为"关节腔"。在关节腔里面，有一层就像贴在房间墙上的壁纸一样的膜，称为"滑膜"。滑膜分泌滑液，起着类似润滑剂的作用。如果关节受到创伤或炎症的刺激，就可能引起滑液分泌过多，导致关节腔内出现积液，从而出现关节肿胀、疼痛等症状，这就是滑膜炎。

3. 诱发滑膜炎的高危因素

滑膜炎的首要诱因就是运动姿势不当或运动过量。痛风、类风湿等疾病则是继发滑膜炎的常见因素。

膝关节滑膜炎的发生与膝关节所承

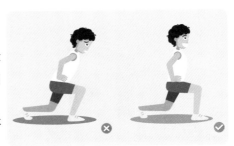

受的压力相关，压力越大，发生滑膜炎的可能性就越大。所以，一要控制体重，减轻关节承受的压力；二要避免一些增加膝关节所承受压力的不恰当姿势。

4. 患上膝关节滑膜炎的信号

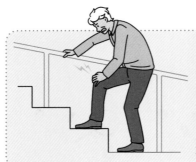

任何一个关节都有可能发生滑膜炎，但最常见的是膝关节滑膜炎。膝关节滑膜炎最直接的表现是膝关节肿胀、活动受限，如果积液不多，就可能仅表现为膝关节酸软、怕冷，上下楼梯时膝关节不适，下蹲起立时膝关节疼痛。出现这些症状就提示患有膝关节滑膜炎的可能。

5. 滑膜炎有哪些治疗方法？

（1）药物治疗

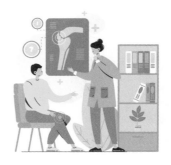

我们的关节腔就像蓄水池一样，关节腔内的滑膜既能分泌滑液，又能吸收滑液，起到调节作用。对于由痛风引起的急性滑膜炎或由运动损伤导致的关节腔积血，如果积液较多，可以考虑将积液抽出，然后向关节腔内注射消炎药。当然，这不是一个具有普适性的方案，只适用于特殊的情况，绝大多数滑膜炎患者是不需要抽积液的。

滑膜炎多数是无菌性炎症，不需要使用抗生素，而是使用专门针对无菌性炎症的非甾体抗炎药。如果是细菌感染所引起的关节红、肿、热、痛，就需要使用抗生素。

（2）手术治疗

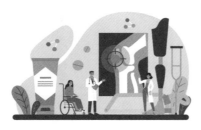

反复发作的滑膜炎容易导致滑膜增生，而药物治疗无效者，可考虑进行关节镜手术或开放手术，将这一层"壁纸"去掉。

6. 如何预防滑膜炎？

滑膜炎与一些内科疾病有关。对于痛风患者或者尿酸比较高的患者，需要减少高嘌呤食物的摄入，例如减少动物内脏、海鲜等食物的摄入。

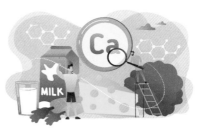

对于老年人来说，滑膜炎往往是由关节退变、磨损所引起的，所以可多食用高钙食物，例如牛奶、豆制品等。此外，要尽量减少胆固醇和糖分的摄入，因为这两者也是诱发滑膜炎的常见因素。

7. 女性为什么易患关节炎？

（1）经常穿高跟鞋

女性患关节炎与穿高跟鞋有一定的关系。因为穿高跟鞋时，人体的力线发生改变，骨盆前倾，重心偏移，腰部过度受力，增加腰椎间盘突出的发生概率；踝关节的支撑力量减弱，膝盖内侧的压力变大，踝关节、膝关节都有可能发生骨关节炎；脚趾受压，拇趾关节外翻。

（2）寒冷季节穿短裙

寒冷会诱发骨关节炎和滑膜炎。天气暖和的时候穿短裙是可以的，但在寒冷的冬天，还是应该适当地穿薄袜或者厚袜，这对保护关节是非常有帮助的，至少可以减小骨关节炎的发生概率。

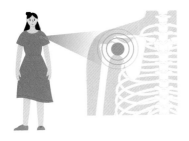

（3）长时间背单肩包

单肩包如果重量轻的话，影响不会太大，但若经常背一些重物，就会对负重一侧的肩关节造成一定的损伤，同时也会导致脊椎和腰部疼痛，所以还是建议背双肩包。

8. 患上骨关节炎的信号

一般说到骨关节炎，膝骨关节炎的发病率较高。这里需要考虑年龄因素，一般年轻人不会患骨关节炎，所以，中老年人如果出现以下五大症状，多半要考虑骨关节炎的可能。

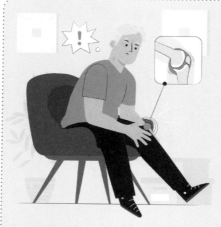

①最常见的症状是膝关节疼痛，尤其是在蹲起的时候或者上楼、下楼的时候发生疼痛；严重者走在平坦的路上也会发生疼痛。

②早上起床的时候关节有点僵硬，持续时间一般在 15 分钟左右，活动活动就好了。

③随着骨关节炎的进一步加重，关节会变形、肿大，这已是骨关节炎晚期的表现。

④有的人在活动关节的时候，关节处会发出咔嚓咔嚓的响声，年轻人可能是生理性的，老年人则通常提示为骨关节炎或骨质增生。

⑤老年人的膝盖因磨损而变形，走路时有的呈 X 形腿，有的呈 O 形腿，这也是骨关节炎晚期的一种表现。

9. 骨关节炎如何检查?

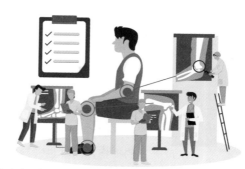

骨关节炎的检查相对简单，普通的 X 射线检查就可以帮助诊断是否患有骨关节炎。骨关节炎是随着年龄增长，关节软骨逐渐磨损的自然过程，所以目前没有任何一种药物可以彻底地治愈骨关节炎。

10. 如何预防骨关节炎?

（1）控制体重

体重越重，关节所承受的负荷就越大，因此控制体重对预防骨关节炎有很大的帮助。

（2）合理运动

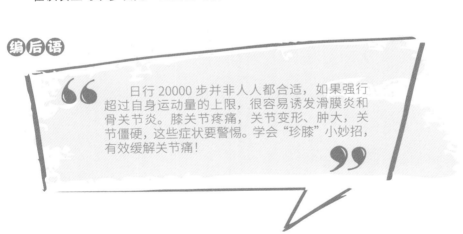

保护关节的运动有游泳、慢走、骑自行车等；关节出现问题后，应避免爬山、少爬楼梯、少做蹲起等负重动作。

（3）注意保暖

老年人一定要注意关节的保暖。

（4）营养膳食

在饮食上可以多食用一些富含钙质、氨糖、胶原的食物。

编后语

> 日行 20000 步并非人人都合适，如果强行超过自身运动量的上限，很容易诱发滑膜炎和骨关节炎。膝关节疼痛，关节变形、肿大、关节僵硬，这些症状要警惕。学会"珍膝"小妙招，有效缓解关节痛！

睡硬板床、戴护腰带对腰的好处多？

闪到腰，记住这四点

骨科　张波

久坐后突然起身弯腰，腰闪了……

搬重物时猛一使劲，腰闪了……

打篮球时阔步上篮，腰闪了……

年纪大了，走着走着突然就腰闪了……

日常生活中，我们常常会遇到以上这些小意外，俗称"闪腰"，医学上称为急性腰扭伤（急性腰肌劳损），好发于老年人、孕妇、久坐的"办公族"以及劳动强度较大的工人等。闪腰究竟闪到了哪里？闪腰后我们该如何自救呢？协和骨科专家为大家一一讲解。

1. "闪腰" 究竟闪到了哪里？

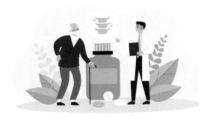

急性腰扭伤俗称"闪腰"。腰好端端的，怎么就闪到了？究竟闪到了哪里？弄明白这个问题前，首先需要了解人体腰椎的结构。

人体共有五节腰椎，每块椎体之间都有"弹性减震装置"——椎间盘，椎体周围还有一些韧带和肌肉组织。椎间盘、韧带、肌肉的活动，共同维持着腰椎的稳定，并使腰部能灵活地完成前俯、后仰、侧弯等动作。

若腰部突然活动或发力，腰椎周围的这些组织未能做出迅速反应，配合身体运动，或者患者腰部肌肉力量欠佳，拉伸幅度超过肌肉、韧带的极限时，便易出现腰部软组织拉伤，甚至发生肌肉撕裂、韧带断裂等情况，也就是我们说的腰闪了。部分患者在发生急性腰扭伤时可能无明显不适，但在次日会出现腰部疼痛、翻身或起床困难等症状。

2. 四项措施有效应对"闪腰"

"闪腰"非小事。根据损伤部位、严重程度的不同，急性腰扭伤的治疗和康复方法也不尽相同，不能一概而论。

（1）卧床休息

如果是轻度的腰扭伤（不影响正常弯腰），患者可休息1~2天，待症状缓解后，逐渐恢复正常活动。如果腰扭伤较严重，或复发性"闪腰"，患者应卧床休息1~2周，以缓解肌肉痉挛，减轻疼痛，若必须下床活动，可佩戴护腰。

①腰扭伤后，睡哪种床合适？

腰扭伤以后如果出现腰痛，一般建议睡相对硬一点的床垫，但是不建议睡木板床，尤其对于体型偏瘦的患者，睡木板床可能让腰部越来越痛。如果家里没有比较硬的床垫，也可以在地板上铺上 1 ~ 2 层棉絮平卧休息，或者改成席梦思的硬质一面睡觉。

②佩戴护腰可以缓解腰痛吗？

如果发生腰扭伤，疼痛急性期可以佩戴护腰。护腰一般建议在短时间内使用，腰扭伤以后疼痛急性期以卧床休息为主，在卧床的时候不需要佩戴护腰，下床活动或者必须坐着工作的时候也可以佩戴护腰，即使佩戴护腰也不建议连续久站和久坐。

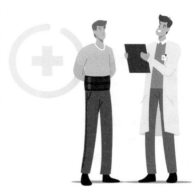

疼痛缓解以后就应该去除腰部保护装置，同时加强腰背部肌肉训练来增强腰部肌肉力量，从而减少腰肌劳损复发(反复腰扭伤)的可能性。

（2）物理治疗

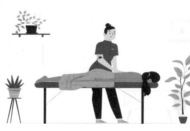

腰扭伤的急性期内）不可盲目按揉，免不当操作加重肌肉、采取局部冰敷，每次期过后，可采取局部收和血液循环。热敷局部按摩、拔火罐、（腰扭伤后的 72 小时更不可自行推拿，以筋膜组织出血，可20 ~ 30 分钟。急性热敷，以促进瘀血吸时，还可配合红外线、针灸及牵引等治疗。

（3）药物治疗

疼痛剧烈者，可外用（氟比洛芬巴布膏、洛索洛芬钠贴剂等）或内服（布洛芬缓释片、塞来昔布等）消炎镇痛药物。值得注意的是，服用上述内服药物后可能有胃肠不适等不良反应，因此只能短期服用。

（4）康复锻炼

急性期以休息为主，待疼痛症状缓解后，患者应加强腰背部肌肉功能训练，例如"小燕飞"及"五点支撑法"，以加强脊柱周围肌肉的稳定性。同时，日常生活、工作中应注意保持正确姿势，避免腰扭伤反复发作。

3. 四类情况须及早就医

很多人认为"闪腰"与"崴脚"一样，只要还
能动就无碍，并不把"闪腰"当回事儿；还有些人
为了缓解腰痛，常自行使用止痛膏药或跌打损伤活
络油，稍加按摩便草草了事；即便是腰痛症状迁延
不愈，部分人也理所当然地认为"伤筋动骨一百天"，
腰痛恢复需更多时间，不必理会。殊不知，反复"闪
腰"可能诱发腰椎间盘突出。及早、正确地处理腰

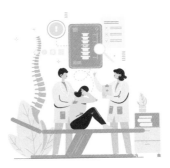

扭伤，不但能加速痊愈，还能最大限度地避免"闪腰"带来的慢性腰背痛后遗症。
以下四类情况万万等不得，须及时就医。

> ① 腰痛同时伴有臀部或下肢疼痛、麻木、无力，甚至大小便障碍等压迫神经
> 的症状；
> ② 腰痛迁延不愈，持续一周以上，无缓解趋势；
> ③ 习惯性"闪腰"，影响正常生活；
> ④ 疼痛加重，休息无法缓解，伴晨起腰背部僵硬。

闪腰无小事，科学防治是关键！

编后语

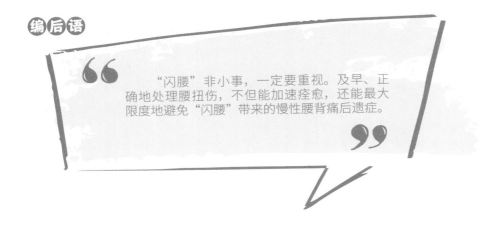

"闪腰"非小事，一定要重视。及早、正
确地处理腰扭伤，不但能加速痊愈，还能最大
限度地避免"闪腰"带来的慢性腰背痛后遗症。

人生最后一次骨折

协和专家支招，髋部骨折这样防治

骨科　周武、刘梦非、刘国辉

有一种骨折十分凶险，好发于老年人群，被称为"人生最后一次骨折"，它就是髋部骨折。

那么，髋部骨折为何如此凶险？为什么老年人容易发生髋部骨折呢？又该如何防治髋部骨折呢？协和骨科专家为大家详细解读。

1. 什么是髋部骨折?

髋部骨折一般指的是股骨颈及股骨转子间骨折。髋骨及髋关节主要支撑人体上半身的重量及提供下肢的活动度,我们平时跑跑跳跳全靠它。

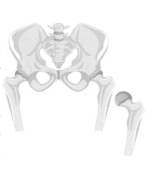

老年群体中,髋部骨折在伤后 1 年内的致死率达 12% ~ 37%,如果术后出现并发症,1 年内的致死率增加 3 倍,所以髋部骨折也被称为"人生最后一次骨折"。

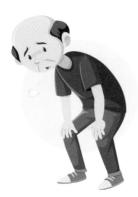

2. 髋部骨折致死率为何如此高?

髋部骨折之所以凶险甚至致命,是因为骨折后长期卧床会导致很多并发症。常见的并发症有:

因呼吸不畅,容易发生肺炎;

因长时间不运动,出现下肢深静脉血栓;

因翻身活动不便,局部受压导致褥疮;

因无法自行上厕所,导致泌尿系统感染。

3. 为什么老年人容易发生髋部骨折?

(1)骨质疏松

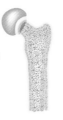
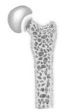

人从 40 岁开始骨量逐渐减少,随着年龄的增长,骨量的较少也越来越严重。骨密度下降得越厉害,摔倒后发生髋部骨折的风险越大。

(2)视觉灵敏度不良

有些老年人除了视力下降,对距离和空间的辨别能力也在减弱,再加上控制平衡和躲避障碍的能力下降,老年人跌倒的发生率明显较高。

（3）肌肉力量较差

髋关节是我们人体最大的一个关节，它旁边有很多肌肉群，当这些肌肉得不到应有的锻炼时，就无法保持关节的稳定性，因而会增加跌倒的风险。

老年人下肢力量锻炼最简单、安全有效的方式就是平卧位或坐位时做直腿抬高的功能锻炼，每次抬高下肢维持 3 ~ 5 秒，每天分组练习 150 ~ 300 次，可以有效地锻炼大腿股四头肌的力量，从而增强下肢的肌力。

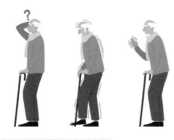

（4）神经系统疾病

老年人易患中枢神经系统疾病，从而引起平衡能力下降，容易跌倒。另外，一些中枢神经系统疾病（例如偏瘫、帕金森病等）导致的步态异常也可增加跌倒风险。

（5）药物副作用

研究显示，抗精神病药物、非甾体抗炎药、心血管系统药物、抗癫痫药物等可能会增加跌倒的风险。

4. 如何预防髋部骨折？

（1）改造环境

客厅、卧室防滑改造：家里铺装木地板、铺大地毯，以及穿防滑拖鞋等，都能有效防止滑倒摔跤。卫生间防滑改造：推荐使用防滑瓷砖或者不会移动的防滑垫，还可装上扶手，便于老年人在卫生间活动；如果条件允许的话，建议使用干湿分离的卫生间，这样防滑效果最好。

（2）营养膳食

老年朋友可以多食用富含钙和维生素 D 的食物，吸烟和过量饮酒都会降低骨密度，"戒烟限酒"这两点怎么强调都不过分。

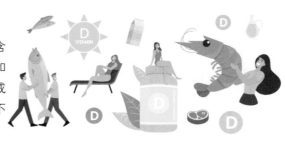

（3）适量运动

锻炼的强度要适宜，推荐太极拳、走路等锻炼方式。如果老年人感觉走路也很疲劳，可以使用拐杖、助行器等辅助器具。

（4）用药后观察

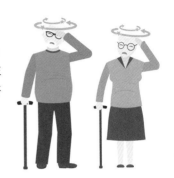

如果老年人正在服用会增加跌倒风险的药物，建议留意在日常生活中感到眩晕、困倦的时候，注意休息。如果眩晕发生频繁，可以向医生咨询是否需要调整药物。

5. 老年人意外摔倒时怎么办？

（1）跌倒时有个"正确"姿势

万一跌倒，记住两个推荐动作：首先，拉扶住身边的固定物；其次，用手撑地，这是降低伤害的有效方法。

（2）老年人跌倒后怎样扶起来？

如果发现老年人摔伤，尽量别挪动，以免加重伤势；拨打 120 后，尽可能给老年人提供一个温暖、舒适的环境，等待救护人员到来。

6. 发生髋部骨折应该如何治疗？

（1）一旦骨折，尽早手术

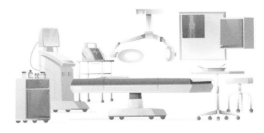

越来越多的证据支持老年人的髋部骨折手术应尽早进行，在患者入院 48 小时内手术治疗效果更好。因此，只要患者的身体状况许可，应该尽快进行手术。

（2）髋部骨折手术方式

发生髋部骨折后，一般可采取三种手术方式：股骨头置换术、全髋关节置换术、髓内钉固定。

对于高龄患者的股骨转子间骨折，尽量选择微创的经皮内固定，术后2天内患者基本可以下地行走（或用助行器辅助行走）。对于高龄患者的部分类型股骨颈骨折，如果身体条件一般，可优先考虑单纯的股骨头置换术，出血少、恢复快，术后2～3天可以下地行走；如果身体基础条件好，可以考虑全髋关节置换术以达到最佳康复效果。

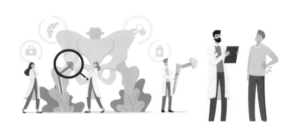

髋部骨折是老年人常见骨折之一，被称为"人生最后一次骨折"，对老年人的身心健康有巨大威胁。老年人往往合并多种内科疾病、全身器官机能下降，如果发生髋部骨折，随着卧床时间的延长，各种并发症（血栓、肺部感染、褥疮等）将接踵而至，故而老年人髋部骨折的防治尤为重要。

冰敷还是热敷？
崴脚后该怎么办？

协和骨科专家这么说

骨科　欧阳柳

　　下楼梯时踩空，跑步时踩到小石子，一个不留神没站稳……都可能崴到脚。这时，总会有人说，没事儿，不用管，转转脚脖子就好了。

　　很多人觉得崴脚就不是个事儿，殊不知时间一长，崴脚可能会发展成慢性踝关节不稳，也就是我们说的习惯性崴脚。崴脚了该如何处理？协和骨科专家为大家科普。

1. 崴脚后错误的处理方式

（1）崴脚后回家热敷

热敷只会导致扭伤部位出血更多，加重肿胀和疼痛。

（2）家里有红花油，抹点儿

无论是红花油、活络油还是正骨水，这类药油通常含活血成分，同热敷一样，在扭伤早期使用可能加重出血，导致瘀血扩散、组织水肿加重。

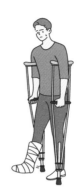

（3）找"高人"揉一揉

崴脚有时会伤到骨头和韧带，贸然活动会加重损伤，早期保护性制动更靠谱。

（4）感觉好点了，继续运动

崴脚后如果过早活动，会引起创伤性滑膜炎，导致关节酸胀疼痛迁延不愈，形成慢性损伤，也增加了以后崴脚的风险，"习惯性崴脚"可不是闹着玩儿的。

如果扭伤后足踝立即肿胀，并无法自由活动，甚至感觉关节明显脱位（肉眼看到和好脚不一样的形状），那么可能存在较严重的韧带损伤，甚至骨折和关节脱位，要尽快到医院处理。

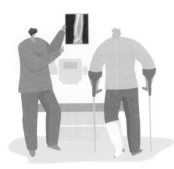

2. 崴脚后处理的"POLICE 原则"

（1）P（protection，保护）

在急性扭伤后的初期，以适当的工具及姿势保护受伤部位，不要对受伤部位造成二次损伤。可用弹力绷带保持踝关节于轻度外翻位。

（2）OL（optimum loading，合适的负重）

扭伤后的第 2 ～ 3 天，如果肿痛不明显，可以在护具的保护下踩地负重，开始康复训练。在不引起明显疼痛的前提下，尽最大可能向不同方向活动踝关节，以保护好神经肌肉的控制能力。

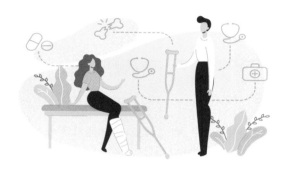

（3）I（ice，冰敷）

24 ～ 48 小时内冰敷，超过 48 小时则可以热敷。冰敷可以减轻炎症反应和肌肉痉挛，缓解疼痛、抑制肿胀，但这绝不意味着冰敷时间越长越好。冰敷一般单次持续 10 ～ 20 分钟，每天 3 次以上，两次间隔至少 2 小时，可用湿毛巾包裹冰块，以免冻伤。

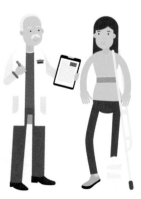

（4）C（compression，加压包扎）

使用弹性绷带包裹受伤的踝关节，适当加压，以减轻肿胀。注意不要过度加压，否则会加重肢体的肿胀、缺血等症状。

（5）E（elevation，抬高患肢）

将患肢抬至高于心脏位置促进血液回流，减轻肿胀，促进恢复。

3. 康复锻炼很重要

适当的康复锻炼能加强踝关节周围肌肉力量，减少损伤再次发生的可能性。

康复锻炼需在受伤部位的发红、变肿、发热、疼痛等症状完全消失后进行，否则极易造成二次伤害。

　　需要强调的是，康复锻炼的难点并不是学会动作，而是何时开始锻炼以及以多大的强度锻炼才能避免不恰当锻炼带来的进一步损伤。所以，康复锻炼的时间和强度一定要由专业医生来决定和指导。

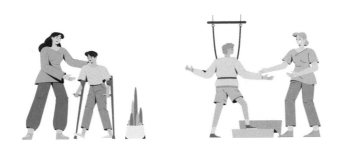

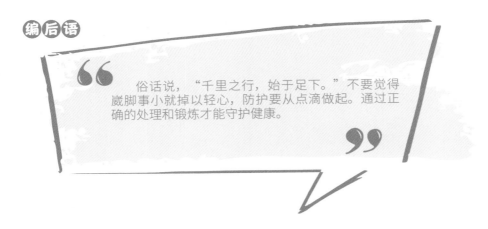

编后语

　　俗话说，"千里之行，始于足下。"不要觉得崴脚事小就掉以轻心，防护要从点滴做起。通过正确的处理和锻炼才能守护健康。

老年人跌倒比你想的要危险得多！

预防跌倒可以这样做

综合科　何平

在我国 65 岁以上老年人中，平均每 10 人就有 3 ~ 4 人发生过跌倒。跌倒是我国 65 岁以上老年人受伤死亡的首位原因。老年人跌倒了应该怎么办？如何预防老年人跌倒？来听听听协和综合科专家的解答。

1. 跌倒时有个"正确"姿势

万一跌倒，记住两个推荐动作：拉扶住身边的固定物，用手撑地。这是降低伤害的有效方法。

用手撑地往往损伤的是腕关节，顶多导致尺骨远端或桡骨远端骨折，

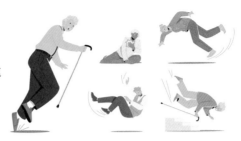

造成的伤害以及治疗护理的难度要小得多，基本不会发生致命并发症。

2. 跌倒后怎样起身？

（1）不要贸然起身

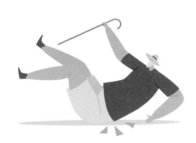

老年人跌倒后，总的原则是：不要贸然起身，应先评估受伤情况，只有在没受伤的情况下，感到自己有足够的力量时，再考虑站起来。如果其他人发现老年人跌倒受伤，尽量别挪动，以免加重伤势；可在拨打 120 后，尽可能给老年人提供一个温暖、舒适的环境，等待救护人员的到来。

（2）评估受伤情况再应对

老年人跌倒后应尽量保持镇静，在头几分钟内不要有任何动作，避免造成更多伤害。跌倒者应自我评估是否受伤，是否可缓慢移动手、脚、手臂和腿，是否感到疼痛，活动是否受限。

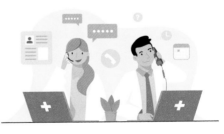

如果没有受伤，就缓慢爬起，同时注意以下事项：

①从头部开始自上而下转动，觉得累就休息一会儿，直到转为爬行姿势；

②手部缓慢发力，用膝盖撑地，爬向坚固的椅子或其他家具；

③不要着急，感觉累就休息一下，把手放在椅子上，一次放一只手；

④用椅子支撑自己，将一条小腿抬起垂直于地面，脚平放在地上，另一条腿保持跪姿；

⑤双臂和双腿发力，慢慢起身站立，转身；

⑥坐在椅子上，在做其他事之前，先坐下来用几分钟平复气息；

⑦跌倒后整个起身自救的过程，就像人在出生后从卧到翻身、爬行、坐起、站立的过程，似生命的初始，只是整个过程要慢一点。

如果受伤了，冷静求助。

①保持冷静，休息片刻，找到身体受伤部位，使用紧急医疗警报设备，或拨打 120 和家人电话求助；

②如果附近有枕头，把它放在头下，如果附近有毯子或衣服，在等待帮助时用它们保暖；

③如果附近没有医疗警报设备或电话，就大声呼救，如果不能大喊大叫，就抓住附近的东西敲打地板或家具，以制造声响，引起注意。

3. 预防跌倒，多练习这几个动作

（1）单脚跳

双手叉腰，两腿轮流做单腿跳跃，两侧各跳 10 次为一组，两组之间休息 30 秒钟。

（2）倒退走

找一块平坦的空地作为练习场所，倒着走并尽量保持轨迹呈直线。前脚的脚后跟紧贴后脚的脚趾向后迈步，向后行走 10 ～ 20 步后，把身子转过来按照同样的方式走回去。

（3）坐 - 立练习

站在椅子前反复缓慢起立、坐下，选择带有靠背和扶手的椅子，采用中坐姿势，落座面积占椅面的 2/3。

（4）不倒翁练习

挺直站立，手扶椅背，前后晃动身体，脚尖与脚跟循环着地以锻炼下肢肌肉，

达到控制身体重心的目的。身体晃动幅度不要过大，脚尖、脚跟与地面呈30°角。

（5）直线行走

前脚的脚后跟紧贴后脚的脚趾向前迈步，步行轨迹尽量保持直线，向前行走10～20步后，把身子转过来按照同样的方式走回去，可以头上顶纸盘练习。

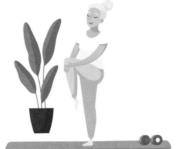

（6）金鸡独立

睁眼或闭眼，双手叉腰或扶椅背，一腿弯曲，一脚站立尽可能长的时间，站立时注意力专注于脚底。

（7）侧身走

俗称"蟹步"，就是像螃蟹一样横着走。左脚向左迈出一步，右脚跟一步，右脚内侧紧贴左脚内侧，步行轨迹保持直线，向左侧行走10～20步后，按照同样的方式向右侧重复。

编后语

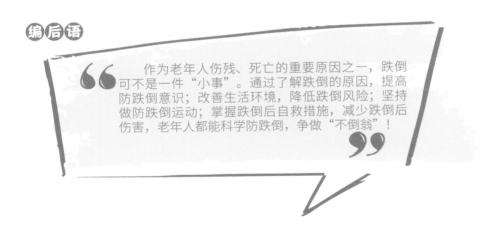

作为老年人伤残、死亡的重要原因之一，跌倒可不是一件"小事"。通过了解跌倒的原因，提高防跌倒意识；改善生活环境，降低跌倒风险；坚持做防跌倒运动；掌握跌倒后自救措施，减少跌倒后伤害，老年人都能科学防跌倒，争做"不倒翁"！

四
关爱儿童篇
为孩子成长保驾护航

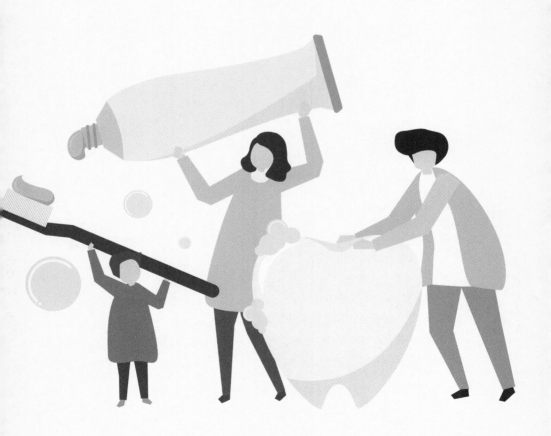

爸妈矮孩子就矮？

除了基因，这些因素也会让孩子长不高

儿科　金润铭

儿童矮小症目前已经成为继肥胖、早熟之后又一个危害儿童健康的"大敌"。公开资料显示，我国平均每 100 名儿童里就有 3 名患矮小症， 4 ~ 15 岁需要治疗的患儿约有 700 万。

对于孩子的身高问题，有的家长过于大意，有的家长则走入了增高误区，盲目给孩子使用增高剂、营养品，最终耽误了孩子长个儿这件大事。

1. 矮小的孩子能通过治疗赶上同龄人吗？

只要及早发现、及早治疗，矮小症患儿完全可以达到正常身高。一般来说，10 岁前是干预和治疗的黄金时期。举个例子：球王梅西少年时患有矮小症，10 岁时身高只有 125 厘米，但他从 13 岁开始接受专业的身高干预治疗，17 岁就长到了 170 厘米。

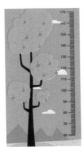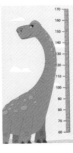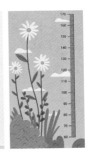

2. 孩子个矮可能是"晚长"吗？

的确有一部分孩子存在"晚长"的情况，这在医学上称为"体质性生长发育延迟"。但是如果没有经过正规的医学评估，一味等待"晚长"，可能会耽误最佳治疗时机，甚至丧失治疗的机会。所以，发现孩子身材矮小就应及时就医。

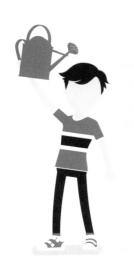

3. 导致矮小症的因素有哪些？

（1）遗传

身高 70% ~ 80% 是由遗传因素决定的。世界卫生组织曾发布过亚洲人身高预测公式：

男性身高 =（父亲身高 + 母亲身高 + 13 厘米）÷2 厘米 ±7.5 厘米
女性身高 =（父亲身高 + 母亲身高 − 13 厘米）÷2 厘米 ±7.5 厘米

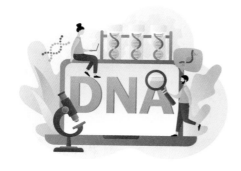

以上公式只是粗略地预测遗传身高，如果孩子在营养、睡眠、体育锻炼等各方面都被照顾好，身高也可以超过遗传身高。

"爹矮矮一个，娘矮矮一窝"，这是一个误区。母亲的身高对孩子有影响是正常的，但并没有科学研究证明母亲对孩子身高的影响显著大于父亲。后代是父母基因的重组过程，因此父母对孩子身高的影响一样重要。应该说对孩子身高的影响，爸爸、妈妈各占一半。

（2）疾病

内分泌疾病、骨骼疾病、染色体疾病等都会导致孩子身高出现问题。内分泌疾病引发的矮小症病例占临床矮小症病例的 50% 以上，其中常见的病症有生长激素缺乏和甲状腺功能低下等。

（3）母孕情况

宫内发育迟缓患儿中 10% ~ 15% 的儿童没有出现充分的出生后追赶生长，儿童期身材矮小的患儿，一半以上成年后身材依旧矮小。

（4）营养

营养过剩是指给孩子摄入过量的食物。过度食补可能会造成孩子营养过剩，导致儿童期肥胖或诱发性早熟，透支孩子未来的长高空间，让孩子的骨骺线提前闭合，停止或延缓生长，所以要提倡均衡饮食。

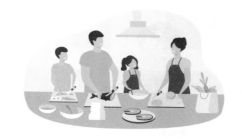

（5）情绪

情绪也会影响孩子的身高，例如长久压抑会导致生长激素的分泌减少。由情绪引起的矮小症在国外叫"情感遮断性身材过矮症"，在国内也叫"心因性矮小症"。

4. 如何及早发现儿童矮小症?

（1）标准数据法

所谓矮小症，是指儿童的身高低于同性别、同年龄、同种族儿童平均身高 2 个标准差或低于该人群身高曲线的第三百分位。作为初步判断，家长可以将孩子身高与相同年龄段儿童的标准身高相比。

（2）监测孩子的生长速度

家长还需要了解孩子的生长速度。一般来说，婴幼儿期（≤3 岁）

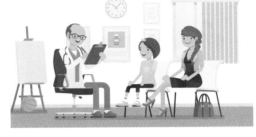

生长速度小于 7 厘米 / 年，儿童期（3 岁至青春期）生长速度小于 5 厘米 / 年，青春期生长速度小于 6 厘米 / 年，则需要考虑生长迟缓的可能。建议家长养成定期给孩子测量身高的习惯，如果发现孩子生长发育迟缓，应尽快到医院就医。

（3）骨龄测试法

骨龄是骨骼年龄的简称。骨龄是准确判断一个孩子身高发育状况的依据。骨龄检查通常要拍摄左手腕部的 X 光片，医生通过观察 X 光片来确定骨龄，推测身高潜力。

如果骨龄小于生活年龄 1 岁以上，提示有生长激素缺乏的可能；骨龄大于生活年龄 1 岁以上，提示有性早熟的可能，成年后的最终身高往往反而受影响。因此，骨龄异常需要尽早到专业医疗机构就诊，必要时进行医学干预和药物治疗。

5. 儿童矮小症如何治疗?

目前，儿童矮小症的治疗方法之中，生长激素对绝大部分矮小症患儿有较确切的疗效，是世界上唯一被批准用于矮小症治疗的安全有效的药物。

有人会问，孩子的身高明显比同龄人矮，去医院看了之后医生说建议打一段时间的生长激素，可是长期使用激素不会对孩子的身体造成危害吗？这其实是一个常见的误区。老百姓通常所说的"激素"一般指糖皮质激素，长期使用会产生中心性肥胖、生长迟缓等副作用。但是，生长激素是大脑垂体前叶细胞合成和分泌的蛋白质，是一种肽类激素，主要促进骨骼生长，让孩子长高。只要在医生指导下使用生长激素进行治疗，就是安全的。

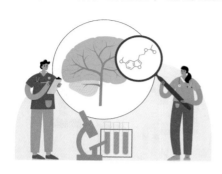

需要注意的是，正常人不能随便使用生长激素，因为生长激素会直接参与身体代谢，提升血糖水平、加速脂肪分解、减少脂肪沉积、促进蛋白质合成；间接作用是通过胰岛素样生长因子让细胞增殖增生，也让细胞不凋亡。滥用生长激素最大的副作用就是有可能促进肿瘤生长，加重代谢综合征，所以临床上生长激素治疗有其严格的适应证，患儿需要在医生指导下使用生长激素治疗。

6. 如何通过改变生活方式来帮助孩子增高？

建议家长从营养、睡眠、运动这些方面下功夫。

（1）营养均衡

饮食保证荤素搭配，让孩子摄取足够的蛋白质和必需的脂肪酸、矿物质、维生素等营养素。

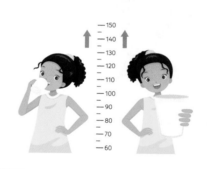

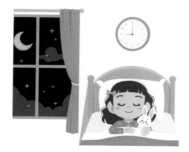

（2）睡眠充足

人脑中下丘脑－垂体组织会分泌促进发育的生长激素，生长激素呈间断的脉冲式分泌，睡后1小时分泌速度达最高峰，分泌量是一天总量的一半以上，所以建议孩子最好在晚上10点前进入深度睡眠。

（3）多进行有氧运动和户外活动

有氧运动可以加速血液循环和新陈代谢，理论上可以促进生长激素的分泌。跳绳、摸高、跳远等弹跳运动，或者篮球、羽毛球、足球、游泳等全身运动都有不错的效果。同时，应注意不要运动过量，尽量避免举重、杠铃、铅球、铁饼等肌肉负重类运动。

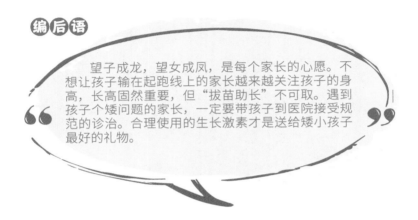

编后语

"望子成龙，望女成凤，是每个家长的心愿。不想让孩子输在起跑线上的家长越来越关注孩子的身高，长高固然重要，但"拔苗助长"不可取。遇到孩子个矮问题的家长，一定要带孩子到医院接受规范的诊治。合理使用的生长激素才是送给矮小孩子最好的礼物。"

反季节蔬菜吃不得？
豆浆含有雌激素？

到底哪些食物会引起性早熟？

儿科　林鸣

"听说豆浆里有雌激素，孩子喝豆浆会性早熟？"

"听说养殖鱼被喂了避孕药，吃养殖鱼会引起孩子性早熟？"

每次门诊遇到这类问题，出诊就好像变成了一场饮食宣教会，现实果真如此残酷吗？

1. 什么是性早熟?

我们先来看看性早熟的定义。性早熟是指女童在 8 岁前、男童在 9 岁前呈现内外生殖器和第二性征发育的一种常见儿科内分泌疾病。通俗地讲,就是女孩在 8 岁以前出现乳房发育、长阴毛、生殖器官发育等现象;男孩在 9 岁以前出现长喉结、长胡须、长阴毛、生殖器官发育等现象。

2. 为什么孩子会性早熟呢?

引起性早熟的因素有很多,主要包括肥胖、医源性因素(因为特殊疾病需要服用雄激素或者雌激素,或者误服避孕药)、长期使用某些化妆品、遗传或其他疾病因素等。

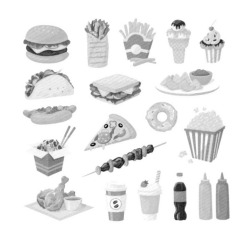

看到这里我们就能注意到,引起性早熟的因素里,并不包括食物因素,如果硬要往食物上扯,那就是吃多了会导致肥胖,肥胖可能导致性早熟。

这样看来,食物只是引起性早熟的一个间接因素,而且还得长期食用高热量食物(例如油炸食品、饮料)、维持不良的饮食习惯(例如进食过快、过多等)才会引起肥胖,进而增加性早熟的风险。

3. 关于食物引起性早熟的说法有哪些?

即便如此,"豆浆""反季节蔬菜""避孕药饲养"这些网络热词依然笼罩在家长心头,我们就来讨论一下网络上流传的关于食物引起性早熟的各种说法。

（1）豆制品、奶制品

　　将豆制品和性早熟关联到一起，是因为大豆中的大豆异黄酮有类似雌激素的作用，但食物中大豆异黄酮的作用比人体雌激素的作用要弱得多。已经有人做过专门的研究，结果发现无论是母乳、牛奶还是大豆配方奶喂养的儿童，性早熟的发生率是没有差别的。

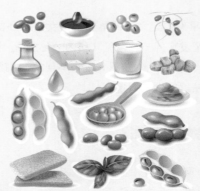

　　有家长可能会说，从 2012 年起，我国卫生部门就要求婴幼儿配方食品中不得添加牛初乳以及以牛初乳为原料生产的乳制品。这会不会是因为牛初乳可能引起性早熟？

　　不是的，出台这个要求的主要原因是牛初乳质量不稳定，不适合用于加工婴幼儿配方食品，而且商家宣传的牛初乳"提高免疫力"的作用并没有明确的科学依据。因此，我国禁止在婴幼儿配方食品中使用牛初乳。

（2）反季节蔬菜、催熟水果等

　　反季节蔬菜并没有明确的定义。冬天的海南也种有很多蔬菜，对海南人来说，这些蔬菜就是当季蔬菜，但如果运到北京，这些蔬菜就成了反季节蔬菜。我们总不能说北京孩子吃了海南蔬菜后就会出现性早熟吧。

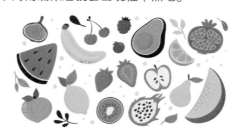

如果反季节蔬菜特指在大棚环境下种植的蔬菜，那这些蔬菜确实可能会使用催熟剂。和催熟水果一样，果农、菜农常用催熟剂的主要成分是乙烯利、氯吡脲等。乙烯利、氯吡脲虽然被称为植物激素，但几乎都是无毒或者低毒的，同时，这类植物激素不会被过度使用，因为使用太多会导致蔬果成熟过快，容易腐烂。而且，植物激素只对植物有催熟作用，并不能用在动物身上，"植物激素引起人体性早熟"一说是毫无根据的，有关反季节蔬菜、催熟水果引起性早熟的担忧是多余的。

（3）饲养不当的家禽牲畜

儿童食用避孕药饲养的鳝鱼、速生鸡、速生猪等会性早熟，这类谣言其实在 20 世纪 90 年代就出现了，但实验发现，黄鳝摄入添加激素的饲料后，可能会出现代谢紊乱，容易生病甚至大量死亡。另外，黄鳝味觉、嗅觉特殊，常常拒食有药品异味的饲料。而快速上市的速生鸡和速生猪主要是经过几十年的改良而培育出的品种，其存在的问题主要集中在

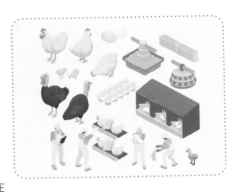

小养殖场滥用抗生素这个方面，而抗生素跟性早熟也是无关的。

（4）塑料制品

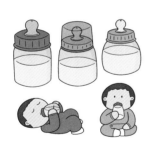

塑料制品引起性早熟的传言主要源自 2011 年台湾塑化剂事件，当时舆论指出塑料制品会引起男性生殖器官发育障碍和女性性早熟，但研究发现这一观点还是有争议的。尽管没有明确的科学依据，但很多奶瓶厂家随后推出了不含双酚 A 的奶瓶产品，避免婴儿承担不必要的风险。

（5）传统中药、补品

最后谈一下我们的传统中药。在门诊，经常会有一些家长问："我们家平时吃饭可注意了，买的都是进口牛肉、进口水果，平时也注意锻炼，怎么还是会性早熟呢？"医生在详细追问后才发现，很多家长因为孩子小时候体质差或者患有哮喘而喝过中药，中药里面不乏人参、鹿茸等药材，甚至还有紫河车（胎盘）。

研究发现，鹿茸具有类似性激素的作用，人参中的活性成分人参皂苷具有类似促性腺激素的作用，而紫河车中则含有大量的性激素和促性腺激素，这些药材都可明显刺激性器官发育，导致性早熟。所以，不建议服用副作用不详的"滋补中药"，孩子平时生病了或者体质不佳，建议使用药效及副作用更明确的药物。

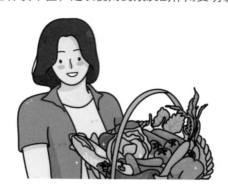

尽管以上"传言"不攻自破，但并非意味着家长可长期给孩子提供单一的食物，毕竟均衡饮食才是孩子健康成长的关键。

综上，在饮食方面，牛奶、豆浆等都可以正常喝，鱼类也可以吃，多吃新鲜的蔬菜和水果，不要盲目服用一些所谓的"营养补充品""滋补中药"，少喝饮料，少吃油炸食品，少用塑料制品，性早熟也就不会轻易打扰到孩子。

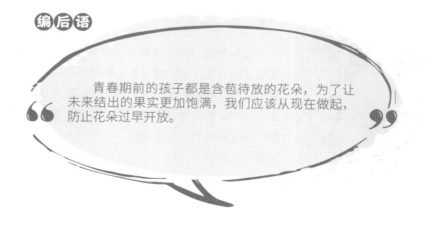

编后语

" 青春期前的孩子都是含苞待放的花朵，为了让未来结出的果实更加饱满，我们应该从现在做起，防止花朵过早开放。 "

盖被子捂汗、酒精擦身不可取

孩子发热，您选对退热方法了吗？

儿科　张冰玉

　　小朋友总是喜欢外出玩耍，一到外面就放飞自我，肆意翻滚。然而，有时候玩累了、疯够了之后问题就出现了，小朋友开始发热，家长急得不行，接连使用各种办法，盖被子捂汗、酒精擦身或洗澡，等等，那么这些方法真的用得对吗？协和儿科专家和大家聊聊"退热"那些事儿！

1. 确定孩子是不是发热

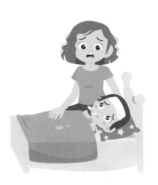

要聊退热，先谈发热。不同年龄的孩子，发热标准也不一样。一般来说，1岁以内婴儿的发热标准是肛温高于38 ℃，1～4岁幼儿的发热标准是腋温高于37.2 ℃，4岁以上幼儿的发热标准是口温高于37.5 ℃。

孩子在运动、哭闹、吃奶过后体温会升高，但一般不会超过38 ℃，在平静下来后体温会恢复正常，这些情况下的体温升高不能认为是发热。

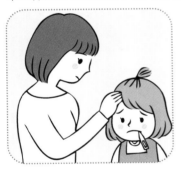

2. 了解孩子发热的程度

根据孩子发热的程度，可以分为不同的发热情况：低于38 ℃为低热，高于38 ℃但低于38.9 ℃为中度发热，高于39 ℃但低于41 ℃为高热，高于41 ℃为超高热。

3. 选择适当的退热方法

值得注意的是，大多数孩子发热时会因手心、脚心发烫而直喊热，也有不少孩子发热时出现发抖、喊冷的情况，这些都是发热过程中会出现的表现。有的孩子会有头痛、头晕的表现，这很可能是发热引起的。这时，家长不应惊慌，而是要及时选择适当的方法来退热。

① 3个月内的婴幼儿建议采用物理降温，不推荐使用退热药物；3个月以上的儿童体温未达到38.5 ℃且精神不错时建议物理降温。推荐选用洗温水澡、温湿敷、减少穿着衣物等物理降温方法。

② 3个月以上的儿童体温高于38.5 ℃和（或）出现明显不适（无论发热程度

如何）时，建议服用退热药进行治疗。家长可根据孩子的年龄选择合适的剂型和剂量。推荐药物有对乙酰氨基酚、布洛芬，对乙酰氨基酚可用于 3 个月以上的儿童，布洛芬只能用于 6 个月以上的儿童。一般情况下，婴幼儿使用浓缩药物，即滴剂；年龄稍大的儿童使用稀释药物，即混悬液。

③ 超高热可能引起脑神经损伤，建议使用冰枕，保护脑细胞，同时尽快就医。

④ 儿童发热时可能出现抽搐，多半表现为全身僵直，少数儿童会出现凝视现象，这时不能喂食、喂水，应立即使用退热栓退热并马上就医，后续如果再次发热，应尽快降低体温，在体温超过 38 ℃时就可使用退热药。

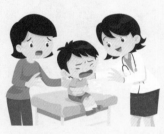

⑤ 在服用退热药的同时应增加水分摄入，否则退热药的效果会不理想。

⑥ 连续发热（尤其是高热）超过 3 天时应警惕严重感染或其他疾病的发生，并尽快就医治疗。

⑦ 注意卫生，勤洗手，避免孩子吃手、啃玩具，家中如果有人感冒发烧，尽量不接触孩子或者面对孩子时戴口罩，以免交叉感染。

4. 这些做法对不对？

事实上，现实中碰到的问题远比书本上的多，特别是每个人带孩子的观念不一样，处理不好不但容易引发矛盾，对孩子的身体更是一种伤害。关于孩子发热后的护理，你一定见过以下做法，这些做法到底对不对呢？

（1）发热是否可以多盖被子或者多穿衣服捂汗？

不可以。发热时不可以多盖被子，这样做不利于散热，反而使孩子的体温越捂越高，甚至引起捂热综合征。有时孩子手脚冰凉、全身发抖，家长不免惊慌，认为孩子冷了，其实这时孩子的体温还在上升期，皮肤血流减少了，要注意手脚的保暖，可以泡一泡热水（注意不要太烫，以免孩子烫伤），但是被子是不能多盖的，要减一减被子和衣服，帮助孩子散热。

（2）孩子发热可以用酒精擦洗退热吗？

不可以。儿童皮肤娇嫩，酒精可经皮肤被吸收，反而加重发热，因此不建议酒精擦身退热。

（3）发热就是炎症引起的，需要吃消炎药吗？

不需要。大部分情况下，儿童发热是由病毒性感染引起的，吃消炎药并不起作用，不应立即给予抗生素治疗。

（4）发热会烧坏脑子吗？

单纯的发热不会。发热是一种症状，很多疾病都伴随这种症状，甚至轻微的病毒感染也可能导致发热，只有脑炎、脑膜炎、癫痫等颅脑疾病以及超高热可能会伤及患儿的脑部，其他情况下的发热并不会把孩子烧傻。

（5）发热可以洗澡吗？

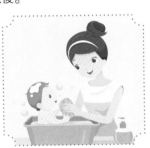

可以洗温水澡。给孩子洗温水澡可以促进孩子皮肤血管扩张，有利于降温，但是洗澡水的温度不要过高，36 ℃ ~ 37 ℃为宜，同时室温不要太低，25 ℃左右比较合适。

以上知识点太多，是不是有点混乱了？记住下面这首退热顺口溜，轻松应对孩子发热。

发热处理不慌乱，仔细反复量体温，确定真的在发热，选取合理好方法，低中体温物理法，高热不适快用药，切忌捂热酒精擦，温水洗澡可以有，药物剂型要选对，轻易不用抗生素。

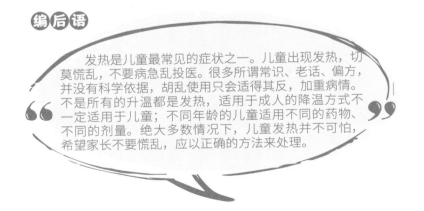

编后语

发热是儿童最常见的症状之一。儿童出现发热，切莫慌乱，不要病急乱投医。很多所谓常识、老话、偏方，并没有科学依据，胡乱使用只会适得其反，加重病情。不是所有的升温都是发热，适用于成人的降温方式不一定适用于儿童；不同年龄的儿童适用不同的药物、不同的剂量。绝大多数情况下，儿童发热并不可怕，希望家长不要慌乱，应以正确的方法来处理。

反复咳嗽，久咳不愈？

你的孩子很可能患了慢性咳嗽

儿科　张焕梅、白燕

一次降温、一场大雨，通常让人措手不及，身体状态变差。儿童尤其易受天气的影响，有的孩子咳嗽一个多月，天气突然一变，咳得更狠了，雾化周周做，消炎药、糖浆都用了个遍，还是咳咳咳。家长带孩子去医院拍了片子，也什么都看不出来，赶紧带去大医院瞧瞧，医生说孩子患了慢性咳嗽。

慢性咳嗽跟咳嗽不是一回事吗？慢性咳嗽是怎么找上自家孩子的呢？慢性咳嗽好得了吗？到底该怎么治疗慢性咳嗽呢？带着这些问题，我们来一一了解。

1. 咳嗽就是慢性咳嗽？

咳嗽不等于慢性咳嗽。咳嗽是人体呼吸系统受到刺激时所产生的一种保护性反射动作，可清除呼吸道内的微粒、气体和其他有害物质，帮助人体维持正常的呼吸道功能。但如果频繁、长期咳嗽，患儿的生活、学习、睡眠以及家长的工作、生活就会受到负面影响。

儿童慢性咳嗽是指咳嗽持续 4 周以上，X 线胸片无明显异常，以咳嗽为主要或唯一临床表现的咳嗽。往往，慢性咳嗽患儿在多家医院就诊后仍然找不到病因，而且即使用药后咳嗽暂时缓解，也很快就会复发，所以孩子和家长都苦不堪言。

2. 咳嗽变异性哮喘：慢性咳嗽的元凶

儿童慢性咳嗽最常见的病因就是咳嗽变异性哮喘，因症状不典型，非常容易被误诊、漏诊。这种"变异了的哮喘"在儿童任何年龄段都可能发生，多见于春秋季，常发生于运动后、吸入冷空气或上呼吸道感染之后，并且和家族遗传也有一定的关系。

有些儿童咳嗽时的主要临床表现为刺激性咳嗽，通常在夜间、清晨咳得更厉害，X 线胸片无明显异常，肺功能没有显著改变，一般的止咳化痰药和抗生素治疗均无效。专科医生接诊这样的患儿时，经过一些必要的检查，在排除感染等其他原因后，才能诊断出咳嗽变异性哮喘。如果家长不了解咳嗽变异性哮喘，没有足够重视，延误治疗时机，会导致咳嗽变异性哮喘发展成更严重的哮喘，孩子也更加痛苦。

3. 患病早知道，多种病因来揭晓

孩子一直咳，慢性咳嗽的病因又特别多，怎么知道孩子是不是患有咳嗽变异性哮喘呢？别着急！让我们一起了解不同咳嗽病因的表现差异，学会自查，对孩子的症状做基本判断。

在0~6岁，即婴幼儿期，咳嗽的主要病因是咳嗽变异性哮喘、上气道咳嗽综合征、呼吸道感染后咳嗽、胃食管反流、迁延性细菌性支气管炎、心因性咳嗽等。

在6岁至青春期，咳嗽的主要病因是咳嗽变异性哮喘、上气道咳嗽综合征、呼吸道感染后咳嗽、心因性咳嗽等。

（1）咳嗽变异性哮喘

通常有过敏史（例如患有湿疹、过敏性鼻炎等）或者过敏性疾病家族史，咳嗽持续4周以上，常在夜间、清晨发作，运动、吸入冷空气后咳嗽加重，临床上无感染征象或经过较长时间的抗菌药物治疗仍不见效。

（2）上气道咳嗽综合征

由各种鼻炎、鼻窦炎、慢性咽炎、腭扁桃体和（或）增殖体肥大、鼻息肉等上气道疾病引起的慢性咳嗽，咳嗽持续4周以上，伴有白色泡沫痰或黄绿色脓痰，咳嗽在晨起或体位变化时为甚，伴有鼻塞、流涕、咽干并有异物感等症状。

（3）呼吸道感染后咳嗽

近期有明确的呼吸道感染病史，咳嗽持续4周以上，呈刺激性干咳或伴有少许白色黏痰。

（4）胃食管反流

阵发性咳嗽，常在夜间发生，或见进食后咳嗽加剧。

（5）迁延性细菌性支气管炎

咳嗽没有规律性，伴有黏白痰或者黄绿痰，病程在4周以上，需要做支气管肺泡灌洗进行诊断，灌洗液中发现大量细菌可确诊。

（6）心因性咳嗽

多见于年长儿童，以日间咳嗽为主，可呈雁鸣样高调的咳嗽，专注于某件事情或夜间休息时咳嗽消失，需要排除其他引起咳嗽的原因，并做心理评估。

4. 慢性咳嗽病因多，鉴别要做好

慢性咳嗽病因复杂，还要与以下几种疾病区分开来，以免贻误病情。

（1）慢性咽喉炎

反复咳嗽，伴有咽部不适，喉内异物感、灼热感、干燥感、刺激感或喉痒、恶心等症状，考虑慢性咽喉炎的可能，须及时于耳鼻喉科就医咨询。

（2）呼吸道感染

出现反复咳嗽，伴有鼻塞、流清涕、咽痛、喉痒、声音嘶哑等症状，考虑呼吸道感染的可能。

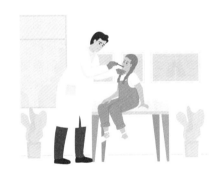

（3）哮喘

反复咳嗽、胸闷、气喘、呼吸急促、哮鸣音，考虑哮喘的可能。

（4）肺结核

有结核病患者接触史，并反复出现咳嗽、咳痰、痰中带血、低热、夜间盗汗、消瘦等症状，考虑肺结核的可能。

（5）支气管扩张

有麻疹、百日咳、肺结核、肺炎等病史，长期反复咳嗽、咳大量脓痰、咳血，考虑支气管扩张的可能。

（6）百日咳

剧烈阵咳，直到咳出痰液或呕吐，阵咳终末有深长的鸡啼样吸气声，咳嗽可伴大小便失禁、面红耳赤等症状，考虑百日咳的可能。

（7）其他特殊疾病

当然，还有一些很特殊的疾病也会引起慢性咳嗽，例如支气管肺发育不良、先天性免疫力低下、囊性纤维化、纤毛不动综合征等，这些疾病都需要专科医生进一步检查后才可确诊。

5. 不同病因，不同治疗方案

（1）咳嗽变异性哮喘

使用支气管扩张剂（例如沙丁胺醇等）对缓解此类咳嗽非常有效；一旦确诊，则按哮喘长期规范治疗，选择吸入糖皮质激素或口服白三烯受体拮抗剂，疗程至少8周。

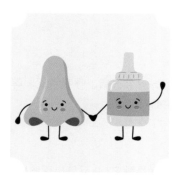

（2）上气道咳嗽综合征

针对引起咳嗽的不同的上气道疾病，采取不同的治疗方案，例如鼻窦炎可予以抗组胺药物、鼻喷糖皮质激素治疗，或联合鼻腔黏膜减充血剂、白三烯受体拮抗剂治疗。如果合并感染，则需要进行抗菌药物治疗，可选择口服阿莫西林、阿莫西林克拉维酸钾、阿奇霉素等，疗程至少2周，辅以鼻腔灌洗、祛痰治疗等。

（3）呼吸道感染后咳嗽

通常具有自限性，症状严重者可口服白三烯受体拮抗剂或吸入糖皮质激素等进行治疗。

（4）迁延性细菌性支气管炎

需要足疗程用药2～4周，根据病原体的不同，可以选择口服阿莫西林克拉维酸钾或者二代头孢等药物进行治疗，同时要注意有没有哮喘、免疫缺陷等合并症。

（5）胃食管反流性咳嗽

可使用H2受体拮抗剂（例如西咪替丁、促胃动力药等），年长儿童也可以使用质子泵抑制剂。进食后改变体位，婴幼儿取半卧位或俯卧前倾30°。年长儿童进食容易消化的食物，婴幼儿少量多餐。

（6）心因性咳嗽

主要靠专科医生进行心理疏导。

6. 还需要注意的问题

每个孩子都是家庭的希望，需要我们细心呵护。为了降低孩子被慢性咳嗽"盯上"的可能性，家长一定要牢记以下几点。

（1）消除孩子紧张心态，引导孩子增强体质

及时带孩子进行预防接种，根据天气变化增减衣物；鼓励孩子适当增加日常锻炼，增强体质；督促孩子勤洗手，饮食清淡，禁忌辛酸麻辣及油炸食品；鼓励孩子多喝水，多吃富含维生素的蔬菜和水果，保证充足的睡眠。对于年长的孩子，鼓励他们与家长交谈，消除紧张感；关心体贴孩子，耐心听孩子诉说，促使孩子积极配合治疗。

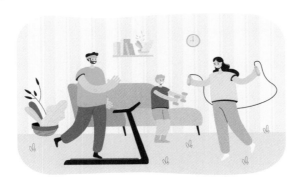

（2）为孩子营造卫生的生活环境，消除过敏因素

净化室内环境，保持室内通风和适当的温度，避免孩子受冷空气刺激。家里有吸烟者，尽量远离孩子。针对孩子的过敏原，例如尘螨、花粉、真菌、皮毛、食物等，要避免孩子接触；对螨虫过敏的孩子可以在医生的指导下接受脱敏治疗。避免孩子吸入烟雾、汽车尾气等。

（3）寻求专科医生治疗

如果孩子已经生病了，应尽快带孩子看专科医生，并严格根据医嘱进行治疗，不要随意用药，以免耽误病情，造成不好的后果。

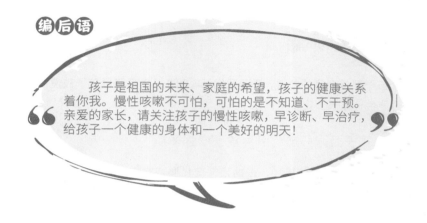

编后语

孩子是祖国的未来、家庭的希望，孩子的健康关系着你我。慢性咳嗽不可怕，可怕的是不知道、不干预。亲爱的家长，请关注孩子的慢性咳嗽，早诊断、早治疗，给孩子一个健康的身体和一个美好的明天！

孩子长期流鼻血止不住？身上易青紫？

别怕，协和医生说有办法

儿科　金润铭、李蕾

孩子是一个家庭的希望，白血病患儿仿佛折翼的天使，让整个家庭跌入谷底。但是不要怕，虽然儿童白血病恶性程度高，但癌细胞也容易被杀灭。在日常生活中，孩子身上出现哪些症状时要警惕白血病呢？如果不幸患上白血病，该如何检查和治疗呢？协和儿科专家为大家讲解儿童白血病的知识。

1. 什么是儿童白血病?

儿童白血病是我国儿童发病率最高的恶性肿瘤。据统计,我国每年约有15000名儿童确诊白血病。白血病就是老百姓俗称的"血癌"。白细胞本是人体与疾病斗争的卫士,但是并非越多越好。白血病患者身体里的白细胞出现异常,发生了质和量的改变,既无法正常担负起抵抗感染的重担,又挤占了资源,影响正常血细胞的生长和工作。

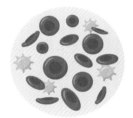

正常人   白血病患者

白血病的病因目前还没有权威的说法。但是科学家普遍认为遗传因素、病毒感染、放射性物质和其他一些化学物质会导致人的基因发生突变,并造成体内造血功能出现异常。随着治疗手段的提高,80%的白血病患儿可以通过化疗治愈。

2. 儿童白血病的特点及症状

儿童白血病具有两个特点:一是恶性程度高,病情发展迅速,大多为急性;二是对化学药物治疗很敏感,癌细胞容易被杀灭。得了白血病的儿童身体会越来越衰弱,出现发烧、贫血、流鼻血、骨关节疼痛、淋巴结肿大等症状,包括:

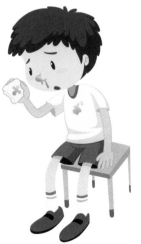

①没有诱因，却反复不见好转的发烧；

②持续的脸色苍白甚至蜡黄；

③没有明显的外伤，却有明显的瘀斑；

④突然流鼻血又无法止血。

此时，家长要引起足够的重视，需要留意孩子的身上：

①是否有肤色的改变；

②是否有不痛不痒压了不褪色的小红点；

③脖子或者大腿根部的淋巴结是否长大变硬；

④肚子是否变圆滚。

如果同时有其中几种症状，需要速到医院进行白血病的检查与诊断。

3. 儿童白血病的检查与治疗

医生主要通过血常规、生化、凝血功能和外周血细胞学等检查手段来初步判断白血病的可能性。如果检查结果判断儿童有患白血病的可能，就需要住院进行骨穿，通过检查骨髓是否改变来进一步诊断。一旦确诊，就需要对肺部、肝胆脾胰、

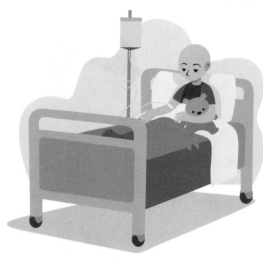

心脏等多个器官进行检查，了解白血病对全身器官的影响，进而开展针对性的治疗。

化疗是治疗白血病的有效手段之一，但是在杀死异常的白细胞的同时，也会造成健康细胞被误伤。患儿会出现恶心、呕吐、疼痛等各种不适。

对于孩子和家长，需要克服的不光是身体的不适，还有心理上的压力。因此，孩子自身保持良好的心态，家长和医护人员无

微不至的照顾，都有助于缓解病情。

　　每一个白血病患儿，都是战斗的小天使。在一群白衣天使的守护下，他们终将战胜病魔。

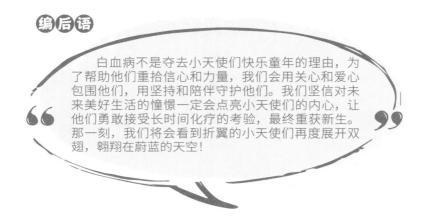

（编）（后）（语）

　　白血病不是夺去小天使们快乐童年的理由，为了帮助他们重拾信心和力量，我们会用关心和爱心包围他们，用坚持和陪伴守护他们。我们坚信对未来美好生活的憧憬一定会点亮小天使们的内心，让他们勇敢接受长时间化疗的考验，最终重获新生。那一刻，我们将会看到折翼的小天使们再度展开双翅，翱翔在蔚蓝的天空！

"小眼镜"都是遗传惹的祸？

孩子近视，父母不能忽视这些事

眼科　王启明

　　据统计，目前我国近视患者达 6 亿，青少年近视率居世界第一；高中生和大学生的近视率均已超过 70% 并逐年上升，小学生的近视率也接近 40%。

　　关于近视，家长的疑问肯定很多：近视会遗传给下一代吗？近视可以治好吗？角膜塑形镜有效果吗？常戴眼镜，度数会增加吗？带着这些疑问来看看我们关心的青少年视力问题。

1. 近视会遗传给下一代吗？

确实，近视是有遗传倾向的，尤其是高度近视。但是，近视的遗传方式很复杂，并不是父母近视，孩子就一定会近视，更多情况下是近视的可能性有所增加。有研究表明，如果父母一方近视或高度近视，孩子近视的可能性会增加；如果父母双方都近视，孩子近视的可能性要比父母双方

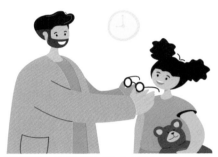

都不近视的孩子高 4 倍；如果父母双方都高度近视，孩子很可能会近视。

2. 近视可以逆转吗？

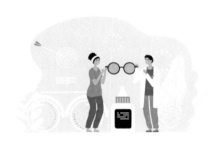

孩子近视，家长总会想办法把孩子的近视治好。然而去了医院，医生一般会说，近视是治不好的。家长就会陷入一种"谁跟我说能治好，我就去谁那里治"的心理状态，多花钱也在所不惜。但是，不恰当的治疗，反而会耽误正确的近视

控制。所以，如果发现孩子确实近视了，还是要去接受这个事实，寻求专业人士的帮助，了解科学的预防知识，选择合适的配镜矫正方案。

3. 孩子真的近视了，可以戴角膜塑形镜吗？

散瞳后，发现孩子真的近视了，通常就要进行配镜矫正。

目前比较主流的近视眼镜有两种：一种是框架眼镜，另一种是角膜塑形镜（也称 OK 镜）。近 30 年的研究证实角膜塑形镜对于近视控制有明确的效果，戴角膜塑形镜是目前减缓青少年近视度数增加最有效的方法之一。

角膜塑形镜就是一种特殊的隐形眼镜，由于使用的是高透氧性材质，所以可以在夜间戴。角膜塑形镜的好处主要在于以下两点。

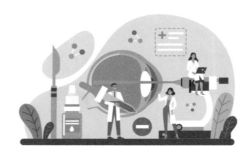

（1）角膜塑形镜使用比较方便

晚上睡觉前，把角膜塑形镜戴上，然后正常睡觉，早上起床后把角膜塑形镜摘下，就可以获得清晰的视野。白天看东西不再需要戴框架眼镜，恢复到没近视时的状态，给日常生活、学习，尤其是运动带来很多方便。

（2）角膜塑形镜具有一定的近视控制效果

青少年近视后，通过戴近视眼镜，近视度数的增加可以得到明显的控制。研究表明，戴普通框架眼镜，度数每年增长 75 度左右；而戴角膜塑形镜，度数每年增长 25 度左右，就能尽量避免发展成高度近视。但是，每个孩子对角膜塑形镜的反应不尽相同。感兴趣的家长可以带孩子到专业的眼科医院检查，来确定孩子是否适合戴角膜塑形镜。

4. 孩子近视了，除了配镜还能做什么？

除了配镜，还有一点很重要：要让孩子养成更好的用眼习惯。也就是说，要减少用眼的时间和距离负担，增加户外活动。从小培养孩子正确的读写姿势；鼓励孩子利用碎片时间，例如利用课间时间去教室外面走走；学习的时候每隔 20 分钟休息一下，让眼睛看看远处，放松放松；坚持做眼保健操；等等。

5. 为什么医生总是在强调近视防控？

对于近视的孩子而言，让度数长得慢一点，尽量避免发展成高度近视很关键。

因为高度近视的人发生致盲性眼底病变的风险明显较高。如果已经发展到高度近视（超过 600 度），就需要每年检查眼底，如果发现问题，可以及早处理。

6. 如何及时发现孩子有眼部异常？

孩子的眼部异常需要家长细心观察，当孩子出现以下情况时，请带孩子到医院做专业检查：频繁眨眼睛；经常眯着眼睛看东西；爱揉眼睛；看电视走到电视机跟前；行为反常，如听课注意力不集中、学习成绩下降等。

7. 孩子近视了，度数会不会增加？

会。处于发育期的孩子，眼球还在生长，近视度数也会随之增加，因此青少年近视治疗的重点在于延缓度数的增加，以降低最终稳定期的度数。正确配镜虽然不能完全阻止近视发展，但能减缓青少年近视度数的增加。

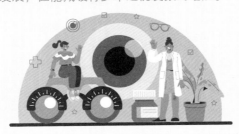

8. 孩子近视度数每年都在增加，需要每年更换眼镜吗？

青少年近视后，度数一般会有一定程度的增加，配眼镜时度数准确非常重要。而且，如同脚大了就要及时更换鞋子，近视度数增加了一样要及时更换眼镜。一般认为，度数增加超过 50 度就需要更换眼镜。

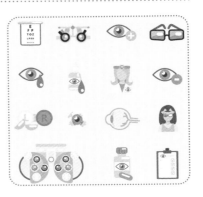

9. 目前控制近视发展的方法有哪些？

目前，控制近视发展的方法主要有药物控制和光学矫正两种：使用低浓度

（0.01%）阿托品滴眼液，每晚一次；戴框架眼镜（可配功能性周边离焦镜片）或角膜塑形镜。这两种方法都有特定的适应证，需要到正规医疗机构进行检查，在专业人士的指导下选择适合孩子的近视防控方法。

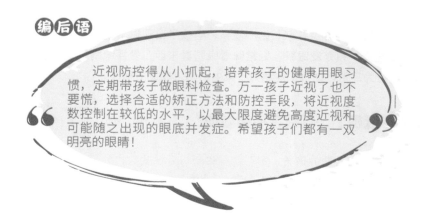

编后语

近视防控得从小抓起，培养孩子的健康用眼习惯，定期带孩子做眼科检查。万一孩子近视了也不要慌，选择合适的矫正方法和防控手段，将近视度数控制在较低的水平，以最大限度避免高度近视和可能随之出现的眼底并发症。希望孩子们都有一双明亮的眼睛！

忽略这些点，天天刷牙，还是蛀牙

四个妙招带孩子远离龋齿

口腔科　丁玉梅、赵佳佳

"乳牙坏了不用管，反正是要换掉的！""窝沟封闭和涂氟都做了，再也不用担心孩子蛀牙了！"儿童牙科医生要大声反驳这些错误观念！

儿童牙科医生日常可以接触到有各种情况的患儿及家长，家长问得最多的问题是："乳牙最后都是要换的，为什么还要治疗？""我们已经给孩子做了窝沟封闭，为什么孩子的牙齿还是烂了呢？""牙线是什么？孩子有必要用吗？"针对家长非常关心也很疑惑的问题，协和口腔科专家就来介绍一些有关儿童龋病及其预防的小知识。

1. 儿童龋病有多严重?

我国儿童的龋患率较高,儿童口腔健康形势不容乐观。2017 年发布的第四次全国口腔健康流行病学调查结果显示,我国 5 岁儿童的乳牙龋患率为 70.9%,在世界上处于较高水平,12 岁儿童的恒牙患龋率也达到了 34.5%。龋病是儿童口腔健康的头号大敌,那什么是龋病呢? 龋病就是我们通常所说的"虫牙""蛀牙",最开始可以表现为牙齿表面因脱矿而出现白垩色的小斑块,继续发展就会因染色而呈现黄褐色、黑色等颜色,最终出现牙体硬组织缺损,就是儿童牙科医生最常听见家长说的"孩子的牙齿上有个小洞了"。此时,可千万不要对这些小洞掉以轻心,因为当牙齿已经出现硬组织缺损时,就不可能再"重新长好"了,必须由口腔专业医生进行牙体充填治疗,即我们常说的"补牙",才能阻止龋齿进一步发展,如果放任不管,那么将给孩子带来更多的烦恼和痛苦。

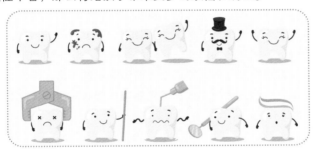

第四次全国口腔健康流行病学调查结果显示,虽然相较于第三次全国口腔健康流行病学调查结果,5 岁及 12 岁年龄段儿童的龋病治疗比例均有所上升,但让我们也欣喜地看到家长对孩子的口腔健康更重视,对口腔卫生服务的利用水平也在不断提高;不过仍然令人担忧的是,两次调查的 10 年间,我国儿童的龋患率仍未得到控制,反而一直呈上升趋势。这些数据让我们清楚地意识到:儿童口腔健康要达到九分预防、一分治疗,我们还有很长一段路要走。

2. 为什么保护乳牙很重要?

儿童口腔基础预防的核心离不开家长和专业医生的合作,从某个角度来看,家长甚至扮演着更为重要的角色：家长是孩子行为的榜样，是管理者、监督者和保护者，因此每一位父母都应该了解和掌握关于儿童龋病预防的小常识。

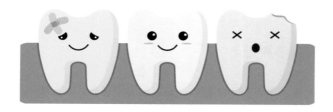

可能很多家长又会问出老生常谈的问题：乳牙最后都是要换掉的，龋坏了又有什么关系呢？医生是不是危言耸听啊？其实，这还真不是危言耸听。我们可以思考两个最直接的问题：

如果乳牙没有任何作用，那人类为什么要"多此一举"地进化出乳牙和恒牙两副牙齿呢？反过来，乳牙既然有它不可取代的作用，那为什么它的健康就不足以引起家长的重视和保护呢？

健康完整的乳牙，不仅可以让食物得到充分的咀嚼和研磨，更有助于身体对营养的吸收，而且健康的乳牙还可以在一定时期内，保护长在它下方颌骨内的恒牙胚顺利发育和有序萌出。如果乳牙已经烂了一个洞而放任不管，越烂越深，那就相当于给口腔里的所有细菌打开了一扇自由通往恒牙胚的大门，一旦乳牙受到感染，势必影响下方恒牙胚的发育，轻则将来萌出的恒牙颜色形态异常、抗酸能力差、易患龋，重则导致恒牙胚停止发育而无法正常萌出。再者，如果孩子拥有的只是一副黑黑脏脏的牙齿，那么孩子还有自信展露甜甜的笑容吗？所以，儿童龋病真的就是老话说的：小洞不补，大洞吃苦。

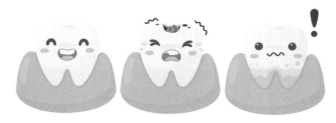

3. 儿童龋病怎么预防？

明白龋病的危害之后，家长可能会问：

"医生，既然龋病危害这么大，那赶紧和我们说说怎么预防吧。"

"好好刷牙就可以了吗？是不是每颗牙齿都要进行窝沟封闭？"

"常听别的家长说带孩子涂氟，涂氟又有什么作用呢？"

其实，儿童龋病的基本预防方法可以归纳成四点：刷牙要仔细，饮食要注意，定期来复查，涂氟和封闭。

（1）刷牙要仔细

预防龋病乃至其他口腔疾病最基本的方式仍然是机械去除黏附在牙齿上的菌斑和促进牙齿表面再矿化。其中，机械去除菌斑最为大家接受的方式就是刷牙和使用牙线清洁。刷牙可以去除大部分牙面上的菌斑，但是牙与牙之间的邻接面就需要辅助使用牙线进行清洁了。家长如果发现孩子的牙齿与牙齿之间有个小洞，往往是因为忽视了牙线清洁的重要性。

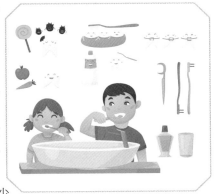

在牙刷的选择上，儿童适宜选择软毛牙刷，因为软毛可以有效减少刷毛对牙龈的创伤，增强对牙与牙之间的邻接面的清洁；牙刷头要比成人牙刷的更小，这样方便进入口腔；手柄要比成人牙刷的更粗，这样方便儿童握持。研究表明，牙刷在连续使用4个月后清洁效率会降低，因此家长需要定期为孩子更换牙刷头。现在，越来越多为儿童设计的电动牙刷陆续进入市场，相较于手动牙刷，电动牙刷能去除更多菌斑，并能有效地减少牙龈炎的发生；有些电动牙刷还可以预设刷牙时间；同时，使用电动牙刷的配套应用程序，家长可以更直观地查看孩子刷牙的效率，也更能调动孩子刷牙的积极性。综合看来，电动牙刷具有一定的优势，如果选择使用电动牙刷，应选择产品质量有保证的，并建议在家长的监督下使用。

不论使用哪种牙刷，都建议儿童在家长的监督下每天至少进行两次彻底的口腔清洁。最理想的刷牙时间点是每日三餐和进食零食后，尤其是进食了含砂糖的零食和主食后；刷牙时长至少1分钟，且使用牙线的时间不含在内；晚上临睡前刷牙更为重要，因为睡眠时唾液对牙齿的冲刷减弱，睡前去除附着在牙齿上的菌斑是十分有益的。孩子刷完牙后，家长还应进行检查，仔细看看孩子的牙齿上是否还有未刷尽的软垢。如果孩子刷牙的效果不是特别理想，家长可以帮助孩子进行后续刷牙，实际研究表明，这种后续刷牙持续到孩子7岁左右比较合适。

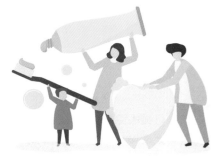

在牙膏的选择上，尽管研究已经证实儿童含氟牙膏具有确切的防龋功能，但是过多地摄入氟对儿童的健康仍具有一定的影响，因此国际儿童牙科学会提出以下建议：尽早给儿童使用含氟牙膏；3岁以下儿童每次使用的牙膏量为米粒大小；如果担心儿童吞咽牙膏，可使用棉柔巾擦拭牙膏泡沫；3岁以上儿童每次使用的牙膏量应为豌豆大小。

（2）饮食要注意

有的家长又会问："我们已经非常认真地给孩子刷牙了，可是为什么孩子还是有蛀牙呢？"医生一再追问才知道，孩子的饮食大多以又甜又黏的含糖量极高的食物为主，三餐之间也是零食不断，这些都是患龋的高风险因素。那么，什么样的饮食才是健康的防龋饮食呢？

大多数家长知道糖（特别是砂糖）和孩子蛀牙之间有着密不可分的关系，从而对孩子每日的摄糖量进行有意识的控制。可是大多数家长不曾意识到，孩子进食零食的频率其实也与患龋病的概率密切相关，当然，完全不含糖的零食除外，可是这样的零食实在是少之又少。研究表明，反复高频率地摄入含糖零食，黏附在牙齿上的食物软垢会持续性地使牙齿表面脱矿，而这恰恰是龋病的主要病因。另外，本身就会让牙齿表面脱矿的碳酸饮料是不应该给孩子喝的。需要强调的一点是，控制进食零食的频率比控制数量更加重要，家长不应该剥夺孩子吃零食的乐趣，可以规定每天的一个时间点为"零食时间"，除此时间点之外，孩子不能吃零食。

综上，目前提倡的比较可行的饮食习惯相关的龋病预防方法是：尽量减少砂糖的摄入，进食三餐和零食的时间间隔均应保持在牙齿再矿化所需的3小时以上，且尽量不食用会长时间存在于口腔内的黏性含糖食物及碳酸饮料。

（3）定期来复查

儿童龋病的预防是一项需要家长和医生通力合作的事业。儿童牙科医生除了可以传播专业知识，例如指导家长及孩子掌握正确的刷牙方式和牙线的使用方法，及时为孩子饮食结构的调整提出专业性的指导意见等，同时还可以为患龋风险高的孩子进行定期的涂氟治疗，对牙齿上容易藏污纳垢的点隙窝沟处进行窝沟封闭，及时发现不幸龋坏的牙齿，从而进行早期治疗，把龋病扼杀在萌芽阶段。

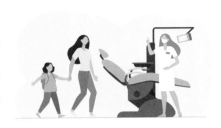

因此，请不要等到发现问题了再带着孩子就医，定期带孩子进行口腔检查也是儿童龋病预防的关键环节。

（4）涂氟和封闭

研究表明，窝沟封闭剂能够有效预防窝沟裂隙处的龋坏，特别是对于容易患龋的第一恒磨牙（约6岁萌出）及第二恒磨牙（约12岁萌出）的龋坏预防非常有效；对于龋病易感的儿童，也可以对窝沟裂隙明显的乳牙进行窝沟封闭。目前提倡：在牙齿萌出牙龈以后尽早实施窝沟封闭，之后定期复查，脱落部位应重新封闭。

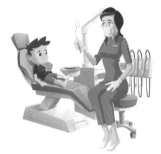

氟化物已被证实对于促进牙齿表面再矿化有着显著的作用，世界卫生组织也推荐儿童每天使用含氟牙膏。但是，考虑到儿童刷牙效率低，低龄儿童在使用含氟牙膏时可能会增加全身摄氟量等因素，定期带孩子到口腔科检查，由专业口腔医生对孩子的全口牙齿表面进行涂氟也是一个不错的选择。

需要强调的是，不论是窝沟封闭还是涂氟，都只是儿童龋病预防的一个部分，并不是全部，每天彻底有效地刷牙以及维持健康合理的饮食结构更为重要。

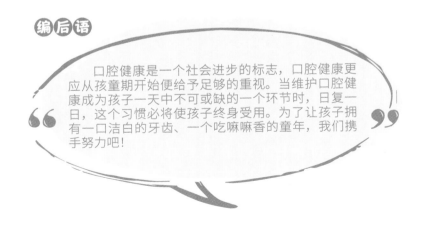

编后语

口腔健康是一个社会进步的标志，口腔健康更应从孩童期开始便给予足够的重视。当维护口腔健康成为孩子一天中不可或缺的一个环节时，日复一日，这个习惯必将使孩子终身受用。为了让孩子拥有一口洁白的牙齿、一个吃嘛嘛香的童年，我们携手努力吧！

洞察"先"机，守住宝宝那颗心

妙手补心人教你防治先天性心脏病

心脏大血管外科　董念国

　　据统计，我国新生儿的先天性心脏病发病率为 0.8% ~ 1%。有的孩子没办法如父母所盼的那般健康，但我们对此并不是无计可施。那么，什么是先天性心脏病？先天性心脏病该如何治疗？先天性心脏病要怎样预防？协和心脏大血管外科专家为大家科普。

1. 什么是先天性心脏病?

先天性心脏病是先天性畸形中最常见的一类。胚胎期心脏及大血管形成障碍或发育异常引起的解剖结构异常，或出生后应自动关闭的通道未能闭合的情形，都称之为先天性 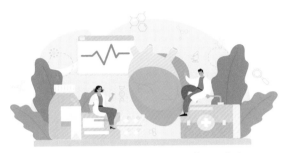 心脏病，简称先心病。每 1000 名儿童中，大约有 8 名患有先天性心脏病。

2. 先天性心脏病分为哪些种类?

按照复杂程度分类，先天性心脏病可大致分为两大类。

第一类是简单型先心病，包括房间隔缺损、室间隔缺损、动脉导管未闭和肺动脉狭窄这四种疾病。

第二类是复杂型先心病，包括法洛四联症、肺动脉闭锁、大动脉转位等。

简单型先心病经过手术治疗，绝大多数可以完全治愈，患儿手术成功以后就和正常儿童一样，拥有正常的活动能力和预期寿命。复杂型先心病在早期手术干预后，大多数患儿也可以获得较好的预后。

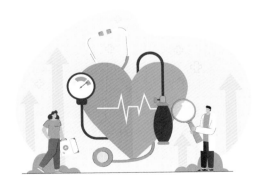

现在，由于相关知识的普及和各项免费筛查的开展，大多数人对先心病有了初步的认识，可以正确面对简单型先心病，不再过度紧张和害怕，但对于复杂型先心病仍然谈之色变，觉得复杂型先心病意味着巨大的手术风险和艰难的康复过程。诚然，复杂

型先心病的手术难度和术后护理都要求较高，我国可以顺利开展全种类复杂型先心病手术的医院并不多，但随着手术技术和治疗理念的不断进步，在早干预、早治疗的前提下，大多数复杂型先心病可以得到良好的治疗。

下面，我们一起来看一个复杂先心宝宝在协和心脏大血管外科重获新生的故事。

某年年底，吴女士欣喜地发现自己怀上了二胎，孕期情况稳定，但在孕期第 6 个月进行常规产检时，意外却出现了。吴女士做了四维彩超，发现胎儿心脏存在重大的畸形，属于复杂型先心病中的大动脉转位。这个检查结果让满心期待的准妈妈一时难以接受，她在上网查了相关资料之后，寝食难安，甚至终日以泪洗面：难道我的孩子就一点希望也没有了吗？经人推荐，吴女士和丈夫一起来到武汉协和医院心脏大血管外科，找到了董念国主任。董主任看了之后，说他们治疗过很多这种患儿，手术虽然存在一定的风险，但很多患儿顺利通过了手术，获得了一次性治愈。董念国主任的诊断让夫妻俩悬着的心立刻放了下来，经过慎重考虑之后，夫妻俩想给这个小生命一个机会，决心生下这个孩子，然后再找董主任做手术矫治孩子的心脏。历经艰难，吴女士终于在武汉协和医院顺利产下了孩子。孩子出生后，夫妻俩就联系了董念国主任。在孩子出生仅一个月零两天的时候，董主任为孩子做了大动脉调转手术，这是一次性的根治手术。手术非常成功，术后不久就拔掉了呼吸机。经过 ICU 的精心治疗和护理，没过几天，孩子就顺利转出了 ICU，来到了普通病房，回到了妈妈的怀抱。那段时间，在心脏大血管外科的普通病房里，每天都可以看到吴女士抱着自己的孩子在病房里散步，医生说了，现在各项指标都很好，再过几天，等他们复查心脏彩超，就可以顺利出院回家了。吴女士的脸上再也藏不住笑意，洋溢着对未来的期盼。

3. 发现胎儿患有先天性心脏病该怎么办？

针对不同先天性心脏病的疾病特点、手术技术、围术期治疗及远期预后，心脏专科医生会给出不同的治疗意见。

① 常见的心脏异常，如左上腔静脉和卵圆孔未闭，不需要手术。

② 简单型先心病，包括室间隔缺损、房间隔缺损、动脉导管未闭和肺动脉狭窄，手术效果很好，术后患儿的预期寿命和活动耐力较正常孩子均无异常。

③ 大部分复杂型先心病，包括大动脉转位、法洛四联症、肺动脉闭锁和右室

双出口等，需要早期手术干预，部分患儿可以获得不错的远期预后效果。

④ 少部分复杂型先心病和心脏肿瘤，胎儿出生后可能需要多次手术，手术风险高，获益较少，需家属与医生充分沟通，决定是否继续妊娠。

4. 先天性心脏病的治疗费用高吗?

随着我国社会和经济的发展，医院努力践行"人民至上，健康至上"的指导方针，现在先天性心脏病通过医保、合作医疗，已经能够报销60% ~ 70% 的治疗费用，再加上各种社会慈善机构的帮助，多数患儿家庭可以申请到足额的慈善费用，这样下来，很多患儿家庭自己支付的治疗费用只有几千元，有些贫困的患儿家庭甚至可以做到治疗全程零花费。

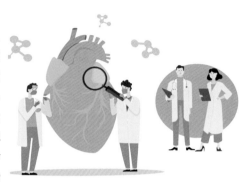

编后语

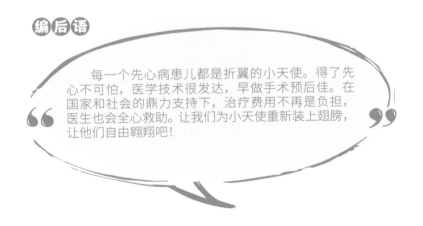

每一个先心病患儿都是折翼的小天使。得了先心不可怕，医学技术很发达，早做手术预后佳。在国家和社会的鼎力支持下，治疗费用不再是负担，医生也会全心救助。让我们为小天使重新装上翅膀，让他们自由翱翔吧!

五
关爱女性篇
呵护女性，关注健康

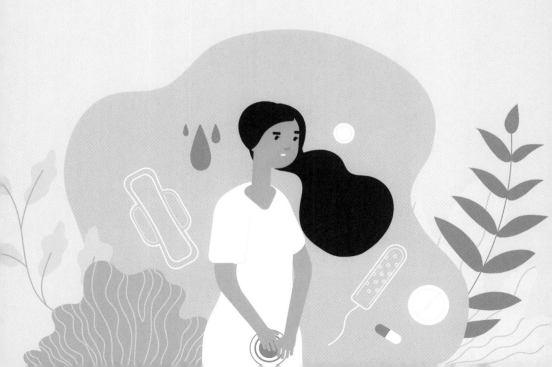

阴天就不用防晒？
防晒霜涂一点就能管用？

协和专家为你全面解答"防晒困惑"

皮肤科　陶娟、张颂

白能遮"丑"，这道理在明代散文《二十四桥风月》中就有所记载。文中说："所谓'一白能遮百丑'者，粉之力也。"这句话放在今日却是不然。

虽说看起来白皙，确有脂粉之功劳，但防晒才是维持白皙健康皮肤的关键。防晒能有效地抵抗紫外线对皮肤的伤害，防止皮肤晒黑、晒伤、老化等。协和皮肤科专家这就带大家走出防晒误区，从此"白"起来。

1. 关于防晒的常见误区

（1）不防晒也行？

不光要防晒，还得一年四季防晒！防晒产品，例如防晒剂（防晒类产品：霜、油、喷雾等的统称），防的主要就是紫外线。紫外线是太阳辐射的电磁波谱的一部分，可以穿透人体表皮层。那么，紫外线会对人体产生什么伤害呢？

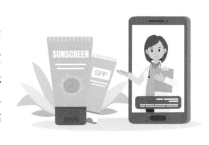

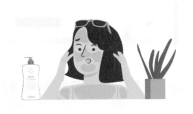

短期紫外线暴露对皮肤产生的肉眼可见的影响包括晒斑（日晒红斑，严重时会导致水疱或脱屑）和晒黑。大剂量紫外线暴露会对皮肤免疫系统产生影响，导致皮肤出现光毒性反应、光敏性皮炎等症状。日光照射的长期影响包括光老化（出现晒斑、色沉、皮肤松弛等）和光致癌（皮肤鳞状细胞癌、恶性雀斑样痣等），简单来说，紫外线会造成皮肤细胞内 DNA 损伤。

有些女性会有这样的感受，有时候偷懒不涂防晒霜，结果脸上很不舒服，会明显晒黑、晒红，而认真涂防晒霜后，皮肤状况会好很多，可见涂防晒霜真的不能偷懒。

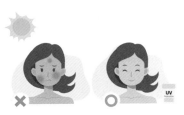

再举一例，有名患者在同一间办公室工作 15 年，座位靠近窗户，且左侧面颊常朝向窗户。经过 15 年的紫外线"洗礼"，该患者左右面颊的光老化程度是肉眼可见的完全不同！

所以说，防晒是必须的！从上面两个例子足以看出，从短期来看，防晒可以预防晒伤、光敏性皮炎等；从长远来看，防晒可以在一定程度上预防光老化以及光致癌。

（2）防晒剂用一点点就行？

防晒剂包括无机防晒剂（如物理阻隔剂）和有机防晒剂（如化学吸收剂）。防晒剂用于皮肤表面后会形成一层薄膜，好似给皮肤穿了一件外套，阻挡了部分紫外线。

无论选择什么防晒剂，用量一定要足。如果防晒剂质地比较稀薄，用量还要适当增加。所以，不要怕麻烦，防晒剂一定要用够量哦。

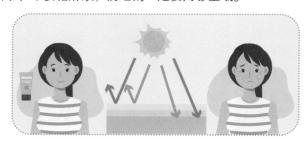

（3）防晒剂一天用一次就够？

防晒剂的一天使用次数与很多因素有关。如果在室内或者室外阴天，建议每隔 3 ～ 4 小时补一次；如果长时间暴露在日光下，建议每隔 2 ～ 3 小时补一次；如果在室外进行剧烈运动而大量流汗或者在室外游泳，建议每隔 1 ～ 2 小时补一次，以保证持续的防晒效果。

（4）防晒剂在出门前一刻用就行？

使用防晒剂时，要注意使用顺序，在基础护肤步骤之后使用防晒剂，然后再使用彩妆；并且为使防晒剂充分接触皮肤以产生作用，应在出门前 15 ～ 30 分钟使用防晒剂。

（5）市面上的防晒产品真的都有效吗？

在购买防晒服时要注意有没有紫外线防护系数 UPF 标识，UPF 用于评价织物的紫外线防护性能，数值越高，防护效果越好。UPF>50 时，UPF 值的增加对织物防护效果的影响可以忽略不计。因此，我国纺织品的 UPF 最高值为 50+。

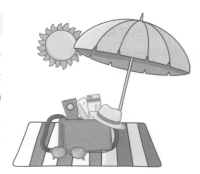

织物 UPF>40，且 UVA（长波紫外线）的透过率小于 5% 时，才可称为"防紫外线照射产品"。市面上很多自称"防晒服"的产品可能并不能真的防晒。

另外，遮阳帽的帽檐长度在 7.5 厘米以上才能产生较好的防晒效果。选购遮阳镜时，应该选购覆盖全部紫外线波段的产品，镜片以深色为宜。遮阳伞最好选择涂层颜色深、布料厚的产品。

最防晒的颜色是红色！织物颜色越深，紫外线防护性能越高，黑色、深蓝色、深紫色的织物防晒性能仅次于红色织物，能较好地阻隔紫外线。白色防晒衣慎选，黄色防晒衣最不防晒！

2. 怎样挑选防晒产品？

（1）看清标识

防晒产品上标示的 SPF 和 PA 分别是什么意思呢？

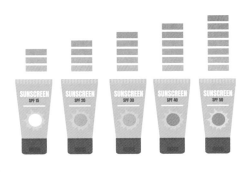

SPF 是 sun protection factor（防晒系数）的缩写，以具体数值表示产品防御 UVB（中波紫外线）的能力，是评价防晒产品保护皮肤避免日晒红斑、晒伤的能力的防护指标。SPF 值越大，防日晒红斑、晒伤效果越好。PA 是 protection grade of UVA（防晒指标）的缩写，以"+"表示产品防御 UVA 的能力。PA 等级是根据防晒产品的长波紫外线防护因子（protection factor of UVA，PFA）来确定的，反映产品对 UVA 的防护效果，是评价防晒产品防止皮肤晒黑的能力的防护指标。PA 等级越高，防止皮肤晒黑的效果越好。

SPF 数值越高，防御 UVB 的能力就越强。PA 后的"+"越多，防御 UVA 的能力就越强。

（2）不同肤质的不同选择

防晒剂包括有机防晒剂（如化学吸收剂）和无机防晒剂（如物理阻隔剂）。有机防晒剂的主要成分包括 UVB 吸收剂对氨基苯甲酸及其衍生物、桂皮酸盐、水杨酸盐等，以及 UVA 吸收剂二苯甲酮等。无机防晒剂中最主要的成分是二氧化钛和氧化锌，无机防晒剂的防晒效果取决于防晒剂的颗粒大小。早年的大颗粒无机防晒剂防晒效果较好，但是消费者使用后往往被糊得一脸白，像刷墙一样，很难接受。近几年来上市的小颗粒无机防晒剂从美的角度更容易被消费者接受，但是对 UVA 的防御效果较差。

> 不同肤质应选择不同的防晒剂。
> ① 油性肌肤和混合性肌肤：可选择相对清爽的以有机防晒为主的防晒产品。
> ② 干性肌肤和敏感性肌肤：可选择相对低致敏的以无机防晒为主的防晒产品，建议第一次使用之前在耳后小面积试用，观察肌肤状况，以防止过敏。

3. 晒后该如何修复？

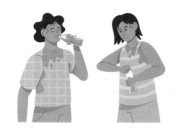

一旦出现紫外线照射过度的情况，首先应该多饮水或者电解质饮料，增加液体摄入量，停用含有抗老、美白等功效性成分的护肤品，使用温和、舒缓的保湿霜等护肤品，切忌外用刺激性的防蚊虫药膏、清凉油等，也不要把黄瓜等蔬果敷在皮肤上，以免过敏并加重晒伤症状。

如果皮肤出现红肿，可以采取局部冷喷、冷敷、冰敷等措施，如用生理盐水或矿泉水沾湿毛巾（水温可以低一点），敷在晒伤的皮肤上，每次敷 20 分钟左右，再涂抹温和的保湿霜。

如果皮肤出现水疱，那么建议尽快就医，自己处理的话可以冷敷，尽量不要挑破水疱，以免出现继发感染。

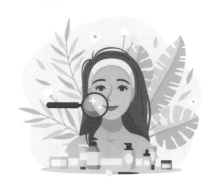

如果红斑过后出现脱皮的现象，就要多涂抹保湿霜，少用碱性强的清洁用品。如果晒伤很严重，出现体温调节障碍，应尽快就医，必要时外用或者口服非甾体抗炎药，或者按照热烧伤治疗。

4. 晒黑了就白不回来了吗？

万一晒黑了也不要太担心。首先，皮肤有一定的代谢周期，好好护理的话 2 ~ 3 个月后还有可能恢复白皙，可以口服维生素 C、维生素 E 等帮助皮肤恢复。日常注意皮肤保湿，也可以选择含有神经酰胺、熊果苷等美白成分的护肤品。光子嫩肤也有美白、缩小毛孔、淡斑等作用，每月做一次可以帮助皮肤更快地恢复白皙。

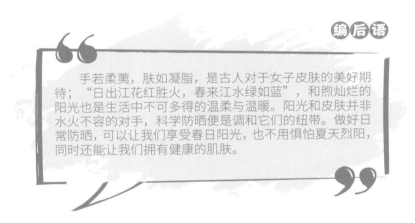

编后语

手若柔荑，肤如凝脂，是古人对于女子皮肤的美好期待；"日出江花红胜火，春来江水绿如蓝"，和煦灿烂的阳光也是生活中不可多得的温柔与温暖。阳光和皮肤并非水火不容的对手，科学防晒便是调和它们的纽带。做好日常防晒，可以让我们享受春日阳光，也不用惧怕夏天烈阳，同时还能让我们拥有健康的肌肤。

失眠、盗汗、烦躁？注意三点"更"健康！

平稳度过"更年期"的全面关怀指南

妇产科　刘琳、陈春艳、高颖

　　与更年期相关的话题，似乎总是不太友好。例如，"一点就燃，你是不是更年期到了？"又例如，"更年期的女人有多可怕？"（其实男人也有"更年期"，问题也不少呢。）

　　事实上，更年期本身并不是病，只是女性人生中的一个阶段，但在这个阶段可能会出现各种症状，给女性的生活带来很大的困扰。让我们跟着协和妇产科专家一起来了解这恼人的更年期吧。

1. 什么是更年期？

更年期，医学上称为"围绝经期"。在谈论围绝经期之前，我们先来看看什么是绝经。卵巢是女性维持生育功能的重要器官，女性生理的变化随着卵巢中的激素分泌和卵子成长及排出过程的变化而变化。卵巢维持着女性的月经周期，而绝经的本质就是卵巢功能衰竭。当然，卵巢功能衰竭不是突发突止的，会经历一个阶段，在这个阶段内，女性会经历一系列的内分泌、生物学和临床症状上的变化，直至卵巢功能衰竭，月经停止，达到绝经的状态。

围绝经期是从女性绝经前直至绝经后 1 年的这段时间。这段时间长短并不固定，因人而异，短则 2～3 年，长可达 10 年。《绝经管理与绝经激素治疗中国指南》（2018 年版）采用 STRAW+10 分期（生殖衰老分期）系统对生殖衰老进行了分期，从中能清晰地看到女性一生的激素变化情况及各个阶段的分期标准。

STRAW+10 分期

分期	-5	-4	-3b	-3a	-2	-1	+1a	+1b	+1c	+2
术语	生育期				绝经过渡期		绝经后期			
术语	早期	峰期	晚期		早期	晚期	早期			晚期
术语					围绝经期					
持续时间	可变				可变	1～3年	2年（1年+1年）		3～6年	余生
主要标准										
月经周期	可变到规律	规律	规律	经量、周期、长度轻微变化	邻近周期长度变异≥7天，10个月经周期内重复出现	月经周期长度≥60天				
支持标准										
内分泌 FSH AMH 抑制素 B		正常 低 低	正常[a] 低 低	↑可变 低 低	↑≥25IU/L[b] 低 低	↑可变 低 低	稳定 极低 极低			
窦卵泡数		少	少	少	少	极少	极少			
描述性特征										
症状					血管舒缩症状	血管舒缩症状				泌尿生殖道萎缩症状

女性在围绝经期，卵巢的功能逐渐衰退，直至衰竭，卵巢分泌的雌激素水平也逐渐下降，导致一系列临床症状。所以，围绝经期的临床症状就是雌激素水平下降引起的一系列表现。

2.更年期会经历哪些不适？

（1）月经改变

在围绝经期，排卵逐渐变得不规律。由于排卵异常，最初月经周期会逐渐缩短，而后出现周期延长、月经周期不规律等情况。在围绝经期也容易出现经期延长，经量增多甚至围绝经期大出血、淋漓不尽等情况。最终，月经量逐渐减少，直至月经不再来潮。

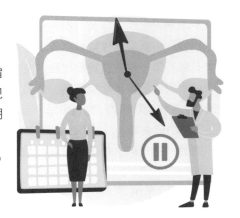

（2）血管舒缩症状

由于雌激素广泛作用于人体的各个组织和器官，体内雌激素水平降低时，会反馈性地引起去甲肾上腺素活性增强，从而激发促性腺激素释放激素（GnRH）的释放活性，经神经连接激发散热机能的活跃性，导致血管舒缩功能不稳定，进而引发一系列的症状，包括潮热、出汗等。

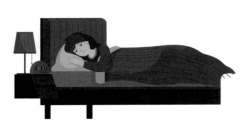

由于血管舒缩功能障碍，女性在绝经后患心血管疾病的概率会随着年龄增长而变大。雌激素水平降低还可导致中枢神经系统和下丘脑内多巴胺、β-内啡肽活性降低，进而导致烦躁、易怒、头痛等神经系统症状，精神症状也多有出现，其中以抑郁和失眠最为突出。

另外，雌激素会抑制骨吸收，随着雌激素水平降低，骨吸收也会随之增加，这也是围绝经期及绝经后女性容易出现骨质疏松或骨折的原因。

（3）泌尿生殖系统功能减退

围绝经期女性内分泌功能减退，生殖道、泌尿道、植物神经萎缩，各系统均有不同程度的功能退行性改变。中老年女性失去了雌激素的保护和防御作用，黏膜萎缩，抵抗力下降，容易发生泌尿生殖系统感染。老年性阴道炎也是因为黏膜萎缩导致干燥、痒，是围绝经期和绝经后的高发疾病。

由此可见，我们的妈妈真的非常不容易，她们在生命中最好的岁月里历经十月怀胎和分娩的痛苦，给我们带来了生命，并在我们生命的早期给了我们无限的爱和关怀，而进入更年期后，由于自身激素水平的变化，她们还要面临身体和心理的双重打击与困扰，真是为人母者，伟大处处可见。

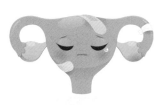

3. 如何安然度过更年期？

既然不可避免，我们就坦然面对，以平常心看待这一正常的生命历程，用健康的生活方式去应对这个历程，这才是关键。

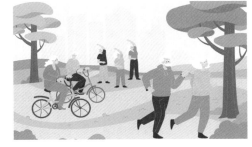

（1）保持健康的生活方式

健康的生活方式在任何时候都十分重要，在女性进入围绝经期后就显得更加重要了。规律的生活作息，坚持力所能及的体育锻炼，保证足量的蛋白质和钙的摄入，增加日晒时间等都是健康生活方式的体现。

（2）给予足够的心理支持

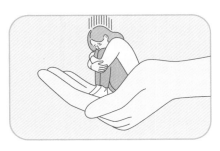

激素水平的变化会影响更年期女性的生活，改变她们的身体状态，甚至她们的性格和脾气。对于她们的种种改变，为人子女者需要给予充分的理解、耐心和包容。在这个阶段，我们可以支持妈妈培养广泛的兴趣爱好，让她们在精神上有所寄托，并帮助她们形成开朗、乐观的生活态度，用宽容和忍耐来对待周围的人和事。当然了，这个时候拉上我们的爸爸，一起加入呵护妈妈的计划中来，会事半功倍。

（3）不用忍受，及时就医

围绝经期女性的各种临床症状大多是由卵巢功能衰竭所致，导致这些症状的"罪魁祸首"还是体内雌激素的缺乏。本着缺什么补什么的原则，在适当的时候，可以在医生的指导下进行适当的激素补充。

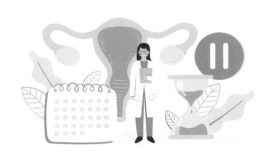

大家千万不要对"激素"抱有偏见，以至于谈"激素"就色变。其实，我们可以不用被动地忍受围绝经期的症状，应主动出击、积极面对，这样可以大大减轻围绝经期的症状。当然，围绝经期的激素补充需要非常慎重，需要在专业医生的诊断和指导下，经过详细的检查后才能进行合理的补充。

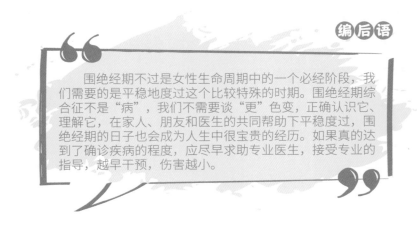

编后语

围绝经期不过是女性生命周期中的一个必经阶段，我们需要的是平稳地度过这个比较特殊的时期。围绝经期综合征不是"病"，我们不需要谈"更"色变，正确认识它、理解它，在家人、朋友和医生的共同帮助下平稳度过，围绝经期的日子也会成为人生中很宝贵的经历。如果真的达到了确诊疾病的程度，应尽早求助专业医生，接受专业的指导，越早干预，伤害越小。

乳房胀痛、有硬块，是乳腺癌的信号吗？

养成定期乳腺自查习惯很重要

乳腺甲状腺外科　张波

时尚大师卡尔·拉格斐说："最好的奢侈品是自己。"泰戈尔曾说："鸟翼上系上了黄金，鸟就飞不起来了。"事实上，比那些售价不菲的首饰和包包更昂贵的奢侈品就是我们自己。生命短暂，健康无价。奢侈品不是必需品，健康的身体才是。这就好比，有人只关注胸部外形，却不知乳腺健康才是最为重要的。

随着医学知识的普及，女性朋友越来越关注自己的"胸"有没有"病"，但凡有点"异样"就吓得六神无主……是的，乳腺癌已经成为威胁女性健康的"头号杀手"。但是，乳腺结节不等于乳腺癌。

那么，乳腺结节会发生癌变吗？乳腺纤维腺瘤又是什么？乳腺增生需要接受手术治疗吗？如何在早期发现乳腺癌呢？接下来，协和乳腺甲状腺外科专家会与大家聊聊有关乳腺结节的误解和疑问。

1. 乳腺结节是肿瘤吗?

如今,女性防癌意识大大提高,有的女性有事没事就会通过触摸自我检查,如果发现乳房里有几个小硬块,就会慌慌张张地跑到医院去做乳腺超声检查,结果报告单上往往写着"乳腺结节"。那么问题来了:乳腺结节到底是什么? 难道是肿瘤?

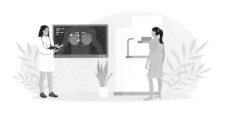

事实上,当医生通过触摸检查或者超声检查的方式检查乳房时,无法判断乳房里的肿块到底是什么,就会将其统称为"乳腺结节"。乳腺纤维腺瘤、乳腺增生症、导管内乳头状瘤和恶性肿瘤都有可能被描述为乳腺结节。

(1)乳腺纤维腺瘤是良性肿瘤

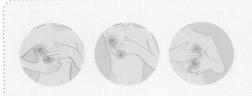

乳腺纤维腺瘤是最常见的乳腺良性肿瘤,理论上青春期后任何年龄段的女性都有可能患这种肿瘤,尤其是 15 ~ 35 岁的年轻女性。这类肿瘤大多数是单发的,肿块增长缓慢,边界清晰,易于推动,大小不受经期的影响,除肿块外,无其他自觉症状。

乳腺纤维腺瘤摸起来是什么感觉呢? 首先,有些纤维腺瘤特别小,有些长在乳房深面,根本摸不到,医生通常需要借助影像学检查(超声检查或 X 线检查)才能发现它们。位置表浅或长大了的纤维腺瘤能摸到,不痛不痒,有非常清晰的边缘和形状,质地似硬橡皮球,有弹性感,推一下可以很顺畅地滑动,可能呈球状,也可能呈哑铃状或者长条棍棒状。

手术切除是目前治疗乳腺纤维腺瘤唯一有效的方法。但是乳腺纤维腺瘤发展缓慢,癌变率为 0.12% ~ 0.30%,也就是说,1000 名乳腺纤维腺瘤患者中,最多 3 名（也许 1 名都没有）患者会遭遇癌变。一般来说，乳腺纤维腺瘤没有症状，不影响生活和工作，尤其是 25 岁以下的年轻患者，只需密切观察、定期随诊。但如果发现肿瘤生长迅速，或发生形态改变，就要及时就诊，考虑手术切除。

由于怀孕可使乳腺纤维腺瘤增大，所以在备孕之前，应行手术切除。另外，如果有乳腺癌家族史或者在 45 岁左右这个乳腺癌高发年龄段新发现了乳腺纤维腺瘤，那就要尽早手术切除，避免癌变。

（2）乳腺增生症不是肿瘤

在乳腺门诊，有不少女性因为乳房疼痛来就诊，他们神情恐慌地问医生：我的乳房好疼，特别是在经期前几天，我是不是长肿瘤了？事实上，疼痛主要是内分泌紊乱引发的乳腺增生所致。

乳腺增生症是临床上最常见的女性乳腺良性疾病，非炎非瘤。该病可见于青春期至绝经期任一年龄段，尤其多发于 25 ~ 45 岁这个年龄段，高发年龄段是

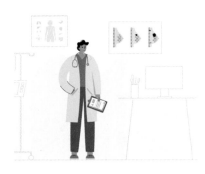

35 ~ 45 岁。乳腺增生症最典型的症状是经期来临之前会感到乳房胀痛，在单侧或双侧乳房可摸到一个或多个大小不等的肿块或部分乳房增厚，质韧实而不硬，界线不清晰，活动度好，经期后疼痛减轻或消失，肿块缩小或不见。

乳腺增生症的病因和发病机制尚不清楚，但内分泌失调是导致乳腺增生的"元凶"。内分泌失调有多重因素，例如暴躁易怒、高脂饮食、熬夜等。

2. 乳腺结节，能预防癌变吗？

乳腺门诊听到最多的一个问题是：医生，我平时生活应该注意什么才能预防我的乳腺结节癌变？

乳腺癌的病因尚不完全清楚，所以还没有确切的预防乳腺结节癌变的方法。根据流行病学调查分析，乳腺癌的预防可以考虑以下几个方面：①养成良好的饮食习惯。青春期不要大量摄入脂肪和动物蛋白；绝经后控制总热量的摄入，避免肥胖。将 BMI（体重指数）控制在 24 以下，可降低患乳腺癌的概率。②坚持锻炼身体。美国癌症协会建议女性每周至少进行 150 分钟的中强度锻炼，如慢跑、游泳、

骑自行车等，以预防乳腺癌。③养成良好的生活习惯。调整好生活节奏，避免和减少导致精神紧张的因素，保持心态平和。④不乱用外源性雌激素。千万不要相信所谓"秘方"和保健品，里面可能含有大量的雌激素。⑤饮酒适量，不可贪杯。

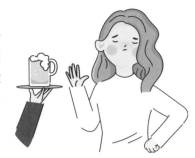

3. 如何及早发现乳腺癌？

当然，就算做到以上几点，并不一定能完全预防乳腺癌。掌握乳腺自我检查方法，定期自查乳腺，积极参加乳腺癌筛查，防患于未然，这才是最正确的做法。

（1）乳腺自我检查

女性通过乳腺自我检查可以帮助提高防癌意识，因此，我们鼓励大家学习乳腺自我检查的方法，并且建议选择在经期后 7 ～ 14 天进行乳腺自我检查。

（2）乳腺超声检查

乳腺超声检查操作简便、安全、无辐射、可重复性强，对囊性肿物的检查较 X 线检查更为准确，检查报告单上除了"乳腺结节"这个描述外，检查医生还会给出一个 BI-RADS（乳腺影像报告及数据系统）分级评价，用 0 到 6 这 7 个等级分别表示肿物的良性或恶性程度。乳腺超声检查结果明确且价格相对较低，所以理论上更适合临床推广应用。

（3）乳腺 X 线检查

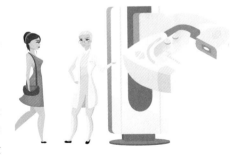

乳腺 X 线检查（乳腺钼靶检查）可以在乳腺癌症状未有任何"蛛丝马迹"之时，就能准确地检测到病灶。

乳腺 X 线检查对 50 岁以上女性来说准确性更高，对 40 岁以下女性及致密型乳腺女性来说准确性欠佳，因此，不建议 40 岁以下、无明确乳腺癌高危因素、临床体检未发现异常的女性进行乳腺 X 线检查。

乳腺 MRI 检查可作为临床体检、钼靶检查或超声检查发现的疑似病例的补充检查措施。

4. 乳腺癌会遗传吗？

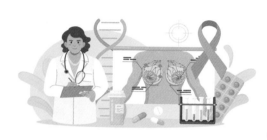

乳腺门诊有时会遇到患者咨询这样的问题：医生，我妈妈得了乳腺癌，我会不会也得乳腺癌？

我国 5% ~ 10% 的乳腺癌患者所患的是遗传性乳腺癌，这部分患者携带遗传基因突变，其中 *BRCA1* 和 *BRCA2* 基因突变携带者占 15%。一般来说，倘若家族中有一名直系亲属在 50 岁之前确诊乳腺癌或卵巢癌，或者有两名直系亲属患有乳腺癌或卵巢癌，那么推荐进行 *BRCA1* 和 *BRCA2* 基因检测。相较一般人群，*BRCA1* 和 *BRCA2* 基因突变携带者患乳腺癌的风险高 10 ~ 20 倍。

倘若知道自己属于高危群体，就算不做预防性切除，也一定要格外注意，及早通过 MRI 检查、钼靶检查、超声检查来进行针对性筛查。*BRCA* 基因突变携带者如每年接受 MRI 检查，可以显著降低患晚期乳腺癌的概率。

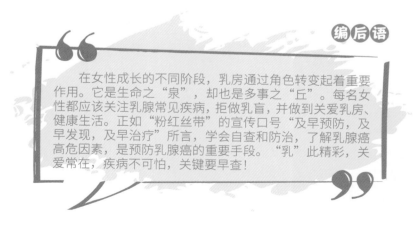

编后语

在女性成长的不同阶段，乳房通过角色转变起着重要作用。它是生命之"泉"，却也是多事之"丘"。每名女性都应该关注乳腺常见疾病，拒做乳盲，并做到关爱乳房、健康生活。正如"粉红丝带"的宣传口号"及早预防，及早发现，及早治疗"所言，学会自查和防治，了解乳腺癌高危因素，是预防乳腺癌的重要手段。"乳"此精彩，关爱常在，疾病不可怕，关键要早查！

四个标准判断月经是否健康

快来看看，你的经期正常吗？

妇产科　刘晓夏

女人每个月都有那么几天，脆弱得一碰就碎，暴躁得一点就炸，水肿、爆痘、失眠、胸痛……一切都只是因为"大姨妈"来了！

"大姨妈"本名月经，有的要么不来，要么让人死去活来。关于对付"大姨妈"的方法众说纷纭，协和妇产科专家就来跟大家好好聊一聊这位"大姨妈"。

1. 关于经期的说法到底是真还是假?

（1）经期怎么吃都长不胖

假的。女性在经期流失的是血液，而不是营养物质，更不是热量。女性每月的月经总量是 5 ~ 80 毫升，几乎带不走什么热量，而且经期基础代谢也没有明显的升高。若毫不节制地大吃特吃，胃肠道对营养物质的吸收可是毫不客气，一点也不少。经期摄入的多余热量跟平时一样会转化成脂肪，根本不会怎么吃都长不胖。

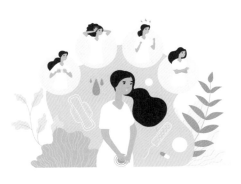

（2）经期不能运动

假的。经期的运动量力而行，在身体没有不舒服的情况下可以正常运动，和平时一样即可。适当的运动可以促进经血排出，缓解不适。

（3）经期不能洗头洗澡

经期不能洗头洗澡，简直是无稽之谈。

当然，经期需选择淋浴，不能坐浴、盆浴、游泳。因为经期宫颈口处于微微打开的状态，坐浴、盆浴、游泳时细菌等病原体可能通过宫颈管上行进入子宫腔而引起感染。即使不洗澡，也建议每天睡前用温水清洗外阴。

（4）经期不能喝咖啡、吃生冷食物

喝少量咖啡、果茶等饮品对于大多数女性来说是没有问题的。但对于痛经的女性，经期应尽量少摄入浓茶、浓咖啡，因为浓茶、浓咖啡中含有咖啡因，可刺激血管和神经，加重痛经。

五　关爱女性篇
呵护女性，关注健康

273

目前没有证据表明经期喝凉水或吃生冷食物会刺激前列腺素分泌，所以经期的饮食管理和平时一样就行，没有特别的禁忌，所有的食物、茶饮都可适当摄入，不过量即可。

2. 经期真正该注意的事项有哪些？

（1）不要穿太紧身的衣服

经期盆腔充血，穿过紧的内外裤，会导致腹腔压力增大，影响血液循环，下腹酸痛、会阴充血等不适感会增强。

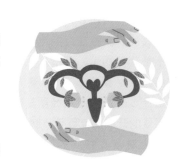

（2）禁用阴道冲洗剂

经期不建议使用各种洗液，特别是阴道冲洗剂，冲洗阴道会引起细菌等病原体上行感染，导致盆腔炎症。同时，冲洗阴道可能破坏阴道正常菌群，可能诱发阴道炎。

（3）不要同房

经期宫颈口打开，同房容易造成细菌等病原体逆行，引起宫腔感染、盆腔炎症。另外，经期同房可能增加经血逆流到盆腔的概率，引起子宫内膜异位症。而且经期同房，因精子在子宫内膜破损处和溢出的血细胞相遇，甚至进入女性血液，可诱发女性体内产生抗精子抗体，从而导致免疫性不孕、不育症。

（4）尽量避免手术

除急诊抢救生命的手术外，手术时间应尽量避开经期。经期盆腔处于充血状态，不适合做盆腔手术，例如妇产科相关手术。另外，月经来潮会影响凝血功能，可能导致手术时出血较多，得不偿失。

3. 怎么判断月经正不正常？

月经是否正常主要看四个方面：多久来一次？是否规律？几天干净？经量多少？

（1）多久来一次？

正常月经 21 ～ 35 天来一次，小于 21 天属于月经频发，大于 35 天属于月经稀发。

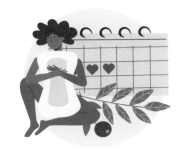

（2）是否规律？

一般来讲，月经来的日子差个几天不要紧，相差 7 天以上才是不规律。

（3）几天干净？

正常月经 3 ～ 7 天干净，超过 7 天还不干净属于月经不正常。

（4）经量多少？

正常月经一次总量 5 ～ 80 毫升，平均 30 ～ 50 毫升。大于 80 毫升或小于 5 毫升均不是正常月经量。

当然，偶尔出现一两次异常，可短期观察，恢复正常即可。半年中有 3 次及以上出血量、经期、周期异常，或者最近一次经量很大或血量过多并造成贫血，就需要到医院就诊了。

4. 关于痛经那些事儿

（1）痛经有哪些原因？

痛经分为原发性痛经和继发性痛经。原发性痛经指没有生殖器官质性病变的痛经，占 90% 以上，常在初潮后 1 ～ 2 年内发生，妇科检查时一般无异常发现。继发性痛经主要由盆腔器质性疾病（如子宫内膜异位症、子宫腺肌症、盆腔炎性疾病等）引起，往往在初潮后多年才出现，而且疼痛程度进行性加重。

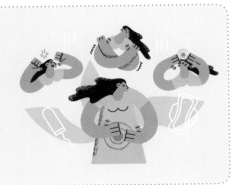

（2）痛经可以吃止痛药吗？

止痛药主要分为非甾体抗炎药和中枢性镇痛药。

痛经的发生主要与前列腺素的产生有关。原发性痛经最有效的治疗方法还是吃止痛药。常见的止痛药包括双氯芬酸钠栓、布洛芬、吲哚美辛等，这些都属于

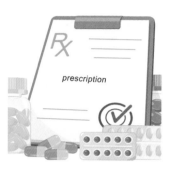

非甾体抗炎药，能有效抑制前列腺素的合成和释放，进而缓解疼痛，不会导致药物上瘾。这些止痛药应在专业医生的指导下使用，月经来潮即可使用，持续使用 2～3 天效果更佳；建议与食物同用，减少恶心、呕吐等消化道刺激症状。若痛经加重，需及时就医，排除器质性疾病引起的痛经。

中枢性镇痛药就是我们所说的"会上瘾"的止痛药，代表药物有吗啡、哌替啶等，这类药物是受到严格管制的，主要用于癌症治疗、术后镇痛等，大家平时根本接触不到，更买不到，所以就不要操心止痛药上瘾的问题了。

（3）顺产后就不会痛了吗？

有些女性顺产以后，宫颈口得到了扩张，而且异常子宫位置可能得到改善，经血流出更为通畅，子宫受到的刺激减少，痉挛疼痛得到缓解。但顺产缓解痛经完全是靠运气，不是对每个人都有效，因此不能把缓解痛经作为顺产的附带福利。

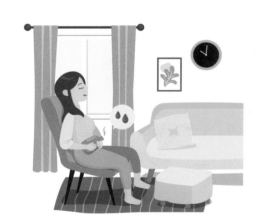

（4）多喝热水有用吗？

在经期，如果没有痛经，喝不喝热水是没有什么影响的。如果女性有原发性痛经，喝热水还是可以起到一定作用的，通俗点理解就是"热胀冷缩"，因为痛经与子宫平滑肌过度收缩有关，喝热水能扩张血管、加快血液流动、对抗子宫平滑肌收缩，进而减轻疼痛。这就是中医所谓的温则通，通则不痛。当然，热敷、贴暖宝宝也有相应的效果。

女性的生理周期常常受到情绪、饮食、作息、温度等因素的影响，不少女性遇到过"月经不按套路出牌"的情况，如量多、量少、痛经、周期提前或延后等。这时不要过度恐慌，也不要过度轻信网传的经期禁忌与养经法宝，而要正确认识、对待女性的"大姨妈"，懂"她"，呵护"她"，好好和"她"相处。

长期注射玻尿酸、肉毒素会上瘾？

微整注射，材料是关键

整形外科　钟爱梅

听说微整形变美后世界都会友好起来，这是真的吗？微整形注射是什么样的体验？微整形很危险？长期打玻尿酸会上瘾？打肉毒素皮肤会松垮？疑问这么多，不如跟着协和医院整形外科专家一起了解微整形注射的知识点吧，毕竟变美是我们一生的事业啊！

1. 什么是微整形?

微整形是相对于传统外科手术而言的,主要指那些不需开刀、操作过程轻松、微创不留痕、短时间就能使人变美、外貌变年轻的整形美容技术。微整形已逐渐取代过去的整形外科手术,具有安全、微创、恢复期短的优点,目前主要指注射类微整形项目及各种激光治疗,下文主要谈谈注射填充、除皱这类微整形项目。

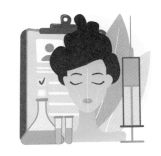

2. 微整形的安全性高吗?

微整形效果好,不用开刀,很多爱美者认为其安全性比较高。

其实,微整形虽然不用动刀,但是仍然属于医疗行为范畴之内,存在医疗风险。

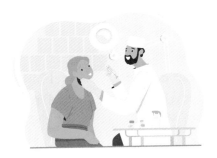

近年来,由于微整形的盛行,市场乱象也很严重。按照我国的相关规定,只有具备医疗美容资质的医院,方可实施注射整形手术。然而,随意开诊的医疗机构不在少数,注射医生缺乏资质、注射治疗环境未经消毒……医疗行为中的不规范做法,导致一系列问题不断冒头,为广大爱美女性的安全带来隐患。

3. 微整形注射有哪几类?

(1)填充类:玻尿酸

玻尿酸又名透明质酸,是一种天然存在于生物体内的高分子多糖。玻尿酸具有良好的生物相容性、非免疫原性和生物可降解性,是一种相对理想的生物医学

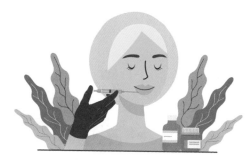

材料，近几十年被广泛应用于眼科、骨科、医学美容等领域。

在整形美容方面，玻尿酸注射主要用于填充鼻唇沟，填充眼周、颞部和颞部凹陷，以及隆鼻、丰唇、隆颏等，先天的脸型轮廓也可以通过填充改变。玻尿酸作为填充剂的持续时间一般是 6 ~ 12 个月，属于短效非永久填充材料。

（2）除皱和瘦脸：肉毒素

注射除皱的主要用药是肉毒杆菌毒素（简称肉毒毒素）。自从 2002 年肉毒毒素被美国食品药品管理局批准作为处方药使用，距今已有 20 多年的医用历史。根据美国整形外科医师学会（ASPS）的统计数据，2016 年美国肉毒毒素注射达到了 700 万例。为此，《时代周刊》专门刊登了一篇题为《肉毒杆菌毒素如何成了治疗一切的神药》的文章。目前，医生已经尝试将肉毒毒素用于多种病症的治疗。

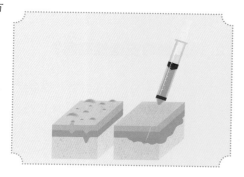

那些伴随着面部表情而出现的面部皱纹叫动态纹，我们的面部上三分之一的皱纹通常源于肌肉的运动。肉毒毒素主要针对的就是面部动态性皱纹，所以在整形美容方面的使用主要是肉毒毒素注射表情肌除皱和肉毒毒素注射使大肌肉暂时萎缩以达到瘦脸、瘦腿或瘦肩等效果。肉毒毒素的药效持续时间为 4 ~ 6 个月。

4. 关于微整形的顾虑

（1）打针会上瘾吗？

从药物本身来说，无论是玻尿酸还是肉毒毒素都不存在成瘾风险，绝不会因为一次注射导致终生注射。因为微整形注射后的形象变化而更加精神、更加自信，这种对自己美丽状态的依赖与药物本身无关。

（2）注射肉毒毒素，药物作用消失后皮肤会松垮吗？

注射肉毒毒素对上面部的动态性皱纹进行干预，可使面部看起来饱满、光亮，容光焕发。4 ~ 6个月后随着药物作用的消失，动态性皱纹会再次明显，仿佛皮肤状态慢慢开始出现衰老的迹象，这也只是恢复到了没有注射肉毒毒素时的状态，不会出现皮肤更加松垮的现象。

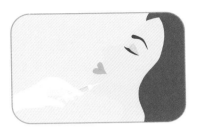

（3）微整形后一般多久恢复？

肉毒毒素注射的效果不能立即显现，需要等2 ~ 3天（皱纹）或2周（大肌肉）之后，皱纹平复和瘦脸的效果才渐渐明显。微整形虽然被称作"午餐美容"，但并不是所有的项目都能用一顿午餐的时间做完并可以立即恢复正常的工作、学习。玻尿酸注射后，注射部位会有轻微红肿甚至青紫，有些人的症状会持续到第2天。

（4）微整形是不是很危险？

在正规医疗机构进行微整形还是相对安全的，但并不代表没有风险。无论注射除皱还是注射填充，没有一种微整形是绝对安全的。可能出现的注射并发症包括局部并发症和全身并发症。局部并发症主要包括出血、血肿、淤血、神经损伤、栓塞、血运障碍、组织坏死、感染、皮疹、麻痹、表情失衡等。全身并发症包括肺栓塞、过敏性休克、意识障碍等。

（5）微整形能到美容院做吗？

微整形的良好效果必须建立在高安全性的基础之上。选择有资质的医疗机构，有资质、有经验的医生，合法的产品及合理的治疗方案，是每一个想要通过微整形求美者应该知道的，千万不可抱有侥幸心理。

5. 专家的微整形建议

考虑微整形之前，可以先尝试通过保养和化妆来改善自己的面容。通过这些日常手段让自己的皮肤、精神状态变好，辅以适合的发型、衣饰等，大部分人能焕然一新，所谓"世上没有丑女人，只有懒女人"，保养上所花的心思既能让自己变美，又能让生活充满乐趣，也是我们热爱生活、热爱自己的表现。

我们要明白，微整形与其他整形手术一样，是有一定风险的，在治疗前应该做好相应的心理准备。对微整形手术效果有过高预期的人，以及希望通过微整形一劳永逸、保持美丽的人不适合接受微整形治疗。

目前有国家批文，能在正规医院和医疗美容机构安全应用的微整形产品有肉毒毒素类、玻尿酸类及胶原蛋白类等。我们在进行注射美容时应选择正规医院和有资质的医疗美容机构，选择有专业经验的医生，才能够在保证产品安全性的前提下达到理想的美容效果，不要贪图便宜，拿自己的生命和美丽做赌注。

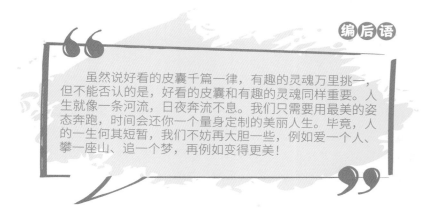

编后语

虽然说好看的皮囊千篇一律，有趣的灵魂万里挑一，但不能否认的是，好看的皮囊和有趣的灵魂同样重要。人生就像一条河流，日夜奔流不息。我们只需要用最美的姿态奔跑，时间会还你一个量身定制的美丽人生。毕竟，人的一生何其短暂，我们不妨再大胆一些，例如爱一个人、攀一座山、追一个梦，再例如变得更美！

预防 HPV，不只打疫苗那么简单

这些症状容易被忽视

妇产科　汪宏波

宫颈癌是女性"健康杀手"，它的发病率仅次于乳腺癌。2020 年全球 34 万人因宫颈癌丧生。有人说宫颈癌可能会是第一种被消除的癌症，有人说宫颈癌是目前癌症中唯一明确病因的癌症。让我们看看协和妇产科专家如何说。

1. 宫颈形态与常见病变

（1）正常的宫颈形态

宫颈表面光滑，通常呈淡粉色或灰红色，外口呈规则的圆形。

（2）宫颈糜烂

宫颈柱状上皮异位是雌激素在作怪，不要惊慌，和生活作风无关。

（3）子宫颈腺囊肿

子宫颈腺囊肿因表面腺体的分泌物流不出而形成，无需治疗。

（4）宫颈尖锐湿疣

宫颈尖锐湿疣由 HPV 引起，需要重视。

（5）宫颈癌变

宫颈表面破溃、出血，同时伴有同房出血等，应及时检查。

事实上，并不是每一种宫颈疾病都会发展成宫颈癌。99% 的宫颈癌病例与 HPV 感染有关，知道了病因，就要好好预防起来。

2.HPV 是什么？

HPV 是乳头瘤病毒家族的一员，目前已知有 100 多种不同类型的 HPV，其中大部分 HPV 类型被视为"低危型"，与宫颈癌并无关联。但是，有 10 多种 HPV 类型被视为"高危型"，因为已经证实几乎所有的宫颈癌都是由这些 HPV 类型导致的。其中，风险最高的病毒株 HPV-16 型和 HPV-18 型导致了约 70% 的宫颈癌病例。

（1）哪些 HPV 病毒与宫颈癌相关？

①低危型：通常不会引发恶性肿瘤，危险性比较低。

②高危型：感染高危型 HPV 容易引发癌变，包括宫颈癌、阴道癌、外阴癌、肛门癌、阴茎癌等。HPV-16 型、HPV-18 型与宫颈癌的发生密切相关。

（2）HPV 病毒的感染途径有哪些？

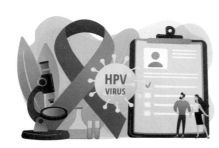

①性传播：最主要的传播途径，同性或异性性行为均可以传播 HPV。

②母婴传播：新生儿可能通过羊水、产道等感染 HPV，但这种途径的感染可能性极低。如果只是 HPV（HPV-16 型、HPV-18 型除外）感染，细胞学检查未见异常，是可以正常备孕、怀孕的。

③皮肤黏膜传播：当皮肤黏膜破口接触到活性 HPV 时才可能感染。

3. 预防措施有哪些？

（1）接种疫苗

想从源头预防宫颈癌，首先可以接种疫苗。宫颈癌疫苗有以下类型：

①二价疫苗，推荐 9 ~ 45 岁女性接种；
②四价疫苗，推荐 20 ~ 45 岁女性接种；
③九价疫苗，推荐 9 ~ 45 岁女性接种。

（2）定期筛查

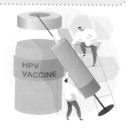

接种疫苗并不代表万无一失，定期筛查才能帮助我们（尤其是有性生活的女性）远离宫颈癌。

千万不要盲目追求多价型疫苗，应尽早接种。另外，HPV 疫苗只能预防病毒感染，并不能治愈相关疾病。已感染 HPV 的患者，建议等待体内病毒转阴后，再接种疫苗。

4. 关于 HPV 的谣言

（1）酒店卫生用品会传染 HPV？

病毒的主要传播途径是性传播，间接传播的概率较低。此外，感染 HPV 有几个先决条件：黏膜损伤、接触高浓度有活性的 HPV、自身免疫力差……病毒在人体外是很难存活的，无论是物理因素还是化学因素，都可能使它失去活性。

（2）机洗内裤可去除 HPV？

没有研究数据证明机洗比手洗更干净。定期检查，接种疫苗才是王道。

（3）HPV 可用自检产品检测？

自检产品存在两个问题：一是取样可能存在操作不规范问题，样本质量无法保证；二是检测结果无专业的解读。同时，自检时无法观察宫颈形态，如果需要做细胞学检查，也无法进行取样。因此，去专业医院做正规的检查才是正确的选择。

（4）妻子感染 HPV，丈夫也需要检查？

一般情况下无需检查，如果女方长期持续感染高危型HPV（尤其是HPV-16型、HPV-18型），男方可去检查。

宫颈癌听起来可怕，但可治可防，感觉不痛快了，应赶紧就医。

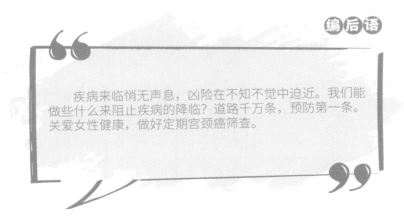

编后语

疾病来临悄无声息，凶险在不知不觉中迫近。我们能做些什么来阻止疾病的降临？道路千万条，预防第一条。关爱女性健康，做好定期宫颈癌筛查。

从"痛不欲生"到"痛快地生"

一次性讲清无痛分娩

　　孕育生命的艰辛和随后而至的生产痛苦与种种风险，彰显了母亲的伟大、坚韧和勇敢。事实上，每一位母亲都值得被宠爱，值得被悉心照顾，生产也可以更舒适、更有尊严。

　　但是生孩子到底有多痛？产妇必须要忍受疼痛吗？分娩镇痛是什么？分娩镇痛对胎儿会有影响吗？分娩镇痛后可以立即母乳喂养吗？分娩镇痛有哪些好处？协和麻醉科专家为大家科普。

1. 分娩镇痛基本知识点

（1）产痛是一种什么样的感觉？

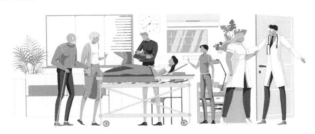

迄今为止，没有人能确切地回答这个问题。

产痛是一种很独特的疼痛，和外伤、疾病等
造成的疼痛不一样。产痛来源于子宫收缩，不只限于下腹部，会放射至腰骶部、
盆腔及大腿根部，常常是隐隐的痉挛痛，随着宫缩力度加大而逐渐加剧。产痛也
不是毫无征兆地一下子出现剧痛，而是通常由轻度、中度疼痛开始，持续几个小时，
逐渐过渡到剧烈疼痛。

（2）生孩子到底有多痛？

在医学疼痛指数中，分娩的疼痛程度仅
次于烧灼疼痛，居第二位。大约 50% 的产妇
分娩时感到剧烈疼痛且难以忍受，大约 20%
的产妇感到极其严重的疼痛，甚至达到了"痛
不欲生"的地步，这使得大多数产妇，尤其是
第一次生产的产妇因难而退，放弃了自然分娩，
转而选择存在一定风险的剖宫产。

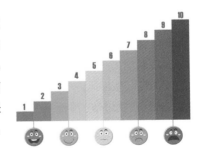

（3）产妇可以不忍受产痛吗？

随着现代医学技术的飞速发展，人们已经有了很多办法来缓解产妇分娩的疼
痛。我们通常所说的"无痛分娩"，在医学上其实叫作"分娩镇痛"，是运用科

学有效的手段，使分娩时的疼痛减轻，甚至消失。分娩镇痛可以让产妇不再经历疼痛的折磨，减少分娩时的恐惧和产后的疲倦。

（4）分娩镇痛有哪些好处？

第一，让产妇不再经历疼痛的折磨，减少分娩时的恐惧和产后的疲倦；

第二，在时间最长的第一产程得到休息，在宫口开全时，因积攒了体力而有足够的力气完成分娩；

第三，减少不必要的耗氧量，防止母婴发生代谢性酸中毒；

第四，避免子宫胎盘血流减少，从而改善胎儿氧合状态。

（5）如何进行分娩镇痛？

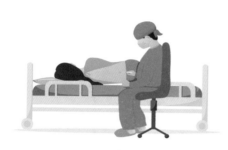

目前，分娩镇痛是通过硬膜外镇痛进行的。

硬膜外镇痛是将镇痛药注入腰背部硬膜外间隙，从而产生镇痛效果的镇痛方法。硬膜外镇痛是一种区域麻醉，通过阻滞胸腰部以下的感觉神经来减轻或者完全消除分娩疼痛，镇痛作用只影响给药区域。给药成功后，药物可在 10 ～ 20 分钟或者更短的时间内发挥镇痛效果。

（6）所有的产妇都适用分娩镇痛吗？

分娩镇痛虽好，却不是人人都适用。

有阴道分娩禁忌证、麻醉禁忌证的产妇就不可以采用此方法；有妊娠并发心脏病、麻醉药物过敏、腰部外伤史的产妇，则应向医生咨询，由医生决定是否可以进行分娩镇痛。

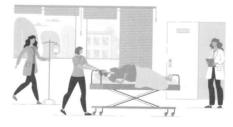

说了这么多，大家应该对分娩镇痛有了一个基本认识，也知道分娩镇痛真的是好处多多。分娩镇痛对产妇来说，真是一个好消息，能让产妇在平静舒适的状态中静待宝宝的来临，不再忍受剧烈的疼痛。

可是，周围的七大姑八大姨可能会说：分娩镇痛对宝宝有影响，分娩镇痛对术后喂奶有影响……为了孩子健康，绝对不能进行分娩镇痛。

真的如此吗？让我们来看看专业的解答，走出分娩镇痛的误区。

2. 关于分娩镇痛

（1）分娩镇痛对胎儿会有影响吗？

不会。

分娩镇痛一般采取硬膜外镇痛，非常安全和成熟，至今已有近百年历史。20世纪80年代后期开始，分娩镇痛已在众多西方国家得到普遍推广。分娩镇痛使用的药物浓度远低于一般手术(如剖宫产麻醉)。实施分娩镇痛以产妇和胎儿的安全为最高原则，经由胎盘吸收的药物剂量微乎其微，对胎儿并无不良影响，更不会对胎儿的大脑健康产生影响。

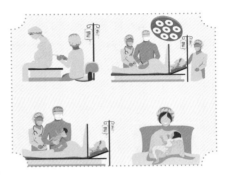

（2）分娩镇痛后可以立即母乳喂养吗？

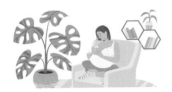

可以。

通常，分娩镇痛采用硬膜外镇痛，其药物作用在局部，进入产妇血液随乳汁分泌的药物的剂量微乎其微，对胎儿不会有什么影响。

（3）痛到不行的时候再选择分娩镇痛是否是明智之举？

不是。

在"痛到不行"的时候，通常宫缩比较频繁，产妇配合进行无痛分娩会有一定困难，增加麻醉医生的操作难度。而在等待药物起效的过程中，产妇仍然会承受疼痛。另外，如果产前没有进行麻醉咨询，麻醉医生到达后，还需要一些时间了解产妇的详细病史和化验检查结果，以确定是

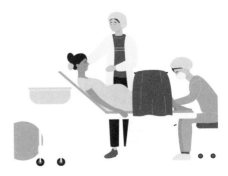

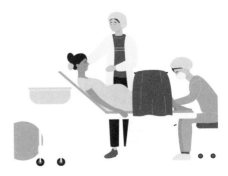

否适合进行分娩镇痛操作，这些都会延长产妇承受疼痛的时间。因此，最好不要等到完全痛到不行的时候再呼唤麻醉医生，应该给麻醉医生留下从容操作的时间，确保达到最佳镇痛效果。

（4）什么时候可以开始进行分娩镇痛？

各种因素都可能影响开始进行分娩镇痛的时间，包括胎儿在产道中的位置、初次分娩还是再次分娩、产妇病史等。过去，由于担心产钳助产或剖宫产的增加，一些医生要求产妇在宫颈口扩张达 3 厘米以后开始进行分娩镇痛，但是目前的研究并不支持这种观点。当前大部分医护人员认为，在分娩早期，只要产妇需要都可以进行分娩镇痛。

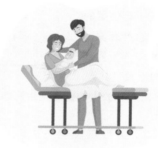

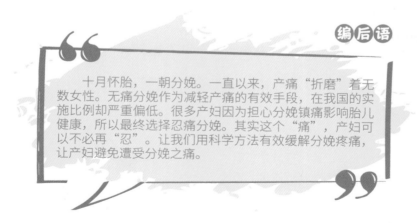

编后语

十月怀胎，一朝分娩。一直以来，产痛"折磨"着无数女性。无痛分娩作为减轻产痛的有效手段，在我国的实施比例却严重偏低。很多产妇因为担心分娩镇痛影响胎儿健康，所以最终选择忍痛分娩。其实这个"痛"，产妇可以不必再"忍"。让我们用科学方法有效缓解分娩疼痛，让产妇避免遭受分娩之痛。

六
预防肿瘤篇
关爱生命，科学防癌

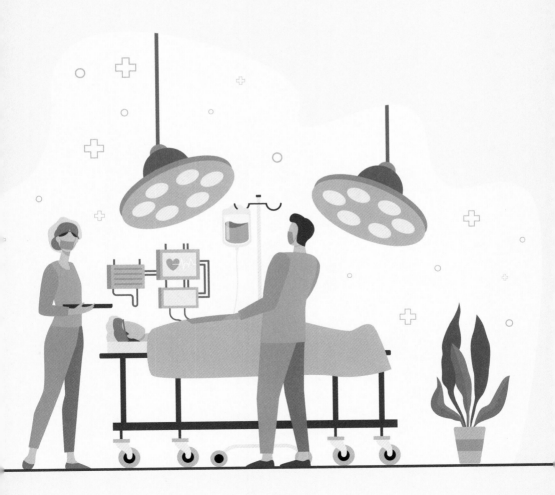

恶性肿瘤患病人群正逐渐年轻化

不想被盯上就请远离生活中的坏习惯

肿瘤中心　杨盛力、胡建莉

　　网络上有这样一个关于年轻人的段子：熬最晚的夜，吃最好的夜宵，喝最烈的酒。伴随着生活节奏的日益加快，时下年轻人常常感到压力大、紧张、焦虑，吃不好、睡不香，出现肥胖、脱发、失眠、内分泌紊乱等症状，甚至罹患癌症，身体状况频频亮红灯。有人不以为然："我年轻，身体素质好，熬个夜没关系。"有人却在追问："医生，我这么年轻，怎么会得癌症？"

　　为何癌症越来越"偏爱"年轻人？预防癌症，我们可以做什么？协和肿瘤中心专家从一个肿瘤细胞的视角，带大家认识癌细胞，认清健康误区。

1. 肿瘤 = 癌症?

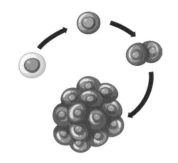

> 　　我是一个肿瘤细胞，作为肿瘤家族的一员，我很渺小，但我的家族很庞大。我们肿瘤家族分为两派——良性肿瘤和恶性肿瘤，上皮组织生长出来的恶性肿瘤就是大家恨之入骨的癌。从医学专业角度来说，肿瘤还有更为细致的划分。下面我来为大家简要介绍我们家族的两大门派！

（1）良性肿瘤与恶性肿瘤

良性肿瘤与恶性肿瘤的对比

对比项	良性肿瘤	恶性肿瘤
生长速度	较缓慢	较快
转移	不转移	可转移
复发	不复发或很少复发	易复发
边界	清楚	不清楚
对患者的影响	较小，主要是局部的压迫和阻塞	较大，破坏原发部位和转移部位的组织

（2）谈癌色变

　　有个词叫"谈癌色变"，很多人好奇肿瘤会不会突然长出来，突然变大。

　　一般来讲，肿瘤的发展需要一个较长的过程，这也是在我们的印象中，中老年人更容易长肿瘤的原因之一，但实际上，每一个年龄段的人都有长肿瘤的可能。

　　一般情况下，恶性肿瘤比良性肿瘤发展更加迅速、侵袭性更强，癌细胞会突破原有器官或组织的屏障，"流窜"到其他部位，这也是我们"谈癌色变"的原因之一。

　　可别小瞧肿瘤，无论男女老少，都有长肿瘤的可能，有人说肿瘤只会找中老年人，那可错了，肿瘤连年轻人也不放过！

2. 年轻人高发的癌症及早期症状

近年来，癌症发病人群呈现出年轻化的趋势，更令人担忧的是，年轻人所患癌症的恶性程度似乎也更高。我国国家癌症中心发布的统计数据显示，2017 年，15 ~ 44 岁的男性癌症新发病例合计 15.3 万例，发病率较高的癌症前五名依次为肝癌、甲状腺癌、肺癌、结直肠癌、胃癌；年轻女性合计新发病例 24.43 万例，发病率较高的癌症有乳腺癌、甲状腺癌、宫颈癌、肺癌、卵巢癌。以下介绍几种常见癌症。

（1）甲状腺癌

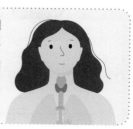

甲状腺癌是目前年轻人很容易患的一种癌症，其早期症状不明显，但是只要注意观察，还是会发现身体出现的一些异常表现。例如，甲状腺结节明显增大、质地变硬、吞咽时上下活动度小，还可伴有声音嘶哑、呼吸困难、吞咽困难、颈部甲状腺周围出现较硬的淋巴结等症状。

（2）肠癌

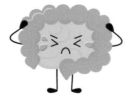

肠癌的早期症状较明显，例如，排便习惯发生变化，腹泻或便秘会交替出现，便后常有大便不尽的感觉；出现腹痛腹胀，一般在下腹部；还会出现贫血、体重减轻、低热等全身症状。

（3）乳腺癌

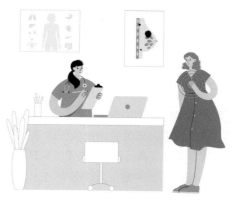

乳腺癌早期一般无明显的疼痛感，可摸到乳房内蚕豆大小的肿块，肿块较硬、可移动。肿块局部的乳房皮肤隆起，有的皮肤会出现橘皮样改变。其他异常现象有乳头回缩、糜烂、溢液、出血等，以及腋窝淋巴结肿大。

（4）胃癌

　　胃癌是一种与饮食密切相关的癌症。胃癌早期会出现上腹不适，表现为饭后有胃部胀痛、胀满、沉重的感觉。由于胃癌早期胃黏膜受到严重的损伤，胃酸分泌异常，消化系统出现问题，患者就会出现食欲减退、呕吐、胃部反酸等症状。有时，患者的粪便颜色会有所改变，呈现为黑色或柏油样的大便。

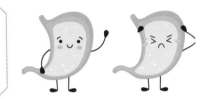

在癌症早期，我上面这些肿瘤"亲戚"容易通过自查发现，还有其他更狡猾的"亲戚"靠自查并不容易发现，需要通过医学检验等手段来发现。

3. 年轻人为什么会被肿瘤盯上？

　　关于年轻人被肿瘤盯上的原因，肿瘤专家认为，除了少数是遗传导致易感，多数还是与过度消耗身体有关。所以，不要再责怪肿瘤了，以下几种不健康的生活方式才是肿瘤找上年轻人的理由。

（1）争做"熬夜冠军"

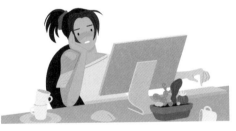

　　因为各种原因，很多年轻人将熬夜变成一种习惯。长期熬夜会破坏身体原本的生物钟，导致某些肿瘤抑制基因的丢失；熬夜致使机体的免疫力降低，免疫系统对癌变细胞的识别和杀伤能力减弱；熬夜导致内分泌紊乱，某些细胞过度增生，发生癌变。

（2）无辣不欢，越冰越爽

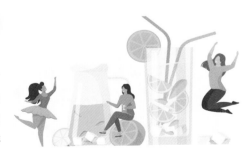

　　年轻人喜欢吃辣的食物，如火锅、麻辣烫、烧烤等，有时候再配上冰啤酒、冰可乐等冷饮，这些年轻人眼中美味的食物却会增加胃癌、食管癌等

癌症的患病概率。而且有些年轻人饮食不规律，饥一顿、饱一顿，经常吃夜宵等，这些都会影响胃肠道功能，增加患胃癌的概率。

（3）"生命在于静止"

许多年轻人因平时工作、学习繁忙，有时候一坐就坐很长时间，不怎么运动。长期久坐、不运动会使患癌概率大大增加。

（4）生活、学习各方面的压力

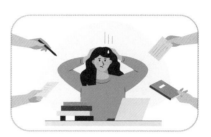

现代社会的竞争很激烈，生活中处处有竞争，有压力。如果长期处在高压下，人体的免疫功能会下降，而且神经内分泌功能失调，这些都容易引发癌症。

（5）"我年轻，我无所谓"的思想

很多年轻人仗着自己年轻，觉得自己身体很好，所以为了工作和学习经常透支身体，就算生病了也会扛着，不去医院，总觉得自己忍一忍就好了。这些想法会使年轻人忽略早期的肿瘤信号，错过最佳治疗时间，这样癌症就有机可乘了。

长期不规律的生活和过大的精神压力，都会导致机体神经内分泌功能受损。一方面可能会有一些如肥胖、头痛头晕、高血糖、高血脂等可以被感知到的表现；另一方面可能会影响我们的内分泌－免疫系统的功能，年轻人新陈代谢旺盛，新生的和正在分裂繁殖的细胞容易受到致癌物的攻击，而机体会因此发生基因突变，最终导致肿瘤细胞侵袭。

除了个人因素外，环境因素也不可忽略。工业的发展在一定程度上以环境污染为代价，空气污染、辐射污染更是给了肿瘤可乘之机。此外，过多接触食品添加剂也可能是肿瘤诱因。

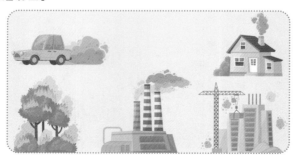

4. 肿瘤患病人群年轻化，我们可以怎么做？

几乎所有疾病的预防和治疗，都在强调健康合理的生活习惯，如果我们记住这些良好的生活习惯，肿瘤可能是最害怕我们的疾病，找上我们的可能性更是微乎其微！肿瘤最怕我们做下面这些事情了。

（1）规律作息

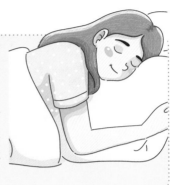

规律作息，早睡早起，尽量不熬夜，不争做"熬夜冠军"，保持充足的睡眠。有研究建议，新生儿每天睡 14 ~ 17 小时，3 ~ 5 岁儿童睡 10 ~ 13 小时，6 ~ 13 岁学龄儿童睡 9 ~ 11 小时，14 ~ 17 岁青少年睡 8 ~ 10 小时，成人睡 7 ~ 9 小时，65 岁以上老年人睡 7 ~ 8 小时。所以，要想远离肿瘤，就要作息规律，不熬夜，保持身体正常的生物钟。

（2）合理饮食

饮食不仅要追求口感好，也要考虑食物本身对身体的作用。其实有一部分癌症是吃出来的，有些食物虽口感好、吃起来过瘾，但长期吃，癌症就会找上门。

① 饮食过烫是食管癌的诱因之一。人的食管黏膜是非常脆弱的，只能忍受 50 ℃ ~ 60 ℃ 的温度，但火锅、麻辣烫这些食物的温度一般超过这个温度范围，会使食管黏膜烫伤，若长期吃会反反复复损伤食管黏膜，最终使食管黏膜上皮细胞发生癌变。

② 辛辣和熏烤类的食物会引发胃癌，尤其是熏烤食物。食物在熏烤过程中会产生大量的多环芳烃等致癌物，而且蛋白质在高温下，尤其在烤焦时会分解产生致癌物。

③ 大肠癌是一种由不良生活方式导致的癌症，例如长期进食红肉（牛肉、猪肉、羊肉等）、高胆固醇食物（动物内脏等），将大大增加罹患大肠癌的风险，要尽量减少食用。

④ 乳腺癌与高脂肪、高热量的饮食有关。所以，拥有良好的饮食习惯对预防癌症十分有益。摄入营养要均衡全面，切忌暴饮暴食。超重和肥胖与多种类型的癌症相关，例如食道癌、结肠直肠癌、乳腺癌、子宫内膜癌和肾癌等。饮食结

构中水果和蔬菜占比高可能对预防多种癌症起到正面作用。相比之下，过量食用红肉和腌制肉类可能会增加患结肠直肠癌的风险。另外，能够预防与饮食相关的癌症的健康饮食习惯还能降低患心血管疾病的风险。

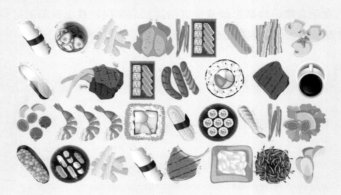

（3）戒烟限酒

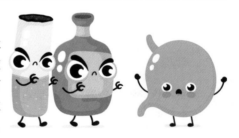

　　烟草使用是全世界癌症诱因中最大的单一可避免因素，每年的全世界癌症死亡病例中约 22% 与烟草使用有关。酒精使用是导致多种癌症的一个因素，这些癌症包括口腔癌、咽癌、喉癌、食道癌、肝癌、结肠直肠癌和乳腺癌等。罹患这些癌症的风险随着酒精摄入量的增加而升高。如果人们在大量饮酒的同时还大量吸烟，罹患多种癌症的风险就会大幅升高。

（4）运动锻炼

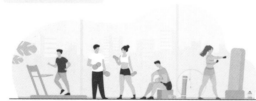

　　合理、科学的运动可以增强人的体质，提高人体免疫力，还可以缓解人的紧张心情，所以合理的运动可以预防癌症。"生命在于运动"在防癌这条路上显得尤为重要。每个人要选择适合自己的运动方式，例如跑步这种有氧运动，一周跑步 150 分钟以上，或者每天跑步 30 分钟以上。

（5）心态健康

　　健康心态，是健康生活方式的重要标志之一，拥有健康阳光的心态非常重要。

心情不好的时候可以多到户外运动，呼吸新鲜空气，或者听听音乐、唱唱歌，又或者做自己喜欢做的事情，置身开阔的地方或者找到自己的乐趣，这些方式都可以让人放松心情。对于压力过大的人来说，合理宣泄情绪、转移注意力是最好的排解方式之一。倾诉也是宣泄情绪的方式之一，当心情不好的时候，可以向家人或者朋友倾诉，如果仍然无法调整心态，也可以求助心理咨询师或者医生进行专业的心理疏导。

（6）定期体检，对肿瘤高度敏感

我们的身体有时也会发来求助信号，我们要积极关注自己的身体情况，如果出现异常，就去正规医院检查。当然，定期体检也有助于我们及时、尽早地发现身体的异常。防癌体检与一般体检不同，不同的癌症高危人群，有不同的体检方式可以选择。例如，筛查肺癌可以选择胸部低剂量螺旋 CT（计算机断层扫描），筛查乳腺癌可以选择钼靶检查和超声检查，筛查肝癌可以选择超声检查和通过抽血化验进行甲胎蛋白检查，筛查结直肠癌、胃癌、食管癌可以选择肠镜检查和胃镜检查。

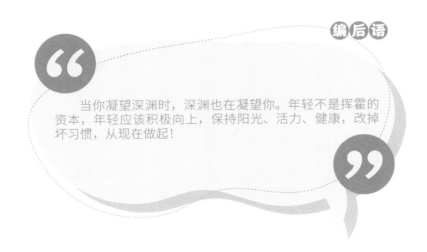

编后语

当你凝望深渊时，深渊也在凝望你。年轻不是挥霍的资本，年轻应该积极向上，保持阳光、活力、健康，改掉坏习惯，从现在做起！

出现这些危险信号，请警惕肺癌！

"肺"常健康，这些好习惯要牢记

胸外科　熊娅、张静、张桃、廖永德

　　影视剧里常常有这样的桥段：某位名人在人生最辉煌时突然患上癌症，奋斗了半辈子积累的财富最终却换不回自己的健康。这种桥段虽然老套，但生活中这样的案例却时有发生。

　　作为全球发病率最高的癌症，肺癌显然已成为人类健康的杀手。每年 11 月是"全球肺癌关注月"，就是提醒我们警惕肺癌。肺癌究竟为什么高发？身体出现哪些信号时要重视？如何预防肺癌？协和胸外科专家为大家科普。

1. 高发的肺癌是什么癌?

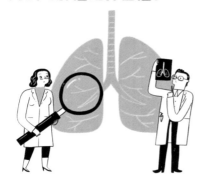

肺癌又名支气管肺癌,原发于支气管黏膜上皮细胞或腺体,自气管隆嵴、主支气管直至肺泡均可发生。近年来,肺癌的发病率及病死率均有明显上升,两者均居全部恶性肿瘤之首。肺癌的女性患病率也在逐渐上升。通常,肺癌发病较为隐匿,很多患者早期症状并不明显,容易被忽略,发现时常已是肺癌晚期。

2. 肺癌高发的原因有哪些?

(1)吸烟或长期吸入二手烟

大量流行病学调查和实验研究证实,吸烟是导致肺癌的首要危险因素。香烟中有 400 余种化学物质,其中致癌物有 40 余种,长期吸烟者的肺癌患病率较不吸烟者增加了 10 ~ 20 倍。不论是主动吸烟,还是被动吸烟,任何形式的吸烟都会增加患肺癌的风险,且吸烟越多,风险越大。

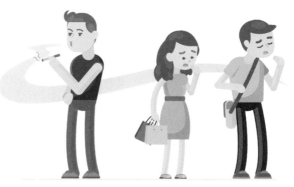

(2)大气污染

近年来,大量燃料燃烧、汽车尾气排放,导致有害气体和颗粒物被排入空气。在我国,工业城市肺癌病死率是附近农业城市的 2 ~ 4 倍。

（3）职业致癌因子

肺癌是职业癌的一种。从事与石棉、砷、铬、镍、煤焦油、氡气和其他放射性物质有关的职业的人员，更容易患肺癌。

（4）遗传因素

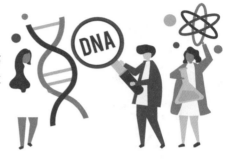

肺癌是多因素引起的，如果有肺癌家族史，遗传因素可能使家族成员对环境中的致癌原的易感性增强。

（5）肺部疾病

肺结核或肺部慢性疾病患者患肺癌的风险会更高。

3. 肺癌的这些症状，应该引起重视

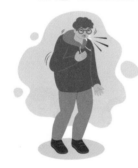

（1）持续性咳嗽

持续性咳嗽是由于肺部出现肿块或者炎症，导致支气管受刺激。咳嗽一般为刺激性的干咳，有时会伴有金属音。

（2）咯血

当肿瘤长到一定大小时会吸收较多营养，有时营养缺乏或血液供应减少，肿瘤细胞会坏死，从而导致痰中带血、少量咯血等症状，但咯血量一般不大。当肿瘤破坏肺血管，尤其是支气管动脉、肺动脉分支等血管时，咯血量会比较大，可能会出现严重的咯血现象。当肿瘤"侵犯"肺泡、外周毛细血管等时，同样也会引起咯血。

（3）胸痛、声音嘶哑、上腔静脉阻塞综合征

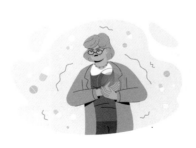

胸痛、声音嘶哑、上腔静脉阻塞综合征是肿瘤直接扩展至脏层胸膜外，或纵隔淋巴结转移、胸膜腔转移引发恶性胸腔积液所致。

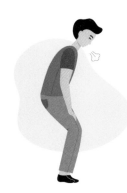

（4）气短

气短可由胸腔积液或膈神经麻痹引起。

（5）吞咽困难、上肢痛、霍纳综合征

吞咽困难、上肢痛、霍纳综合征可由食管神经、臂丛神经、颈及上纵隔交感神经节受压导致。一旦出现这些症状，最好及时去医院进行肺部检查和肺癌筛查。

4. 确诊肺癌，该怎么办？

当确诊肺癌后，我们应该保持镇定。首先，医生会确定这三件事：病理类型、分期、分子分型。虽然都叫"肺癌"，但不同患者所患的肺癌有所区别，医生会根据患者自身疾病的特点制定专属于患者的治疗方案，这叫作"个体化治疗"。针对肺癌，一般有以下几种治疗方法。

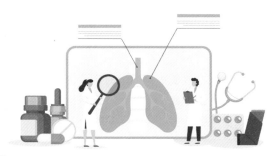

（1）手术治疗

肺癌的治疗以手术治疗或争取手术治疗为主。

（2）放射治疗

放射治疗简称放疗，通常形式是使大型放射治疗机放出的高能量射线穿过皮肤，抵达肿瘤，从而杀死癌细胞或者阻止新的癌细胞生长。

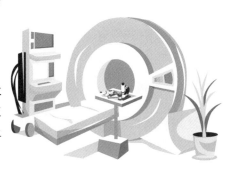

（3）化学治疗

化学治疗简称化疗，体力状况良好的患者可接受全身化疗。化疗药物（例如紫杉醇、多西他赛、巯嘌呤等）可损伤或破坏癌细胞，从而杀死癌细胞。

（4）其他治疗方法

肺癌的其他治疗方法包括分子靶向治疗、中医中药治疗、免疫治疗等。

肺癌的治疗不是单一的，而是依据不同分期和病理组织类型酌情加以手术治疗、放射治疗、化学治疗和免疫治疗等的综合治疗。当然，我们最应该做的事情就是预防肺癌，从源头控制。

5. 远离肺癌，可以这样做

（1）戒烟

目前，降低肺癌患病风险最有效的方式是戒烟、远离二手烟。

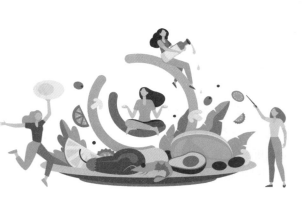

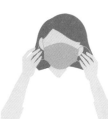

（2）戴口罩

在空气质量不好的时候，出门记得戴上口罩或减少不必要的外出。如遇雾霾天，记得关好家里的门窗，有条件的可以使用空气净化器。

（3）减少室内油烟

注意厨房通风，可以采取开窗或者使用排气扇、抽油烟机等措施。

（4）注意饮食

注意养成良好的饮食习惯，少吃煎炸、烟熏、烧烤及腌制类食物。

（5）及时治疗

患有肺部疾病者要及时规范地进行治疗。

（6）定期体检

肺癌高危人群及 45 岁以上的中老年人应定期做低剂量螺旋 CT 筛查肺癌，实现早发现、早诊断、早治疗。

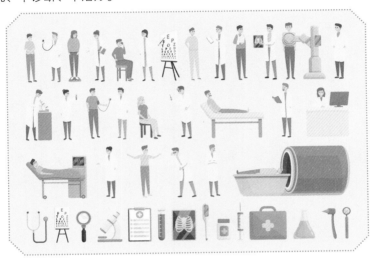

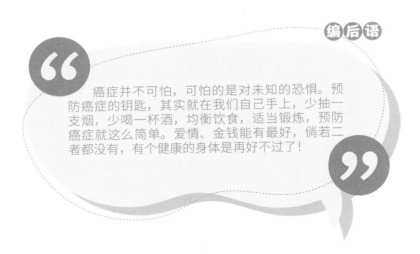

编后语

癌症并不可怕，可怕的是对未知的恐惧。预防癌症的钥匙，其实就在我们自己手上，少抽一支烟，少喝一杯酒，均衡饮食，适当锻炼，预防癌症就这么简单。爱情、金钱能有最好，倘若二者都没有，有个健康的身体是再好不过了！

"烫"出来的食管癌，偏爱这五种人！

个体化治疗，守护个人健康

胸外科　江科

　　火锅、串串、热奶茶……在享受美食时，我们的食管可能正在受到侵害。据研究，65 ℃的高温就足以导致食管黏膜被灼伤，长期如此容易引发炎症，甚至诱发细胞癌变。食管癌是一种隐蔽又来势汹汹的疾病，很多人早期根本没有明显症状，而中国在世界范围内属于食管癌高发的国家，也是世界上食管癌病死率较高的国家之一。那么，食管癌究竟高发于哪些人群？怎样才能科学地应对食管癌呢？协和胸外科专家带大家认识食管癌。

1. 食管癌是什么?

由于多数患者在早期没有明显的症状,食管癌往往容易被忽视。一旦肿瘤长到影响吞咽的大小,表现出任何症状,则多已是食管癌中晚期了。因此,食管癌的预防至关重要。

目前,食管癌的确切病因尚不完全清楚,但可以肯定的是,食管癌的病因与生活、饮食习惯等有着密不可分的关系。

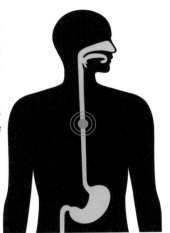

食管是连接胃与咽的管状器官,里面覆盖着一层脆弱的黏膜,当黏膜的上皮组织细胞发生癌变时,就会导致食管癌。

2. "一个字" 导致我国食管癌高发

"热" 食是中国人千百年来的传统饮食习惯, "趁热吃、趁热喝、凉了就不好吃了……" 这些饭桌上经常能听到的寒暄,充分体现了中国人的热情好客。殊不知,饮食过 "热" 造成的慢性灼伤,正是诱发食管癌的重要因素! 不仅吃 "热" 饭会增加患癌风险,喝 "热" 水也并不安全。

世界卫生组织下属的国际癌症研究机构(IARC)指出,经常喝温度超过65 ℃的饮料可能会增加罹患食管癌的风险。世界卫生组织也将高于 65 ℃的热饮列为 2A 类致癌物(很可能致癌),与疟原虫、重金属铅同属一类致癌物。

人体适宜的进食温度为 10 ℃ ~ 40 ℃,我们把这个范围内的温度称为 "热"。而我们的食管耐受温度为 40 ℃ ~ 60 ℃,超过 60 ℃就称为 "烫"。

当我们吃的热食或喝的热饮温度高于 65 ℃时,这个高温足以导致食管黏膜被灼伤,长期如此容易引发炎症,促使大量活性氮生成,合成致癌物亚硝胺,诱发细胞癌变。

　　水烧开后，倒入杯中，温度大约是 80 ℃；在室温下放置几分钟后，水温就会降到 65 ℃左右。而像火锅这样含油量较高的食物，温度降得会稍微慢一点。把热食、热饮放一放、凉一凉，用嘴唇抿一抿、试一试，感觉不烫口就可以食用或饮用了。

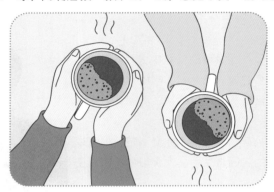

3. 除了"热"，食管癌还"偏爱"五种人

（1）长期饮酒的人

　　酒精度数不同，对食管黏膜、胃黏膜的损害程度也不同，酒精度数越高，造成的食管黏膜变性作用越明显。喝酒时伴随的剧烈呕吐有时也会导致食管贲门黏膜撕裂综合征，反复呕吐会导致贲门松弛，而贲门松弛是反流性食管炎的最初诱因。长期饮酒会直接造成食管黏膜反复损伤、变性、坏死、修复和增生，最后将导致癌变。

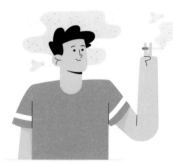

（2）长期抽烟的人

　　近年来，我国学者同时对食管癌高发区、低发区以及城市、乡村进行了大量调查，多数学者仍认为吸烟可能也是我国食管癌高发的不可忽视的因素。烟草中的致癌物有可能随唾液或食物进入食管或被吸收后作用于食管，从而引起癌变。

（3）爱吃腌制食物的人

　　亚硝胺是强致癌物，是最严重的化学致癌物之一。患食管癌的概率与从膳食中摄入的亚硝胺数量相关。亚硝酸盐是亚硝胺类化合物的前体物质。蔬菜、肉类等腌制后会产生大量的亚硝酸盐，经常食用这些食物就会面临患食道癌的危险。

（4）吃饱就躺的人

有些人吃完饭就喜欢找个地方躺着，或者睡前喜欢吃很多夜宵，这些行为都容易造成胃食管反流。反流时，胃酸会涌入食道，腐蚀食管黏膜，引发食管癌前病变。一些容易"产气"的食物，例如红薯、豆类等，在被消化的过程中还会释放气体，将胃酸带入食道。

（5）有地域、家族史

食管癌的地域性、家族遗传性较强。我国华北太行山区（包括河南林州、河北磁县、山西阳城等十几个县市）、陕豫鄂秦岭地区、鄂豫皖大别山地区、闽粤赣交界地区、广东潮州地区等地食管癌患病率偏高。甚至这些地区的居民到其他地区定居后，患食管癌的概率也是当地居民的5～8倍。如果家族中有食管癌病史，那么家族成员可能也携带有食管癌致病基因，需要格外警惕。

4. 食管癌的危险信号

食管癌早期症状不明显，出现症状时可能已经是中晚期了，所以，出现以下"四感"症状时，要格外注意：

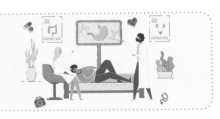

① 吞咽时有哽噎感、停滞感；
② 吞咽时胸部有疼痛感；
③ 食管内有异物感；
④ 咽喉部有干燥感、紧缩感。

胃镜检查是发现与诊断食管癌的首选方法，可以直接观察病灶的形态，同时通过直视下活检术进行诊断。对可疑病灶采用"甲苯胺蓝"或"碘液"染色，可以提高早期食管癌的检出率。

5. 食管癌的个体化治疗

食管癌的治疗应采取个体化综合治疗的原则，根据患者的身体状态、肿瘤的病理类型、侵犯范围（分期）有计划地应用多种治疗方法，包括手术治疗、抗肿瘤药物治疗、放疗等方法，并合理安排各治疗方法，制订合理的治疗计划，以期达到最佳治疗效果，提高治愈率。

（1）早期患者治疗

极早期食管癌患者采用内镜治疗术就可以获得良好的治疗效果，主要治疗方法有内镜黏膜切除术（EMR）、内镜黏膜下剥离术（ESD），以及内镜下非切除治疗，包括内镜射频消融术、光动力疗法、内镜氩等离子体凝固术、激光疗法等。食管癌早期患者接受外科手术治疗可以达到根治的目的。

（2）中晚期患者治疗

食管癌中晚期患者手术难度高，预后相对较差，可根据患者的具体病情综合制定融合术前新辅助、手术、术后辅助的个体化方案，循序渐进，降低手术风险，提高患者生存率，大大改善患者生存质量。

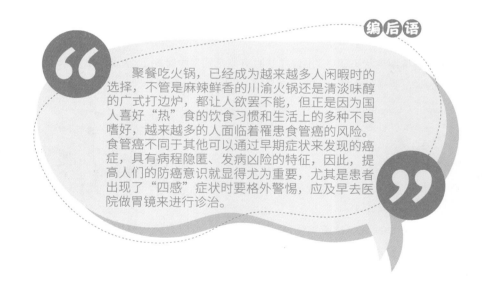

编后语

聚餐吃火锅，已经成为越来越多人闲暇时的选择，不管是麻辣鲜香的川渝火锅还是清淡味醇的广式打边炉，都让人欲罢不能，但正是因为国人喜好"热"食的饮食习惯和生活上的多种不良嗜好，越来越多的人面临着罹患食管癌的风险。食管癌不同于其他可以通过早期症状来发现的癌症，具有病程隐匿、发病凶险的特征，因此，提高人们的防癌意识就显得尤为重要，尤其是患者出现了"四感"症状时要格外警惕，应及早去医院做胃镜来进行诊治。

炒菜油烟易致癌？
肺结节不一定是肺癌！

防治肺结节，可以这样做

胸外科　王思桦

　　近年来，肺部检查越来越引起大众的重视，是体检必查项目。自新冠疫情后，肺结节备受百姓的关注，有些人的肺部 CT 结果显示肺部有结节，拿到报告后心里非常恐慌，害怕得了肺癌。肺结节是不是肺癌？如何判断肺结节是良性还是恶性？肺结节如何预防与治疗？协和胸外科专家为大家详细解答！

1. 肺结节与肺癌

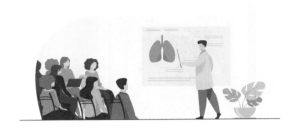

（1）肺结节就是肺癌？

肺结节主要分为两大类，一类是良性的，病因包括急性炎症、出血、肺内淋巴结、机化性肺炎和肺不典型腺瘤样增生等；另一类是恶性的，就是肺癌。由此可知，并不是所有的肺结节都是肺癌。

（2）炒菜油烟过大导致女性肺癌发病率升高？

食用油在高温状态下产生的油烟，含有数百种有害物质。多项医学研究显示：烹调油烟会让女性非吸烟者的肺癌患病风险升高 3 倍以上。做菜时尽量少用油炸、煎炒、爆炒等方式，注意厨房通风，打开抽油烟机，最大限度减少吸入肺中的油烟量。

（3）空气污染导致女性肺癌发病率升高？

其实这个也非常好理解。抽烟者和不吸烟的女性处在同样的空气环境中，在吸烟和空气污染的双重影响下，吸烟者应该发病率更高才对，但事实却不是这样的，所以空气污染其实不是导致女性肺癌发病率升高的一个主要原因。

2. 什么是肺结节？

结节是一个影像学术语，生活化一点说就是一个小"坨坨"，直径一般在几毫米到 3 厘米。更大的隆起被称作团块或者肿块。结节按密度从大到小，可以分为钙化、实性、部分实性及磨玻璃样结节。

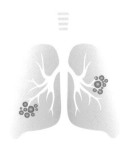

（1）钙化结节

钙化结节是指高密度的结节，多由肺部炎症引起，最常见的病因是肺结核。气管支气管炎、肺炎、肺癌、甲状旁腺功能亢进症、钙或磷酸盐代谢异常、血栓以及气管支气管淀粉样变、纤维化也可诱发肺钙化灶生成。

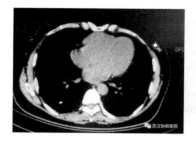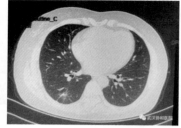

（2）实性结节

实性结节是指其内全部是软组织密度的结节，其内血管及支气管影像被遮盖。

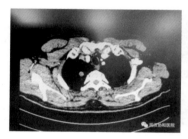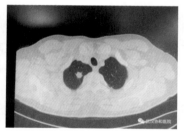

（3）部分实性结节

部分实性结节是指其内既包含磨玻璃密度又包含实性软组织密度的结节，密度分布不均匀。

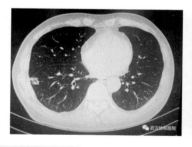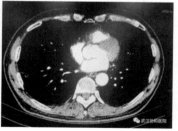

（4）磨玻璃结节

磨玻璃结节是指肺内模糊的结节影，呈云雾状淡薄影，密度分布较均匀，看上去像磨砂玻璃一样，但其内血管及支气管的轮廓可以看见。

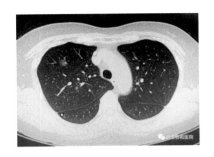

3. 如何检查肺结节？

肺结节一般通过 CT 检查出来，以前常规体检包含的 X 光胸片项目多数只能检查出较大的肿块。通常，肺部良性病变与恶性病变在 CT 上的表现是有区别的，但是肺部小结节的确比较难以判断，毕竟它太小，很多时候也缺乏特异性表现。

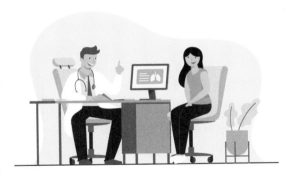

PET/CT（正电子发射计算机体层显像仪）可用来检查良性病变与恶性病变，但在直径小于 10 毫米的病变（特别是磨玻璃结节）里面，标准摄取值一般较低，PET/CT 检查对这类病变的参考价值有限，作用大打折扣。

4. 如何看检查结果？

（1）良性结节还是恶性结节？

一般来说，肺结节越大，危险性越高。体检发现肺结节时可参考下文判断肺结节是良性的还是恶性的，但每个人病情有差异，具体应遵医嘱。

当肺结节直径小于 5 毫米，且患者没有肿瘤病史、家族史的，恶性的可能性较小，每 6 ~ 12 个月做 CT 复查一次就可以；

当肺结节直径为 5 ~ 10 毫米时，恶性的可能性为 6% ~ 28%，每 3 个月复查一次；

当肺结节直径大于 10 毫米时，应每 1～2 个月复查一次。如果随访发现病灶无变化，则慢慢延长至每 3 个月、6 个月、1 年复查一次；当肺结节 2 年无变化时，则可大致认为是良性的；有变化时，则根据变化情况作出判断并决定下一步诊疗方案。

要特别注意的是，直径大于 2 厘米的肺结节的恶性率可高达 20%，直径大于 3 厘米的病灶通常很可能是恶性的。

（2）哪些肺结节需要进行手术治疗？

简单而言，病理报告诊断结果表明恶性、PET/CT 高度怀疑恶性或者 CT 征象提示恶性且无远处转移的可以考虑手术治疗。

是否进行手术治疗取决于肺结节的大小及影像学特征。对于没有完全钙化的肺结节（完全钙化的肺结节一般是良性的），如果直径在 1 厘米以上，就有可能需要进行手术治疗；如果直径在 1 厘米以下且影像学特征不明显，则建议患者继续接受观察，当然，这种观察并不是单纯地依赖时间，而是要继续采集患者的病史，

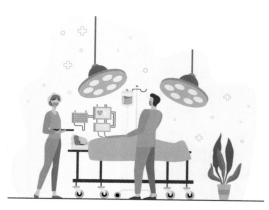

定期检查，收集关于结节的更多信息，也就是我们通常说的 "3+2" 模式。

总之，如果对患者的肺结节评估结果为处于"高危状态"，建议手术切除肺结节；否则，可以暂时不考虑手术治疗，以观察为主，要观察多久，取决于肺结节的大小和性状。

手术方式的选择，目前来说分为两大类，一类是开放手术，一类是胸腔镜手术（微创手术）。在此基础上，还可选择保留自主呼吸的无管胸腔镜手术。

（3）传统胸腔镜手术和无管胸腔镜手术的差异

传统胸腔镜手术会给许多患者带来困扰：

① 胸腔镜手术需要全身麻醉，麻醉药物用量较大，患者术后会感觉虚弱、头晕、没力气，当天不能下床；

② 术中需要气管插管，可能造成气管黏膜损伤、气压伤，影响气道纤毛的功能，

患者术后出现声音嘶哑、咽喉异物感甚至疼痛等症状；

③ 术中留置导尿管，影响患者术后活动，甚至引起尿道黏膜损伤、尿路感染；

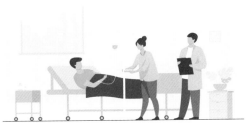

④ 术后留置胸管，卡压肋间神经，引起疼痛，影响术后咳嗽、呼吸、锻炼，也不利于患者休息静养。大部分患者术后 3 ~ 4 天才能出院。

相比之下，无管胸腔镜手术有如下优点：

① 患者术后清醒快，无气管插管、尿道插管等带来的不适感；

② 患者术后 1 小时之内可以自己走回病房；

③ 患者术后 2 ~ 4 小时可逐渐进饮、进食；

④ 患者术后 24 ~ 36 小时可出院，比以往术后住院时间平均可减少 3 ~ 4 天。

无管胸腔镜手术的适应证很广。肺大泡切除、肺结节楔形切除、纵隔肿瘤切除、手汗症、胸膜活检、肺叶切除术等都可以采取无管胸腔镜手术进行治疗。对于越来越多的肺周围型小结节患者，手术操作时间较短，肺部创伤较小，术后出现尿潴留、肺漏气、出血等症状的风险极低，可以尝试不留置导尿管甚至胸腔引流管。

5. 日常生活中如何预防肺结节？

（1）戒烟戒酒

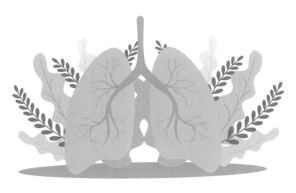

肺结节有发展成肺癌的风险，长期吸烟、过度饮酒是肺癌的首要病因，应从源头制止疾病发展。长期烹饪的人注意避免油烟刺激。

（2）职业防护

在开采放射性矿石的矿区，应采取有效的防护措施，尽量减小工人所受的辐射量。对暴露于致癌物的工人，必须采取各种切实有效的劳动防护措施，避免或减少工人与致癌物的接触。

（3）饮食均衡

少食腌制、辛辣刺激性食物，禁食烧烤类、加工肉类食物。

（4）早发现、早诊断、早治疗

35 岁以下的人患肺癌的概率较小，45 岁以上的人患肺癌的概率高一些，55 岁以上的人患肺癌的概率就大大增加了。55 岁以上的人，尤其是还有长期吸烟史或家族史的人，是肺癌的高发人群，要注意定期做体检，必要时每年做低剂量螺旋 CT 肺癌筛查。

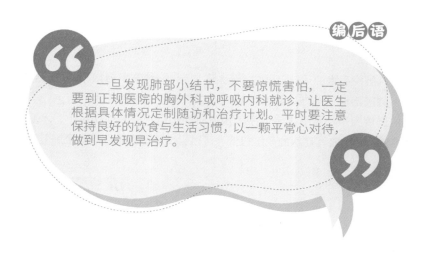

编后语

一旦发现肺部小结节，不要惊慌害怕，一定要到正规医院的胸外科或呼吸内科就诊，让医生根据具体情况定制随访和治疗计划。平时要注意保持良好的饮食与生活习惯，以一颗平常心对待，做到早发现早治疗。

不容小觑的血尿，可能是癌症的预警！

远离尿路上皮癌，这些坏习惯得戒

　　63 岁的张爹爹，有近 40 年的烟龄。两个月前，他发现自己小便泛红，但并没有感觉身体有任何不适，所以也没太在意。直到泛红的尿液断断续续出现一个月后，他才觉得不对劲，来医院检查，发现自己患上了尿路上皮癌，要将膀胱全部切除。那么，尿路上皮癌究竟是怎么一回事？尿路上皮癌有哪些征兆呢？协和泌尿外科专家为大家科普。

1. 血尿和肿瘤

（1）尿路上皮肿瘤会导致血尿

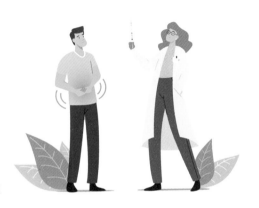

尿路上皮肿瘤是生长于尿道上皮组织的肿瘤，例如我们熟知的膀胱癌就是尿路上皮肿瘤的一种。尿路上皮肿瘤可以在泌尿系统的任何一个有上皮组织的器官（如肾脏、输尿管、膀胱、尿道等）上生长。由于肿瘤细胞不稳定，容易破溃出血，尿路上皮出血就会随着尿液排出体外，人们就会观察到血尿。

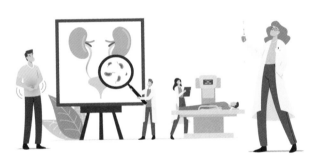

（2）血尿的多种诱因

肿瘤是导致血尿的原因之一，但并非所有血尿都是肿瘤导致的，结石、感染等也可以引发血尿。

① 假性血尿：食用大量富含甜菜红的食物，例如甜菜、红心火龙果等，其内的甜菜醛酸不容易被我们的身体降解，会随着我们的尿液或者粪便排出，导致尿液呈现红色。

② 泌尿系统感染、结石：泌尿系统感染、结石对尿路的长期刺激，也有可能导致血尿。

③ 前列腺增生：症状为排尿困难及尿频，肉眼可见血尿。

④ 全身性疾病：出血性疾病如白血病、结缔组织病（如系统性红斑狼疮）都可导致血尿。

除了假性血尿外，其他情况下发现血尿都需及时就医。

2. 如何鉴别癌症导致的血尿？

（1）颜色

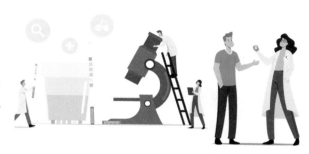

　　血尿不一定是尿血。血尿在临床上有两大类，一类是肉眼血尿，通过肉眼就能观察到尿液中有红色的血液；另一类是镜下血尿，也就是尿液中有红细胞，但红细胞浓度还不足以让尿液发红，肉眼看来镜下血尿和普通淡黄色尿液没有太大区别。所以，一旦发现肉眼血尿，往往情况已经比较严重了，这个时候一定要及时就医。最好的预防是重视平时的健康体检，防患于未然。

（2）痛感

　　肿瘤细胞破溃是不会导致痛感的，所以肿瘤导致的血尿多不会引起疼痛，这一点与结石、感染导致的血尿有区别。结石、感染导致的血尿常对尿路产生刺激，故患者排尿时常伴有不适感。

3. 哪些坏习惯可能诱发尿路上皮癌？

（1）吸烟

　　吸烟是尿路上皮癌的高危致病因素，会使患尿路上皮癌的概率大大增加。

（2）接触芳香胺类化学物质

　　研究证实，苯胺、4-氨基联苯、2-萘胺、1-萘胺都是膀胱癌（尿路上皮癌的一种）的致癌物，长期接触这类化学物质者患膀胱癌的概率较其他人高，职业因素所致膀胱癌患者约占膀胱癌患者总数的20%。与膀胱癌相关的职业有铝制品、煤焦油、沥青、染料、橡胶、煤炭气化等行业从业者。职业性致癌物进入人体后，经代谢分解，一些致癌成分作为身体废物随尿液贮存于膀胱内，如果尿液在膀胱内停留的时间较长，膀胱黏膜受到致癌成分长期、反复的刺激，久而久之，膀胱黏膜上皮细胞便容易发生恶变。

（3）结石、感染、炎症刺激

结石、感染、炎症的长期刺激，容易引起尿路上皮细胞发生癌变，导致尿路上皮癌。

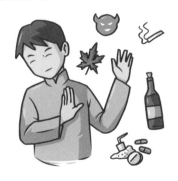

4. 如何预防尿路上皮癌？

（1）保持合理的膳食结构

平时应多食用蔬菜、水果，保证身体摄入足够的维生素与微量元素，以利于分解体内的致癌物。大量摄入脂肪、胆固醇、油煎食物和红肉会增加患膀胱癌的风险，应尽量避免食用过多的肉类食物。肉类食物在体内代谢过程中可产生分子结构与苯胺和联苯胺类似的物质，实验表明这些物质均易诱发尿路上皮癌。

（2）戒烟限酒

吸烟是目前公认的尿路上皮癌致病危险因素，从预防膀胱癌的角度，也应下决心戒烟。另外，虽然酒精和膀胱癌患病风险的关系目前尚缺乏明确的定论，但有研究显示饮酒者膀胱癌的发病率高于不饮酒者的。

（3）消除局部炎症等促癌因素

及早治疗慢性膀胱炎、膀胱结石、结核和异物等疾病，消除局部刺激因子，可有效预防膀胱癌。膀胱内的物理、化学及生物危险因子，长期刺激膀胱黏膜，会导致黏膜上皮细胞异型增生、单层扁平上皮组织转化、囊性组织转化或腺性组织转化等，最终引发恶变。除此之外，寄生虫感染（如血吸虫病等）久治未愈，也可能诱发尿路上皮癌。

5. 小知识点

通过尿液颜色来判断身体什么时候需要补水，尿液颜色越深，越需要补水。

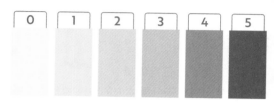

编后语

"

出现血尿时，切不可掉以轻心，一定要重视起来，及时去医院就诊。对我们来说，健康是最基本的，其他都是锦上添花。多关注身体的需求，去拥抱阳光、锻炼身体、养成健康的生活习惯，让我们勤靡余劳，心有常闲，健康常在！

"

一发现便是晚期？

消化道肿瘤筛查，这五类人要重视

消化内科　宋军、李刚平、蔺蓉

　　快节奏、高压力的生活让各种各样的"肠胃不舒服"频发，如胃痛、胃胀、进食哽噎、便血等，多数人习惯忍一忍。殊不知，一时放松警惕，很可能给胃肠道乃至全身埋下肿瘤"祸根"。

　　要知道，目前我国发病率排前五位的癌症中，有三种是消化道肿瘤，我们该如何应对消化道肿瘤呢？消化道肿瘤的高危人群有哪些？哪些因素容易导致消化道肿瘤？如何更好地做好消化道肿瘤预防？协和消化内科专家和大家聊一聊消化道肿瘤。

1. 消化道肿瘤不容小觑

"消化道癌"是食管癌、胃癌、肠癌等常见癌症类型的统称。我国消化道肿瘤发病率高，最新数据显示，我国发病率排前五位的癌症中，有三种是消化道肿瘤，特别是结直肠癌发病率明显上升，并且呈现年轻化趋势。

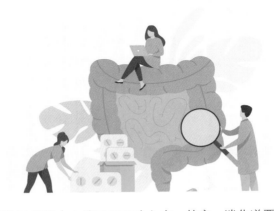

在大家的印象中，恶性肿瘤基本上等同于不治之症。其实，消化道恶性肿瘤治疗效果取决于发现的时机，早期胃癌术后 5 年存活率超过 90%，中期为 66%，晚期仅为 14%。因此，消化道肿瘤防治的关键就在于"早发现，早诊断，早治疗"。

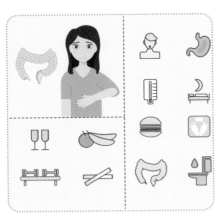

2. 消化道肿瘤有哪些常见症状?

消化道肿瘤早期往往无特异性的症状，如果出现以下症状就要注意:

① 早期肿瘤可能不会出现明显的腹痛，但常出现腹胀等腹部不适;

② 食欲减退、消化不良、乏力、疲惫等;

③ 短期内出现不明原因的消瘦;

④ 进食不畅，有受阻的感觉，尤其是进硬食后感觉明显;

⑤ 经常腹泻或者便秘，大便颜色改变，出现黑便、便中带血。

一旦出现消化道出血、消化道梗阻的症状，肿瘤通常已经是中晚期了。

3. 哪些因素容易导致消化道肿瘤？

（1）遗传因素

有食管癌、胃癌、结直肠癌家族史的人比一般人患病概率更大。

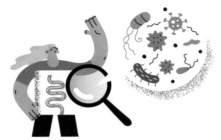

（2）感染因素

幽门螺杆菌（HP）感染。这种细菌主要通过口口餐桌传播或粪口传播，而我国常见的饮食方式多为共餐制，可造成幽门螺杆菌交叉感染。幽门螺杆菌不及时根除有可能会引发胃癌。

（3）不良习惯

长期吃腌制、油炸、过咸或者霉变食物，吸烟酗酒，工作压力大，长期熬夜，久坐等，都会导致胃肠道功能紊乱，进而诱发消化道肿瘤。

4. 如何及早发现消化道肿瘤？

消化内镜检查是最为直接、有效的检查手段，消化内镜也被称为消化道肿瘤的"侦查眼"和"探雷器"。消化内镜检查包括三种。

（1）白光内镜检查

白光内镜检查包括普通胃肠镜检查（清醒状态下的胃肠镜检查）及无痛胃肠镜检查（麻醉状态下的检查），用于常规检查。

（2）电子染色内镜联合放大内镜

内镜显像可将病灶放大 100 倍以上，可以更加清楚地观察消化道病灶表面腺管结构，同时辅以特殊光来观察病灶表面微血管，该项检查常用于消化道肿瘤早期精准筛查。

（3）超声内镜

超声内镜即在内镜前端加装 B 超探头，用以辅助判断病灶的深度。

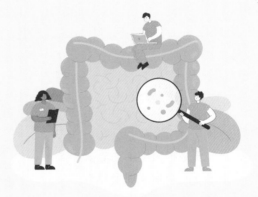

5. 哪些人群需要做胃肠镜检查？

（1）平均风险人群

40 岁以上人群需进行胃镜筛查，45 岁以上人群需进行肠镜筛查。

（2）高危人群

① 有消化道肿瘤家族史；

② 来自消化道肿瘤高发地区；

③ 有消化道症状（腹胀、腹痛、恶心、呕吐、吞咽困难、黑便、血便等）；

④ 患有消化道癌前疾病或癌前病变者（食管黏膜白斑、慢性萎缩性胃炎、慢性胃溃疡、结肠多发性腺瘤性息肉、上皮内瘤变等）；

⑤ 有消化道肿瘤的其他高危行为（吸烟、大量饮酒、患有头颈部或呼吸道鳞癌、长期食用高盐或腌制食物等）。

6. 胃肠镜检查前的注意事项

第一，胃镜检查或治疗前一天进食清淡、易消化的食物，晚上 8 点开始禁食，10 点开始禁水，要求至少空腹 8 小时。

第二，肠镜检查或治疗前 1 ~ 3 天进食清淡、易消化的半流质饮食，推荐食物有白粥、面包、面条、馄饨、豆制

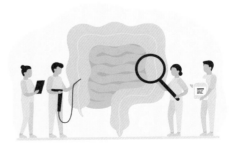

品等，检查前一天不吃蔬菜和水果。

第三，肠道准备：聚乙二醇电解质散联合西甲硅油（祛泡剂）。一般情况下，检查前一天晚上 8 点温水冲服第一包泻药（无糖尿病者可自备运动型饮料充饥），检查当日早晨 4 点温水冲服第二包泻药，5 点温水冲服第三包泻药（检查时间不同，口服泻药的时间也可能不同，遵医嘱即可）。待肠道准备完成后（大便为清水样），口服一瓶西甲硅油，1：1 温水冲服。

7. 无痛胃肠镜检查

无痛胃肠镜检查，是指在检查之前麻醉医师为患者静脉注射丙泊酚等药物，使患者在数秒钟内入睡，完成全部检查后能立即苏醒。

相比普通胃肠镜检查，无痛胃肠镜检查更舒适，也能使医生更容易完成各种操作（包括活检、染色、放大观察等），缩短检查时间，发现微小病变，同时避免患者因恶心、呕吐等不适对检查造成干扰。

8. 早期消化道肿瘤如何治疗？

如果发现反复不愈的低级别上皮内瘤变、高级别上皮内瘤变，需要进行内镜下切除病灶手术治疗。如果发现消化道肿瘤，早期病变需要通过内镜黏膜下剥离术（ESD）进行治疗，中晚期需进行外科手术治疗、放疗、化疗。

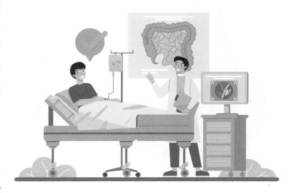

早期癌症患者经过内镜治疗后，在术后 3、6、12 个月定期接受内镜随访，并进行肿瘤标记物和相关影像学检查，让肿瘤"无处可藏"。

消化道肿瘤不可怕，可怕的是没有早发现。如果能在早期通过胃肠镜检查发现消化道癌前病变或者早癌，就可以通过内镜操作完整去除病变组织，不开刀，痛苦小，恢复好，且生存率高。

9. 日常生活中我们如何预防消化道肿瘤?

第一，饮食结构合理，荤素搭配，多吃新鲜蔬菜水果，避免烧烤、腌制、辛辣刺激性食物的摄入。

第二，戒烟、戒酒，控制体重，适当运动，作息规律，避免过度劳累，保持心情舒畅。

第三，定期体检，不仅对于高危人群建议定期做胃肠镜检查，40 岁以上的普通人群，即使无症状，也建议定期做胃肠镜检查。

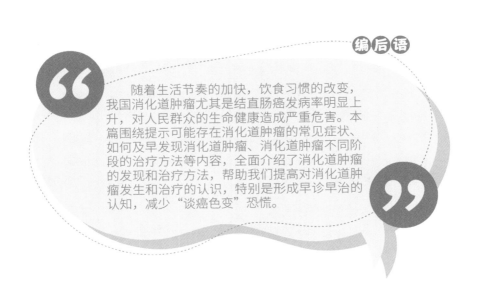

编后语

"

随着生活节奏的加快，饮食习惯的改变，我国消化道肿瘤尤其是结直肠癌发病率明显上升，对人民群众的生命健康造成严重危害。本篇围绕提示可能存在消化道肿瘤的常见症状、如何及早发现消化道肿瘤、消化道肿瘤不同阶段的治疗方法等内容，全面介绍了消化道肿瘤的发现和治疗方法，帮助我们提高对消化道肿瘤发生和治疗的认识，特别是形成早诊早治的认知，减少"谈癌色变"恐慌。

"

看到甲状腺结节就傻了？

协和专家说，不一定都要切

　　节后上班第一天，刚拿到体检报告的小李一脸沮丧，诊断报告单上的"甲状腺结节肿大"让她心情跌到谷底，经朋友耐心开导和协和医生的讲解，小李心情稍微好了一点。

　　但小李又听许多网友说，有甲状腺结节不能吃海鲜，甲状腺结节易癌变……她总觉得脖子上长了个不定时炸弹，那这些担忧有科学依据吗？听听协和乳腺甲状腺外科专家怎么说。

1. 甲状腺在体内哪个部位?

甲状腺是位于甲状软骨下方、气管两旁的 H 形器官，因形似甲盾而得此名称。甲状腺是人体中生长在最浅表部位的内分泌腺体，主要功能是合成甲状腺激素、降钙素。正是因为甲状腺位置过于表浅而且组织又脆弱，所以有时候我们能通过观察和触摸来判断甲状腺有没有出问题。除了大家耳熟能详的甲亢和甲减，甲状腺相关疾病还有个网红标签，即甲状腺结节。

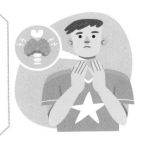

2. 甲状腺结节有哪几类?

甲状腺结节，顾名思义就是甲状腺里长了小包块，临床上根据包块的影像学特征将甲状腺结节分为囊性结节（一包水）、囊实性结节（半包水）和实性结节（肉坨）；根据核素扫描的摄碘功能强弱，将甲状腺结节分为冷结节（不干活还长个）、热结节（又干活又长个）；根据病理类型，将甲状腺结节分为增生性结节（增生活跃的甲状腺正常组织）、肿瘤性结节（良性或恶性）。

3. 甲状腺结节的高危人群

（1）放射接触史

童年期头颈部放射线照射史、放射性尘埃接触史、全身放射治疗史。

（2）家族史

有分化型甲状腺癌（DTC）、甲状腺髓样癌（MTC）、多发性内分泌腺瘤病2型（MEN 2 型）、家族性多发性息肉病、某些甲状腺癌相关综合征（如考登综合征、卡尼综合征、维尔纳综合征和加德纳综合征等）的既往史或家族史。

（3）结节性质

结节生长迅速，结节形状不规则、与周围组织粘连固定。

（4）伴发症状

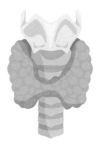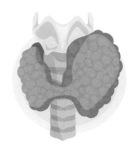

伴持续性声音嘶哑、发音困难（排除炎症、息肉等声带病变），伴吞咽困难或呼吸困难，伴颈部淋巴结病理性肿大。

4. 甲状腺结节会癌变吗？

查出结节千万别慌，因为甲状腺结节大多数是良性的，恶性比例很低，而良性的结节大多没有癌变的可能，那如何判断结节是良性的还是恶性的呢？

（1）甲状腺超声检查

甲状腺超声检查是公认的敏感性最高的甲状腺结节影像检查方法，对甲状腺恶性肿瘤的评估具有高度敏感性和特异性。目前，临床上广泛应用 TI-RADS 分级标准对甲状腺结节进行分类。

在 B 超影像学特征里，成分、回声、形态、边缘、钙化点被作为主要的评分点，其中囊实性或实性、低回声或极低回声、纵横比大于 1、边缘不规则或分叶、钙化点等均可结合起来提示结节性质不良的概率。

根据 B 超影像学特征，甲状腺结节被分为 6 类：

1 类，正常甲状腺，无结节，或手术全切的甲状腺复查（无异常发现者）；

2 类，典型而明确的良性结节，如腺瘤或以囊性为主的结节；

3 类，不太典型的良性结节，如某些结节性甲状腺肿，恶性风险小于 5%；

4 类，可疑恶性结节，此类再分成 4a、4b 和 4c 三个亚型，恶性风险 5%～85%；

5 类，典型的甲状腺癌，恶性风险 85%～100%，怀疑甲状腺恶性结节伴颈部淋巴结转移，归为 5 类；

6 类，经细胞学和组织学病理证实的甲状腺恶性病变，未经手术治疗、放疗及化疗。

（2）穿刺细胞学检查

超声引导下的穿刺细胞学检查是明确可疑的甲状腺结节性质的可靠手段（针对 TI-RADS 4 类及以上或恶性风险较高的 3 类）。

若穿刺活检细胞学诊断结果为可疑或恶性，则要早做手术，一般选择腺叶及峡部切除，根据术中快速病理检查结果来决定是否清扫淋巴结。

如果穿刺细胞学检查结果为良性，甲状腺结节仍有 10% 的概率是恶性，所以同样需要积极地定期复查，以监测结节的生长趋势。

（3）甲状腺功能检查及甲状腺核素扫描

甲状腺功能检查主要包括：三碘甲状腺原氨酸 (T3)、甲状腺素 (T4)、促甲状腺激素 (TSH)、甲状腺过氧化物酶抗体（TPO-Ab）、甲状腺球蛋白抗体（TgAb）、甲状腺球蛋白（Tg）。其中，促甲状腺激素 (TSH) 在良恶性鉴别中有一定参考意义，而甲状腺球蛋白（Tg）对鉴别结节的良恶性无太大参考价值，甲状腺球蛋白（Tg）主要用于甲状腺切除术后判断肿瘤是否残留或复发。

5. 甲状腺结节必须要手术治疗吗？

手术治疗方案的选取，并不单纯看结节的大小，大部分甲状腺良性结节只要定期观察即可，一般在发现结节的第一年内，建议每三个月或者半年复查一次，主要目的是看结节生长的速度。

甲状腺治疗方法主要有以下几种，是否需要做手术应该视情况而定。

（1）定期复查

如果结节迅速生长或有区域及邻近淋巴结肿大、声带麻痹、侵入其他结构等症状，都应及早进行手术治疗。

（2）内科治疗

针对甲状腺结节合并甲亢或甲减者，需进行相应的内科药物治疗。

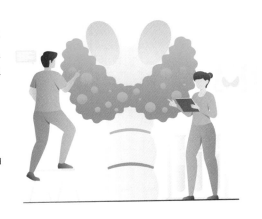

（3）甲状腺消融术

对于有压迫症状者、功能亢进者或者部分老年人、儿童的甲状腺良性结节，可考虑行超声引导下甲状腺结节热消融治疗，而对早期甲状腺癌能否进行消融治疗目前存在争议，在此不做常规推荐。

（4）手术切除

疑似或者确诊为恶性的甲状腺结节，宜限期行手术切除。

（5）碘 131 治疗

针对甲状腺全切术后复发转移风险较高的患者，宜辅助行碘 131 治疗。

（6）激酶抑制剂

分子靶向治疗适用于晚期甲状腺癌。

6. 日常饮食需要注意什么？

甲状腺结节不合并甲亢或者甲减者，正常饮食都没问题，没有特别需要忌口的食物。

如果合并有甲亢，除了药物治疗外，还应注意严格限制含碘食物的摄入，例如碘盐、海带、紫菜、海鱼、海虾、海参、贝类等。另外，甘蓝和西兰花会影响甲状腺激素的合成和碘的摄取，甲状腺结节合并有甲减者应避免食用。

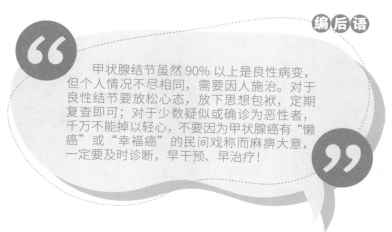

编后语

甲状腺结节虽然 90% 以上是良性病变，但个人情况不尽相同，需要因人施治。对于良性结节要放松心态，放下思想包袱，定期复查即可；对于少数疑似或确诊为恶性者，千万不能掉以轻心，不要因为甲状腺癌有"懒癌"或"幸福癌"的民间戏称而麻痹大意，一定要及时诊断，早干预、早治疗！

善于"伪装"的多发性骨髓瘤

关于血液肿瘤，这些谣言你信吗？

血液内科　胡豫、孙春艳

　　一谈到血液肿瘤，大部分人最先想到的就是白血病，但其实还有一种血液病，它的发病率超过白血病，仅次于淋巴瘤，是血液系统第二大常见的恶性肿瘤。很多患者的首发症状是腰疼、肾功能损害、反复感染……这些症状很难与血液病联系到一起，所以误诊、漏诊率非常高，大部分患者确诊时已是晚期。此外，这种血液病好发于中老年人，俗称"银发杀手"，它就是多发性骨髓瘤。现在，协和血液内科专家就来聊一聊如何识别善于"伪装"的骨髓瘤。

1. 初次误诊率高达 60%！你听说过多发性骨髓瘤吗？

多发性骨髓瘤是一种起源于浆细胞的恶性肿瘤。正常的浆细胞会产生抗体，这种抗体在机体的免疫功能方面发挥着重要作用。当浆细胞成为恶性肿瘤细胞时，它们就会具有多形性，会不可控制地增殖，从而对人体产生全方位、多系统的损害。

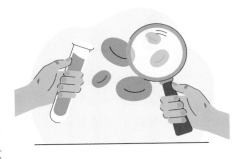

多发性骨髓瘤是血液科的常见病和疑难病之一，且起病隐匿。再加上这种疾病的知晓率目前还比较低，所以导致很多患者跑错科室，被误诊、漏诊，初次就诊的误诊、漏诊率高达 60%。多发性骨髓瘤的诊断历程非常长，患者通常经过 4～6 个月的诊断才能确诊，很多患者因此错过最佳治疗时间，严重影响预后效果。

2. 腰疼、贫血、肾功能损害、反复感染……有可能是多发性骨髓瘤？

（1）腰疼、骨痛 ≠ 骨病

据统计，约 75% 的多发性骨髓瘤患者因骨痛而就诊，约 80% 的患者有不同程度的骨损害。

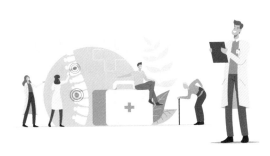

骨头中有成骨细胞，还有破骨细胞，正常情况下，两者的代谢维持在一个平衡状态。多发性骨髓瘤患者体内恶变的浆细胞会使钙、磷代谢发生变化，导致破骨细胞活动能力变强，成骨细胞

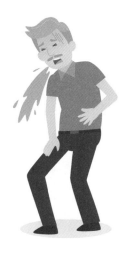

活动能力变弱。代谢平衡被打破后，骨质被破坏，骨强度下降，很多患者出现骨痛症状。

（2）厌食、恶心、呕吐 ≠ 消化系统疾病

多发性骨髓瘤会导致患者体内血钙水平上升，大量的钙质析出并进入血液，无法排泄到体外，出现高钙血症。

高钙血症对人体损害严重，可引起头痛、厌食、恶心、呕吐、多尿、便秘，重者可致心律失常、嗜睡、意识模糊、谵妄或昏迷。

（3）肾功能异常 ≠ 肾病

40% 的多发性骨髓瘤患者会合并肾功能损害，部分会发展为急性肾功能衰竭，甚至需要做血液透析。

恶变的浆细胞产生大量的单克隆抗体，就是 M 蛋白。患者体内 M 蛋白过多，无法排泄到体外，堵塞肾小管，时间长了以后肾小球会出问题，进而损害肾功能。

很多多发性骨髓瘤患者一开始往往到肾内科就诊，甚至被当成肾病患者治疗，耽误治疗时机，发展为肾衰竭。肾衰竭是多发性骨髓瘤的重要并发症，与多发性骨髓瘤早期较高的病死率有关，需要及时的和适宜的干预治疗。

（4）乏力、头晕、脸色差 ≠ 内分泌疾病

当恶变的浆细胞无限增殖，挤占正常的骨髓空间，导致骨髓不能正常生成红细胞甚至白细胞、血小板时，就会出现贫血症状，从而有乏力、头晕、活动后心悸气短、面色苍白等表现。

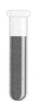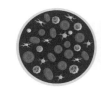

（5）呼吸道感染 ≠ 呼吸道疾病

恶变的浆细胞分泌的 M 蛋白是没有免疫功能的，所以多发性骨髓瘤患者往往免疫力低下，容易感染，感染后不易控制，控制后易复发，例如肺炎反复发作或者出现带状疱疹等。

3. 确诊多发性骨髓瘤要做哪些检查？

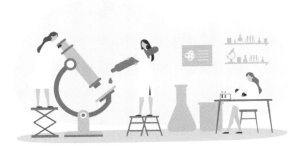

一般需进行血红蛋白电泳和免疫固定电泳、骨髓穿刺、影像学检查等检查才可确诊。高危人群检查建议：40 岁以上人群，如出现不明原因的骨痛、头晕、乏力、蛋白尿、水肿、反复感染等症状，在对应专科正规诊疗无效，需高度重视并到正规医院血液科检查。

4. 自体移植打破治疗困境，多发性骨髓瘤不再是绝症

过去，多发性骨髓瘤一度缺乏有效的治疗手段。近十几年来，随着医学技术的进步，化疗、靶向治疗、免疫治疗等新疗法不断涌现，多发性骨髓瘤的治疗效果有很大提高。完全缓解率从 5% 提高到 70%，平均生存期可以超过 5 年，早期患者经过积极治疗以后中位生存期可以超过 10 年，有些患者的生存期甚至能达到 30 年。

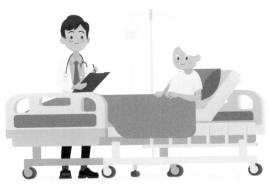

多发性骨髓瘤的治疗是以化疗为主的多学科综合治疗，涉及靶向治疗、自体造血干细胞移植、支持治疗等。

对于适合移植的多发性骨髓瘤患者，会先通过化疗进行诱导治疗，让患者病情得到一定的缓解后，再根据患者身体情况判断是否能够通过自体造血干细胞移植（就是把患者自己的造血干细胞拿出来做移植）进行巩固治疗，最后通过药物维持治疗，尽可能延长患者的生存期。而对于不适合移植的老年患者，则通过持续的化疗（一般 9 ~ 12 个疗程）加维持治疗延长患者的生存期。

对于复发患者，则通过作用机制不同的药物治疗帮助他们获得最大限度的缓解，在延长患者生存期的同时，提高他们的生活质量。

5. 血液肿瘤的认知误区很"坏事"，这些谣言你信了吗？

（1）住刚装修的房子易患血液肿瘤

在新装修的房子中，乳胶漆中的苯和大理石中的放射性物质这两种有害物质与血液肿瘤具有一定的相关性。但现在的装修材料的环保等级有所提升，没有明确证据表明只要住进了刚装修的房子就会患血液肿瘤。但还是建议新装修的房子多通通风再入住，孕妇、婴幼儿、老年人等体质较弱的人群不建议入住新装修的房子。

（2）血液肿瘤有遗传性

有小部分血液肿瘤呈家族聚集性发病，家族直系亲属患病概率会比其他人大，不过不是肯定会遗传的。

（3）患上肿瘤疾病要少摄入蛋白质，"饿死"癌细胞

确实有一些传言，如"癌症患者不能吃糖、不能吃鸡，饮食不能高蛋白、高营养……"，这些想"饿死"癌细胞的传言，都是不科学的。想"饿死"癌细胞，同时也会"饿坏"好的免疫细胞，不利于患者的身体恢复。均衡营养、合理膳食才是增强体质、抵御疾病的正确之道。

多发性骨髓瘤患者的饮食禁忌方面，患者如合并肾脏问题，可以吃一些碱性的食物，减少尿蛋白对肾脏的损伤，例如多喝牛奶、多吃海带等。另外，患者应多喝水，帮助身体将 M 蛋白排出体外，防止 M 蛋白在肾脏内堆积，从而减少肾小管受到的损伤。

（4）患上血液系统恶性肿瘤最好少动，多动容易受伤出血

这个说法也是比较片面的，适当运动，可以提高免疫力。不过需要提醒的是，多发性骨髓瘤患者免疫功能有缺陷，容易感染，所以要避免扎堆，预防交叉感染。年龄大的患者还要特别注意预防骨折。

"
　　多发性骨髓瘤是第二常见的血液系统恶性肿瘤，多见于 60 岁以上老年人。由于临床表现的多样性和复杂性，多发性骨髓瘤容易误诊和漏诊。虽然靶向治疗、自体造血干细胞移植和免疫治疗的发展使多发性骨髓瘤患者的生存期得到了极大的延长，但是诊断分期晚的患者治疗效果仍然不佳，可见早期诊断和早期治疗至关重要。提高多发性骨髓瘤的早期诊断率需要患者和医生共同努力！
"

肿瘤会遗传？
别想得太可怕！

六种癌症需注意，早防早筛很关键

肿瘤中心　　杨盛力、张涛

　　"医生，我患有癌症，会遗传给孩子吗？""医生，我需要做基因检测，查一下会不会患癌吗？"门诊中，医生经常会遇到患者提出类似的问题。

　　随着癌症发病率的上升，大家越来越关注癌症的防治：家庭成员中有人患上癌症，会不会遗传给下一代？有没有预防的方法？有癌症家族史的人会不会更容易患癌症？如何筛查与预防癌症？协和肿瘤中心专家为大家科普。

我们先来看看下面这个案例。

美国著名演员安吉丽娜·朱莉的妈妈患卵巢癌去世，而2013年朱莉本人因检测出携带有肿瘤易感基因 *BRCA1* 突变基因。虽然还未检测出癌症病灶，但她却大胆地选择接受双侧乳腺预防性切除术。两年后，朱莉又接受了卵巢和输卵管预防性切除术。朱莉这样做的原因是她的家族有乳腺癌和卵巢癌病史，她比普通人更易患乳腺癌和卵巢癌，所以她采取了预防性措施。

近年来，"家族性癌""癌家族"这些肿瘤遗传学名词逐渐出现在公众的视野中，家族性癌是指一个家族中多个成员患有同一种恶性肿瘤，癌家族是指一个家族中多个成员患有恶性肿瘤。肿瘤确实会遗传，但只有少部分的肿瘤会遗传。据权威的医学研究，遗传性肿瘤占全部肿瘤的5%～10%。所以，大家大可不必过于担心。

1. 肿瘤会遗传，遗传的是其"易感性"

某些肿瘤存在遗传性最主要的原因是DNA发生变化，导致相关基因发生变化。当外界刺激如环境、饮食、精神心理等众多因素作用于细胞中的DNA时，会造成DNA的结构或功能发生变化，主要原因是打破了体内原癌基因与抑癌基因的平衡。

（1）什么是原癌基因？

原癌基因是细胞内的一类正常基因，主要作用为促进细胞的生长、增殖和分化。在正常细胞中，原癌基因的表达量一般较低，如果原癌基因的结构或调控区发生变异，基因产物增多，就会使细胞过度生长，从而形成肿瘤。

（2）什么是抑癌基因？

抑癌基因也是细胞内的正常基因，其作用与原癌基因相反，主要对细胞的生长起抑制作用。当该基因突变或者失活，则无法起到抑制细胞生长的作用，细胞过度增生将导致肿瘤形成。总之，原癌基因的过度表达和抑癌基因的失活都会造成细胞过度生长，最终发展为肿瘤。

众所周知，DNA 是基本的遗传物质，一旦 DNA 发生变化，就会传递到下一代，若父母中有一方携带肿瘤基因，那么按照遗传规律，这些基因传递给下一代的概率是 50%。所以，从这个层面上来说肿瘤是会遗传的，只不过肿瘤的遗传不是绝对的，而与人体对某种肿瘤的易感性有关，体内存在的易感基因会传递到下一代，下一代患某种肿瘤的概率随之变大。也就是说，在相同的环境下，携带肿瘤易感基因的人比普通人更易患癌症。更简单地说，肿瘤本身不会遗传，遗传的是其"易感性"。癌症本身不会像"单眼皮"一样直接体现在孩子身上，但如果孩子从父母那里继承了某种遗传性肿瘤的致病性突变基因，那么将来这个孩子患肿瘤的概率将大于普通人，而且不一定和父母辈患相同的肿瘤！

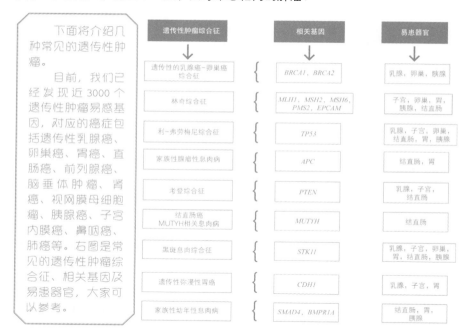

下面将介绍几种常见的遗传性肿瘤。

目前，我们已经发现近 3000 个遗传性肿瘤易感基因，对应的癌症包括遗传性乳腺癌、卵巢癌、胃癌、直肠癌、前列腺癌、脑垂体肿瘤、肾癌、视网膜母细胞瘤、胰腺癌、子宫内膜癌、鼻咽癌、肺癌等。右图是常见的遗传性肿瘤综合征、相关基因及易患器官，大家可以参考。

遗传性肿瘤综合征	相关基因	易患器官
遗传性的乳腺癌-卵巢癌综合征	BRCA1, BRCA2	乳腺，卵巢，胰腺
林奇综合征	MLH1, MSH2, MSH6, PMS2, EPCAM	子宫，卵巢，胃，胰腺，结直肠
利-弗劳梅尼综合征	TP53	乳腺，子宫，卵巢，结直肠，胃，胰腺
家族性腺瘤性息肉病	APC	结直肠，胃
考登综合征	PTEN	乳腺，子宫，结直肠
结直肠癌 MUTYH相关息肉病	MUTYH	结直肠
黑斑息肉综合征	STK11	乳腺，子宫，卵巢，胃，结直肠，胰腺
遗传性弥漫性胃癌	CDH1	乳腺，子宫，胃
家族性幼年性息肉病	SMAD4, BMPR1A	结直肠，胃，胰腺

2. 哪些肿瘤可能会遗传？

（1）乳腺癌

相关数据显示，5% ~ 10% 的乳腺癌是家族性的。如果妈妈患有乳腺癌，那么女儿患乳腺癌

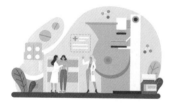

的概率增加 1.5 ～ 3 倍，而且患者患上乳腺癌的年龄越小，其亲属患乳腺癌的概率也越大。因此，若有乳腺癌家族史，就要经常自查乳腺或去医院定期做体检，时刻保持警惕之心。

（2）卵巢癌

大量资料证明，一个有卵巢癌家族史的人患卵巢癌的概率是普通人的 70 倍。若有 1 名亲属患卵巢癌，患病概率会增至 5%；有 2 名亲属患病，患病概率将增至 7%。如若患有其他癌症，如乳腺癌、直肠癌、子宫癌等，患卵巢癌的概率也可能增加。

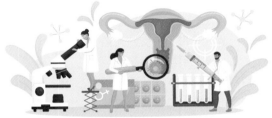

（3）结直肠癌

有结直肠癌家族史的人，患结直肠癌的风险为普通人的 3 ～ 4 倍，有研究表明大约 20% 的结直肠癌患者有遗传背景，且遗传性结直肠癌患者患其他癌症（如子宫内膜癌、泌尿系统肿瘤、小肠癌等）的风险也可能会显著增加。因此，如果确诊为遗传性结直肠癌，应及早治疗并及早发现

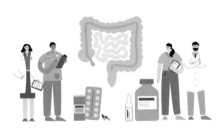

和处理其他相关肿瘤，这样可以有效地改善预后。

（4）肺癌

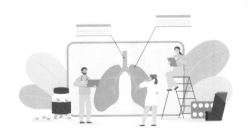

如果有肺癌家族史，那么患肺癌的风险也会增加，尤其是对于年轻的（50 岁以下）、不吸烟的女性人群，这种遗传性表现得更为显著。如果一级亲属（父母、兄弟姐妹、子女）有肺癌病史，那么患肺癌的风险将比普

通人高出 2 倍。如果二级亲属（叔伯、姨姑等）有肺癌病史，那么肺癌患病风险会比普通人高出 30%。

（5）前列腺癌

前列腺癌也跟遗传有关，如果父亲或兄弟患有前列腺癌，那么患前列腺癌的风险会增加 2～4 倍。如果家族成员中患前列腺癌的人越多，患病年龄越小，那么其他家族成员患前列腺癌的风险就越高。

（6）胃癌

胃癌患者的一级亲属（父母、子女、兄弟姐妹）患胃癌的概率比一般人平均要高 3 倍。约 10% 的胃癌患者存在家族聚集性现象，胃癌的遗传易感基因在胃癌的发生、发展中起着重要作用。

对于以上癌症，要高度警惕家族史。

3. 面对遗传性肿瘤应该怎么做？

遗传性肿瘤的最大特点是：家族聚集性。所以，若发现家族中有多个成员患上肿瘤，应及早去医院做检查，做到早预防、早发现、早治疗。高危人群应去做基因检测，基因检测可以有效地筛查肿瘤易感基因。

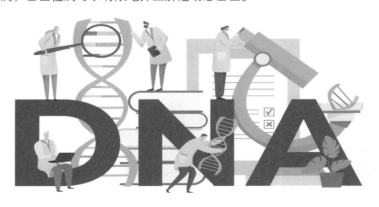

遗传性肿瘤的主要高危人群有：患肿瘤时年龄较小，一个家族里多个人患有相同或不同的肿瘤，患罕见肿瘤，同一个人患有多种肿瘤或双侧肿瘤等。

有家族史，尤其是有遗传性肿瘤家族史的人可以在经济允许的条件下，去正规医疗机构咨询后再做检查，没有对应症状的就不要浪费钱啦！

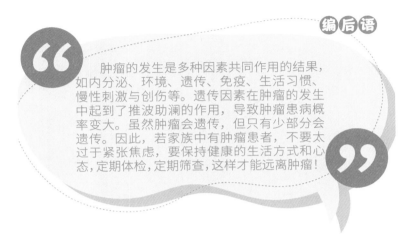

编后语

肿瘤的发生是多种因素共同作用的结果，如内分泌、环境、遗传、免疫、生活习惯、慢性刺激与创伤等。遗传因素在肿瘤的发生中起到了推波助澜的作用，导致肿瘤患病概率变大。虽然肿瘤会遗传，但只有少部分会遗传。因此，若家族中有肿瘤患者，不要太过于紧张焦虑，要保持健康的生活方式和心态，定期体检，定期筛查，这样才能远离肿瘤！

癌症从何而来？

避开癌症请注意这五点

肿瘤中心　秦铀

　　癌症是人类健康的"第一杀手"，人们一刻都没有停止过对它的研究。癌症究竟是什么？它是怎么产生的？癌症治疗方法有哪些？现在有很多癌症患者"带癌生存"，这是怎么做到的？协和肿瘤中心专家为大家解读。

1. 什么是癌症？

癌是恶性肿瘤的总称，癌症则包括恶性肿瘤疾病和恶性血液病。

肿瘤是机体在各种致癌因子的作用下，局部组织细胞增生所形成的新生物，这种新生物往往表现为肿块，所以肿瘤最重要的标签是"新生物"。根据肿瘤性质和恶性程度，肿瘤分为良性肿瘤和恶性肿瘤。

怎么区分良性肿瘤和恶性肿瘤？它们之间最核心的差异在于是否具有侵袭和转移的能力。

如果肿瘤细胞可以侵袭周围的正常组织，或者转移到邻近的淋巴结组织，甚至转移到远处器官，就是恶性肿瘤，而良性肿瘤没有侵袭和转移的能力。很多良性肿瘤没有破坏性，不需要治疗。部分良性肿瘤，如果产生了占位效应，通过手术切除后，往往不会复发和转移。但恶性肿瘤在治疗后往往会因为复发或转移而以失败告终。

肿瘤不等于癌，因为肿瘤中很大一部分是良性肿瘤，而癌全部都是恶性肿瘤，两者不能混为一谈。

2. 癌症从哪儿来？

癌本质上是由无数个癌细胞组成的，癌细胞由正常细胞发生突变而形成，需要经历一个复杂而漫长的过程。

癌症的发生必须有两个条件：

① 人体细胞发生错误，并且没有自我修复和自我清除。

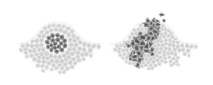

癌细胞的演化

基因突变 → 细胞增殖

正常细胞 癌细胞 恶性癌细胞

② 人体免疫力低下，免疫细胞不司其职，放过那些"犯罪分子"。

所以，要避免癌症的发生，一是减少细胞犯错，二是提高免疫力。

3. 癌症治疗方法

（1）传统治疗手段

手术治疗、化疗、放疗，这是癌症治疗的"三驾马车"。

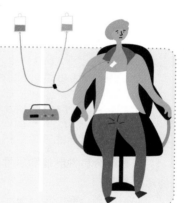

> ① 手术治疗：切除肿瘤，在很多癌症的治疗中是根治性手段。
> ② 化疗：通过静脉注射或口服给药，直接杀伤肿瘤细胞。
> ③ 放疗：一种物理治疗方法，通过 γ 射线、X 射线、质子射线等射线打断肿瘤细胞 DNA 双链，杀伤肿瘤细胞。

其中，质子放疗有许多优势，可以说是目前最先进的无创治疗肿瘤的方法，是放射治疗技术的塔尖。有初步临床证据显示，质子治疗在儿童肿瘤、中枢神经系统肿瘤、颅底肿瘤、肝肿瘤和其他一些肿瘤的治疗中优于 X 射线放疗。

常规放疗使用不带电的光子，而质子放疗使用带正电的质子。两者在生物效应上区别不大，但物理效应差别很大，质子放疗可以将放射治疗剂量集中在肿瘤位置，而对周边正常组织的损伤较小。

（2）新型治疗方法

主要包括靶向治疗、免疫治疗。

> ① 靶向治疗：可以理解为生物导弹，因为可以精准打击，所以副作用小，但是由于过于精准，所以容易产生耐药性。
> ② 免疫治疗：最近几年兴起的肿瘤治疗手段，通过药物恢复免疫细胞对肿瘤细胞的杀伤作用，从而治疗肿瘤。

（3）其他治疗方法

内分泌治疗、介入治疗、热疗、中医药治疗等。

4. 如何预防癌症？

（1）避开致癌因素

国家癌症中心的一项研究表明，中国 45% 的癌症与 23 种致癌因素有关。避开这些致癌因素，我国每年的癌症死亡人数可以减少将近一半。

这些致癌因素分成行为因素、饮食因素、代谢因素、环境因素、感染因素。

① 行为因素：吸烟、吸二手烟、饮酒、缺乏锻炼等；

② 饮食因素：水果摄入不足、蔬菜摄入不足、膳食纤维摄入不足、钙摄入不足、红肉摄入过多、加工肉类摄入过多、腌制食物摄入过多等；

③ 代谢因素：体重超标和糖尿病等；

④ 环境因素：$PM_{2.5}$ 暴露和紫外线照射等；

⑤ 感染因素：幽门螺杆菌、乙肝病毒、丙肝病毒、人类免疫缺陷病毒（HIV）、EB 病毒、人乳头瘤病毒（HPV）、华支睾吸虫、人类疱疹病毒 8 型等。

（2）做好防癌筛查

首先需要确定高危人群，举例来说，40 岁以上长期吸烟者，就属于肺癌高危人群。防癌筛查不同于普通的体检，不同的癌症筛查方法也不一样。例如，肺癌筛查可以选择低剂量螺旋 CT，胃癌筛查可以选择胃镜，肠癌筛查可以选择肠镜，甲状腺癌和乳腺癌筛查可以选择超声检查等。

结后语

癌症的发生有时候是机缘巧合的偶然事件，有时候又是不可避免的必然结果。癌症的根源其实是机体受到致癌因素损害后，正常细胞在复制过程中出错，发生基因突变，同时功能低下的免疫系统纵容肿瘤细胞存活、增殖与进化。因此，预防癌症最好的办法就是减少与致癌因素的接触，提高自身免疫力，做到早防、早筛、早诊、早治。

生活健康为何还会患癌？

这些原因不能忽视

肿瘤中心　杨盛力、胡建莉

有患者会问，医生，我生活很有规律，不抽烟、不喝酒，特别注意饮食卫生，压力也不大，为什么也会患癌症？难道是因为我运气不好吗？

其实不然，人们俗称的癌症泛指所有的恶性肿瘤，包括癌和肉瘤。恶性肿瘤一旦形成，便不受机体控制而自主生长，侵犯邻近正常组织，并可经淋巴、血液、脱落种植等途径转移至全身，直至导致患者死亡。

癌症的发生是多个基因突变积累的结果，而很多因素会引起突变的发生，如抽烟、喝酒、熬夜等，也有一些隐匿的危险因素。许多人平素身体健康，但一生病可能就是癌症，这到底是什么原因呢？跟随协和肿瘤中心专家，一起把癌症隐匿的"罪魁祸首"揪出来！

1. 癌症的"罪魁祸首"有哪些?

(1)病毒、细菌感染

有些病毒和癌症有着密切的关系,人们称之为致癌病毒。例如,高危型HPV慢性感染可引起宫颈癌和头颈部恶性肿瘤,HBV、HCV肝炎病毒长期慢性感染可引起肝癌,EB病毒感染有可能导致鼻咽癌、伯基特淋巴瘤、NK/T细胞淋巴瘤,HHV-8(人类疱疹病毒8型)感染可引发卡波西肉瘤。

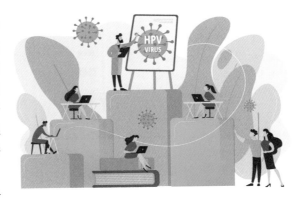

除病毒外,细菌也可以引发肿瘤。其中最为明确、最有代表性的就是幽门螺杆菌与胃癌的关系,世界卫生组织已将幽门螺杆菌列为引起胃癌的头号因子。结核杆菌可引发肺癌等多种肿瘤。衣原体感染似乎与宫颈癌 "沾亲带故"。

(2)辐射

长期受阳光和紫外线的照射可增加患皮肤癌的风险;甲状腺是电离辐射的重要靶器官,易受到电离辐射的影响。研究发现,与电离辐射关系密切的恶性肿瘤有白血病、肺癌、甲状腺癌、皮肤癌、骨肿瘤、淋巴瘤、多发性骨髓瘤等。

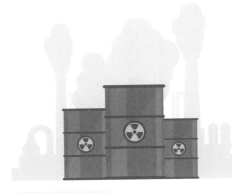

(3)空气污染

2013年,国际癌症研究机构(IARC)将室外空气污染,尤其是颗粒物污染列为人类肺癌 1 类致癌物，同时将家庭燃烧煤炭列为 1 类致癌物，家庭燃烧生物质燃料列为 2A 类（可能致癌）致癌物。

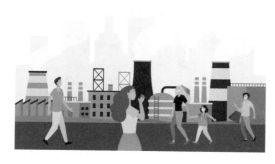

一篇发表于素有"医学神刊"之称的《临床医师癌症杂志》（*CA: A Cancer Journal for Clinicians*）的研究文章，对全球空气污染水平与多种癌症发病率和死亡率的关系进行了概述。在终生不吸烟的人群中，空气动力学直径小于 2.5 微米的细颗粒物（$PM_{2.5}$）的浓度每增加 10 微克 / 米^3，肺癌死亡率相应增加 15% ~ 27%。另外，人体若吸收、代谢和吸入空气中的致癌物，可能引发肺部以外的癌症，如空气中 $PM_{2.5}$ 的浓度增加与乳腺癌、泌尿系统和消化系统癌症死亡率升高有关。

（4）肥胖

爱美的女生都说："一白遮百丑，一胖毁所有。"这不是一句玩笑，在医学上，一胖还真的能毁所有！研究发现：和肥胖相关的脂质会促使癌细胞适应人体环境，使得癌细胞更具侵袭性，并最终导致癌症。2016 年，《新英格兰医学杂志》（*The New England Journal of Medicine*）上的一篇文章指出，肥胖与以下 13 种癌症存在因果关联：乳腺癌（绝经后）、结直肠癌、子宫内膜癌、食管腺癌、胆囊癌、肾癌、肝癌、脑膜瘤、多发性骨髓瘤、卵巢癌、胰腺癌、贲门癌和甲状腺癌，而且会导致更差的预后和更低的生存率。

（5）遗传

近年来，"家族性癌""癌家族"这些肿瘤遗传学名词逐渐出现在公众的视野中。在门诊中，医生也经常会遇到患者问："医生，我患有癌症，会遗传给孩子吗？""医生，我家里有患癌的家属，我患癌的概率是不是比一般人大？"

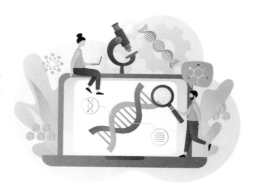

家族性癌的发生，与多种因素有关，除了受到一家人所共有的不良生活习惯影响外，还有一种情况是世代相传的致癌基因突变引发癌症，这类癌症常被称为"遗传性癌症"。美国癌症协会认为：5% ～ 10% 的癌症病例与遗传性基因出错有关。

常见的遗传性癌症有甲状腺癌、肺癌、胃癌、结直肠癌、遗传性乳腺癌、卵巢癌、子宫内膜癌、前列腺癌、脑垂体肿瘤、肾癌、视网膜母细胞瘤、胰腺癌、鼻咽癌等。

2. 防治癌症，我们可以怎么做？

癌症不是突如其来的，而是一个长期、慢性、多阶段的过程。通常需要 10 ～ 20 年，甚至更长的时间。防治癌症，我们能做些什么？

（1）及时接种疫苗

HBV 疫苗可以预防乙型肝炎病毒感染，该病毒是诱发肝癌的主要因素之一。HPV 疫苗可以预防宫颈癌、口咽癌等癌症。

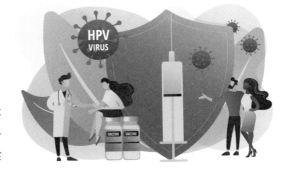

（2）远离致癌物

保持个人卫生，远离病毒、细菌等致癌物。发霉的食物要丢弃，吃到发苦的花生、瓜子等坚果不要咽下，冰箱里的食物不宜放太久。

（3）保持良好的生活方式

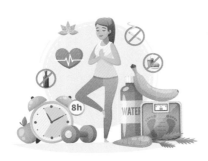

戒烟限酒、均衡膳食、适量运动、心态平衡，可通过锻炼以及合理的饮食将自己的体重控制在与标准体重相差 10% 的范围内。

世界卫生组织的标准体重计算公式：男性标准体重（千克）=[身高（厘米）-80]×70%，女性标准体重（千克）=[身高（厘米）-70]×60%。

（4）共同营造良好的生活环境

尤其是保持个人居住环境的清洁和卫生。

（5）早发现、早诊断、早治疗

癌症防治很关键的一点就是早发现，需要警惕早期症状。例如胃部不适或反酸者可以进行幽门螺杆菌检测，身体有异常肿块或者其他异常情况时，应及时去医院就诊。如果明确为肿瘤遗传高危人群，更应该避开肿瘤的其他高危因素。

普通人可以定期进行防癌体检，根据自身情况制定个性化的检查方案；癌症患者要正视癌症，调整心态，及早到正规医院接受规范治疗。

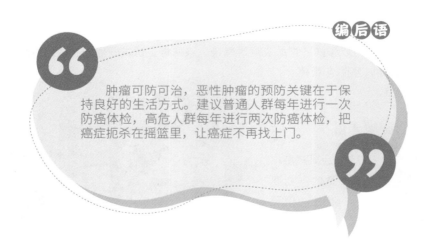

编后语

肿瘤可防可治，恶性肿瘤的预防关键在于保持良好的生活方式。建议普通人群每年进行一次防癌体检，高危人群每年进行两次防癌体检，把癌症扼杀在摇篮里，让癌症不再找上门。

后记

在中共华中科技大学同济医学院附属协和医院党委的亲切关怀下，在全院各学科的共同努力下，经过 3 年多的努力，武汉协和医学科普书系之《协和专家大医说：医说就懂》，在这摇曳着累累硕果的金秋时节里结集出版。它凝结着每一位专家的心血，凝聚着每一位编辑的热爱，更照亮每一位关注自己和家人健康的读者！

《协和专家大医说：医说就懂》一书，是为迎接协和医院建院 155 周年而编写的。自 2021 年 9 月成立编前委员会以来，本书共邀请近 30 个学科的 81 位专家，根据编写计划共撰写 6 个篇章 60 篇科普作品，医院党委宣传部负责具体工作。

入选本书的科普作品为 2019 年至 2021 年在武汉协和医院微信公众号上发表，并广受网友们喜爱的健康科普作品。3 年间，这些作品被每年的协和科普优秀作品榜单所收录。

逐光而行，行将致远。一路走来，感谢一直支持与关注协和健康科普传播工作的每一个人，正因为有你们每一次的浏览、点赞及收藏，正因为有你们多一点的鼓励、支持及关心，我们才能一步一步坚定不移地走下去，带给大家更多生动、有趣、更有温度的科普知识。

凡是过往，皆为序章。协和科普传播已走过百年，而更多创新的探索才刚刚开始，作为武汉协和医学科普书系之首本，书中难免有不当之处，敬请读者谅解和指正。

协和医院党委宣传部

2023 年 8 月 28 日